Brett Bartholomew

DIE KUNST,
EIN GUTER TRAINER
ZU SEIN

Brett Bartholomew

DIE KUNST,
EIN GUTER TRAINER
ZU SEIN

Wie man mit Klienten
kommuniziert, um
das Beste aus ihnen
herauszuholen

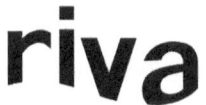

Bibliografische Information der Deutschen Nationalbibliothek:
Die Deutsche Nationalbibliothek verzeichnet diese Publikation in der Deutschen Nationalbibliografie; detaillierte bibliografische Daten sind im Internet über http://d-nb.de abrufbar.

Für Fragen und Anregungen:
info@rivaverlag.de

1. Auflage 2018

© 2018 by riva Verlag, ein Imprint der Münchner Verlagsgruppe GmbH
Nymphenburger Straße 86
D-80636 München
Tel.: 089 651285-0
Fax: 089 652096

Die Originalausgabe erschien 2017 unter dem Titel *Conscious Coaching. The Art and Science of Building Buy-In*. Copyright © 2017 by Brett Bartholomew; Foreword copyright © 2017 Dan Pfaff. All rights reserved.

Alle Rechte, insbesondere das Recht der Vervielfältigung und Verbreitung sowie der Übersetzung, vorbehalten. Kein Teil des Werkes darf in irgendeiner Form (durch Fotokopie, Mikrofilm oder ein anderes Verfahren) ohne schriftliche Genehmigung des Verlages reproduziert oder unter Verwendung elektronischer Systeme gespeichert, verarbeitet, vervielfältigt oder verbreitet werden.

Übersetzung: Dr. Isabel Gräfin Bülow
Redaktion: Friedrich Müller
Umschlaggestaltung: Manuela Amode
Umschlagabbildung: Shutterstock/Kzlmax
Layout: Maria Wittek
Satz: Daniel Förster, Belgern

Druck: GGP Media GmbH, Pößneck
Printed in Germany

ISBN Print 978-3-7423-0463-6
ISBN E-Book (PDF) 978-3-95971-994-0
ISBN E-Book (EPUB, Mobi) 978-3-95971-995-7

Weitere Informationen zum Verlag finden Sie unter

www.rivaverlag.de
Beachten Sie auch unsere weiteren Verlage unter www.m-vg.de

Inhalt

Widmung	9
Vorwort	11

Einleitung ... 15
Ein Conscious Coach werden ... 19

KAPITEL 1
Landkarten und ihre Bedeutung ... 23
Richtlinien und Strategien ... 24
Unseren »inneren Kompass« finden ... 35

KAPITEL 2
Kenne dich selbst und du kennst deine Sportler ... 37
Meine Offenbarung: Wie aus Kampf Strategie wird ... 40
Der Ausbruch ... 55
Meine Fortschritte ... 56
Identität & Strategie: Verbessern Sie Ihre Selbstwahrnehmung ... 59
Phasen der internen Identifikation ... 60
Das Hochstapler-Phänomen ... 63
Lernen Sie sich selbst besser kennen: Hilfsmittel ... 66
Wie geht es nun weiter? Erwecken Sie die Beurteilungsmethoden zum Leben ... 77

Der Sinn von Tests: Schlussbetrachtung. 79
An unserer Kommunikation basteln: Wie unsere Identität
   unsere Strategie beeinflusst 80
Strategische Nutzung unserer eigenen Persönlichkeitsmerkmale 83
Die Quintessenz der Charaktereigenschaften 90
Wie eine sich verändernde Landschaft den Weg bestimmt,
   den wir gehen wollen. 93

KAPITEL 3
Verschiedene Archetypen verstehen 95
Erst der Mensch, dann der Sportler. 95
Antrieb und menschliche Natur 96
Wie entsteht Antrieb? 97
Konflikt 99
Konfliktarten 106
Wahrnehmung und der erste Eindruck. 110
Die Anatomie der emotionalen Beurteilung 111
Die Archetypen 113
Der Techniker 116
Der Königliche. 121
Der Soldat 127
Der Spezialist. 131
Der Politiker 139
Der Anfänger 146
Die Führungskraft 153
Der Selbstsaboteur 160
Das Sprachrohr 166
Der Wolverine 174
Der Freigeist 180

Der Manipulator	186
Der Außenseiter	196
Der Kreuzritter	213
Der Skeptiker	220
Der Hypochonder	233
Zusammenfassung der Archetypen	239

KAPITEL 4
Beziehungen aufbauen: Methoden, Maßnahmen und Strategien ... 241

13 Fehler, die man als Trainer nicht machen sollte	242
Setzen Sie auf vertrauensbildende Maßnahmen	249

KAPITEL 5
Conscious Coaching im Beruf und im Privatleben ... 277

Sein Ego und seine Gefühle managen	278
Mentoring	280
Sich um sich selbst und seine Familie kümmern: Lebens- und Karriere-Coaching	284
Vorankommen	286
Anhang: Das 3+1-Beziehungsmodell	289
Literaturverzeichnis	295
Über den Autor	301

Widmung

Ich danke meiner Familie, besonders meiner Frau, und meinen engsten Freunden, dafür, dass sie immer an mich geglaubt haben. Ebenso bedanke ich mich bei meinen Beratern, Lektoren und Kollegen, die weder Zeit noch Mühe gescheut haben, um mich bei diesem Projekt zu unterstützen. Danke, dass ihr dazu beigetragen habt.

Vorwort

Es ist mir eine große Ehre, dieses Vorwort zu schreiben und zwar nicht nur, weil Brett Bartholomew seit vielen Jahren mein guter Freund und Kollege ist, sondern auch, weil ich daran glaube, dass es sinnvoll ist, Trainer mit gutem Material zu versorgen, damit sie die »Kunst« der Kommunikation besser verstehen. Richtige Kommunikation ist genauso eine Wissenschaft wie physisches Training. *Die Kunst, ein guter Trainer zu sein. Wie man mit Klienten kommuniziert, um das Beste aus ihnen herauszuholen*, bietet eine detaillierte Analyse der Wissenschaft der »Kunst der Kommunikation« und ist daher für alle Trainer von großer Bedeutung.

Brett ist prädestiniert dafür, dieses Buch zu schreiben, denn auf seinem Weg zum Top-Trainer hat er eine Menge Lehrgeld zahlen müssen. Er begann seine Karriere als unbezahlter Praktikant, wurde dann Assistenztrainer, Team-Coach und heute arbeitet er in erstklassigen Trainingszentren, wo er Top-Athleten und Angehörige des Militärs coacht. Brett ist bekannt dafür, zu jedem einen guten Draht zu haben. Er erforscht und lehrt nicht nur *Die Kunst, ein guter Trainer zu sein*, er lebt sie auch. Darum war ich so begeistert, als er mir erzählte, dass er seine persönlichen Erfahrungen in Buchform verewigen werde.

Die Zeit ist reif für dieses Buch.

In meiner eigenen Rolle als Ausbilder, Coach und Leiter eines Trainingszentrums ebenso wie durch meine mehr als 40-jährigen Recherchen über die Sportbranche hatte ich die Ehre und das außerordentliche

Vergnügen, die Welt zu bereisen und viele erstklassige Fachleute aus der Sportbranche kennenzulernen.

Obwohl ich Hunderte national und international erstklassige Organisationen in ganz unterschiedlichen Regionen besucht und unzählige erfolgreiche Führungskräfte aus der Sportbranche getroffen und von ihnen gelernt habe, hat es mich begeistert, Bretts Ausführungen über das, was viele als die *Soft Skills* des Coachings bezeichnen, zu lesen, denn dieses Thema muss durchdacht und verständlich präsentiert werden.

Ein aktuelles Thema im Sport ist das »Problem der Moderne«, wie ich es gerne nenne. Wenn es um Verhaltensänderungen oder Leistungsverbesserungen geht, neigen wir dazu, den Informationen der Massenmedien, der Technologie und den Wissenschaften zu vertrauen. Dabei konzentrieren wir uns nur auf bestimmte Themen und übersehen, dass es auch ausgewogenere Ansätze gibt. Das ist nicht besonders klug. Brett schließt diese Kluft, denn es geht ihm in seinem Buch nicht um die Frage, ob Wissenschaft *oder* Kunst, sondern darum, Wissenschaft *und* Kunst zu vereinen.

Die Kunst, ein guter Trainer zu sein gibt Einblicke in das Training von Menschen, die sich auf höchstem Niveau in sportlichen Leistungen hervortun. Ebenso gibt das Buch eine Übersicht über den neusten Stand der Forschung im Bereich Kommunikation, die nötig ist, um das Beste aus seinen Klienten herauszuholen. Nach der Lektüre des Buches sollten Trainer in der Lage sein, eine bessere Beziehung zu ihren Sportlern aufzubauen, was diese wiederum motiviert, bessere Leistungen zu bringen.

Das Buch befasst sich ausführlich mit vier Komponenten des Coachings: Vertrauen, Beziehungen, soziale Intelligenz und Zeit. Es erklärt, warum es nicht reicht, seine Sportler gut zu kennen, sondern dass man sich selbst genauso gut kennen muss. Brett stellt deshalb Strategien vor, wie man sein tägliches Trainingsprogramm verbessern kann, um sich eine langjährige Karriere aufzubauen und ein Erbe zu hinterlassen.

Brett betont wiederholt, dass unser Ego der größte Feind des Coachings ist. Er selbst praktiziert was er lehrt, indem er Beiträge anderer erfolgreicher Trainer und Forscher in sein Buch aufnimmt, um es zu einem mächtigen Werkzeug zu machen, das in das Regal jedes leistungsorientierten Trainers gehört.

Ich hoffe, dass Bretts Buch Trainern und ihren Mitarbeitern helfen wird, *Die Kunst, ein guter Trainer zu sein* zu lernen, zu lehren und zu praktizieren. Es gibt schlagende Beweise dafür, dass *Conscious Coaching*, erlernt werden kann; nicht jedoch, ohne sich ernsthaft zu bemühen. Aber ich kann Ihnen versichern, dass die Mühe sich lohnen wird! Was gibt es Besseres, um seine Trainingsqualität zu verbessern, als sich mit Bretts Buch: *Die Kunst, ein guter Trainer zu sein* zu befassen? Ich ermutige Sie dazu, weiterzulesen! Ich bin davon überzeugt, Sie werden meine Ansicht teilen.

Dan Pfaff
Cheftrainer, ALTIS

10 Olympische Spiele
49 Olympioniken (9 Medaillen)
51 Weltmeisterschaftswettkämpfer (9 Medaillen)
57 nationale Rekordhalter in den USA

Einleitung

Durch Weisheit wird ein Haus gebaut, durch Umsicht gewinnt es Bestand.

Buch der Sprichwörter (Einheitsübersetzung), 24:3

Viel zu lange stellen sich angehende und praktizierende Leistungstrainer schon die Frage: »Welche Bücher oder Artikel soll ich lesen, um mehr über _____ zu erfahren?« Mit _____ meinen sie wissenschaftliche Themen wie Schnelligkeit, Beweglichkeit, Periodisierung, Entwicklung der körpereigenen Energiesysteme, Bewegungsscreening, Plyometrie, Krafttraining, Ernährung und Regeneration. Außer dem Interesse an eher technischem Wissen möchten Trainer erfahren, welche Zertifikate oder Abschlüsse sie erwerben und welche Konferenzen oder Workshops sie besuchen sollten. Alles in allem wollen sie ihre technischen Fertigkeiten verbessern, ihre Kenntnisse auf wissenschaftlicher Basis erweitern, ihren eigenen »Trainingskompass« oder die grundlegenden Prinzipien ihrer Arbeit weiterentwickeln. Wenn sie ihren unstillbaren Appetit auf neues Wissen noch mit einer Hingabe für ihre Sportler oder ihr Team (ein 24-Stunden-Job) verbinden, werden sie von den zur Verfügung stehende Informationen geradezu überrollt.

Genau aus diesem Grund kämpfen wir uns durch unzählige Bücher und Artikel, wir hören Podcasts und horten alle Informationen, die wir finden.

Einleitung

Dabei verzichten wir auf Schlaf und vernachlässigen unsere Familien – wir tun Dinge, von denen wir unseren Sportlern immer abraten –, um etwas über die schier unbegrenzten Möglichkeiten, Sportler schneller, stärker und leistungsfähiger zu machen, zu erfahren über die neusten und besten Ansätze der Bewegungsanalyse und der Verletzungsvermeidung, oder wie wir die Ernährung von Athleten und ihre Regenerationsphasen optimieren können. Wenn wir dann endlich Stapel von Büchern durchforstet, Konferenzen besucht und uns ausgetauscht haben, stehen uns theoretisch viele Strategien zur Verfügung, um erfolgreiche Trainingsprogramme zu erarbeiten. Doch sobald es darum geht, mit Menschen umzugehen, sind wir blank. Bitten Sie mal einen Leistungstrainer, Ihnen die Geschichte einer bestimmten Trainingsmethode zu erklären oder diskutieren Sie mit ihm über den Begründer einer speziellen Theorie und er wird Sie stundenlang zutexten. Aber wenn Sie ihn nach den Namen einiger Vordenker in Sachen Einfluss, Kommunikation und menschliche Interaktion fragen oder ihn bitten zu beschreiben, wie alles in unserem Leben, bis hin zu unserer Körpersprache, unsere Mitmenschen beeinflusst, werden Sie wahrscheinlich keine Antwort erhalten. Das ist wirklich bedenklich, denn Sportler sind keine Roboter, sondern Menschen. Und wenn Sie Sportler dazu bringen wollen, physisch voranzukommen, müssen Sie zuerst erreichen, dass sie sich psychisch und emotional entwickeln. Mithilfe der neusten Technologien können wir zwar heute vieles besser messen und organisieren, aber die besten Trainingsprogramme haben nichts mit Technologie zu tun, sondern mit menschlicher Entwicklung. Fazit: Es gibt kein Gerät, das einen Sportler so inspirieren und begeistern kann, wie ein emotional empfindsamer Trainer.

Es ist offensichtlich, dass Trainer (hiermit meine ich in diesem Buch besonders Kraft- und Ausdauertrainer) viele Ressourcen besitzen, um ihr Wissen über physiologisches und physisches Training zu erweitern. Was ihnen jedoch oft abgeht, ist das psychosoziale (oder sogar psychische) Know-how, um mit Sportlern richtig zu kommunizieren und das Beste

Einleitung

aus ihnen herauszuholen. Jeden Tag reden Kraft- und Ausdauertrainer mit ihren Sportlern über das richtige Training und die richtige Erholung, aber sie kommunizieren nicht immer in einer Sprache, die die Athleten verstehen oder auf eine Art und Weise, die sie auf einer persönlichen Ebene miteinander verbindet. Aus diesem Grund engagieren sich die Sportler nicht mit der nötigen Intensität, um den größtmöglichen Nutzen aus ihrem Training zu ziehen. Stattdessen stellen sie lieber auf Autopilot, weil Training eben »nötig« und zu ihrer täglichen Routine geworden ist. Manche Sportler trainieren vor sich hin, ohne den Sinn ihres Trainingsprogramms überhaupt zu verstehen. Das führt zu Verwirrungen und zu minimalen Anstrengungen anstatt zu der Leistung, die erbracht werden könnte, wenn Sportler und Trainer auf einer Wellenlänge wären und harmonisch zusammenarbeiten würden. Die Folgen davon sind eine Menge ungenutztes Potenzial, Apathie aufseiten der Sportler und Frustration bei vielen gut ausgebildeten Trainern, weil sie die Athleten nicht davon überzeugen können, sich um ihr Training und sich selbst zu »kümmern«. Auch das beste physiologische Programm ist wertlos, wenn es nicht richtig angewandt wird.

Die interpersonelle Dynamik zwischen Trainer und Sportler ist für den Trainingsprozess extrem wichtig. Tausende Trainer, ich inbegriffen, warten schon lange sehnsüchtig auf ein Buch, das erklärt, wie man diese Herausforderung meistern und das Engagement der Sportler durch bessere Kenntnisse ihres Verhaltens erhöhen kann. Ein Buch, das uns zeigt, wie wir uns in den Kopf eines Sportlers hineindenken können, um seine Sicht der Dinge besser zu verstehen. Ein Buch, das wir einem Praktikanten, einem Assistenztrainer oder sogar einem »alten Hasen« schenken können, um ihm dabei zu helfen, einen Funken in jedem Sportler zu zünden. Denn das ist letztendlich genauso wichtig, wie die richtige Menge an Gewichten beim Kraftaufbau und bei der Muskelhypertrophie auszuwählen. Ein Buch, das erklärt, wie man mit einem schwierigen Sportler umgeht, und das die unterschiedlichen Kommunikationsarten auf verschiedene

Individuen zuschneidet, weil jeder Sportler einen unterschiedlichen sportlichen, soziokulturellen und psychischen Hintergrund hat.

Man möchte meinen, ein solches Buch gäbe es bereits, denn Studien über effektive Kommunikation sind nicht neu. Es gibt sie seit fast 5000 Jahren, zum Beispiel Klassiker wie *Die Lehre des Ptahhotep*, die sich auf das 25. Jahrhundert vor Christi Geburt nach Ägypten zurückdatieren lassen. Heute gibt es ganze akademische Fachbereiche, die sich mit Kommunikation und Verhaltenswissenschaften beschäftigen. Aber wenn es um leicht zugängliche Informationen für die Leistungsmaximierung von Sportlern geht, findet man nichts. Sie machen mich jetzt sicher auf die »Ratgeber«-Abteilung Ihres Lieblingsbuchladens aufmerksam, aber die Bücher dort sind zwar rhetorisch gut und mit Idealismus geschrieben, jedoch nicht wissenschaftlich fundiert und vor allem nicht auf die Anforderungen des Hochleistungssports zugeschnitten. Und obwohl es zahlreiche Memoiren von Weltmeisterschaftstrainern gibt und Motivationswälzer für Sportler, fokussiert sich doch kaum ein Buch auf das menschliche Verhalten und wie man es bei Sportlern beeinflussen kann.

Dieses Buch möchte diese Lücke schließen.

Ich habe dieses Buch geschrieben, um andere Kraft- und Ausdauertrainer auf die Bedeutung des Erkennens, Erinnerns und Optimierens der menschlichen Komponente unserer Arbeit aufmerksam zu machen. Um unsere Leistung maximal zu steigern, sind sachliche, evidenzbasierte Trainingstechniken ein Muss. Genauso wichtig ist es aber, dass wir mit der Sportelite richtig kommunizieren, denn ein Trainingsprogramm ist nur so gut wie die Bereitschaft des Athleten, es umzusetzen.

Auf den folgenden Seiten lernen Sie Methoden kennen, die Ihnen dabei helfen werden, Ihre Kommunikationsfähigkeiten zu verbessern und die Lücke zwischen dem internen Antrieb Ihrer Sportler und Ihrer persönlichen Trainingspraxis zu schließen. Sie erhalten von mir ein auf Sie als Kraft- und Ausdauertrainer maßgeschneidertes Programm über die Wissenschaft der Kommunikation und der Verhaltensänderung. Nicht zuletzt werden die weltbesten Leistungstrainer ihre Erfahrungen mit Ihnen teilen und Beispiele dafür geben, wie man diese Wissenschaft auf das tägliche Training übertragen kann. Und obwohl sich dieses Buch auf Kraft- und Ausdauertrainer konzentriert, wird es jeder, der mit Motivationstraining zu tun hat, gut gebrauchen können.

Das Buch hat jedoch keinen Anspruch auf Vollständigkeit und möchte auch keine schnellen Lösungen präsentieren. Coaching soll hier als eine Reise verstanden werden, als praktischer Prozess, der keine Abkürzungen kennt. Daher sind die Konzepte dieses Buches nur so wertvoll wie Ihre Bereitschaft, sie umzusetzen und auf sich zuzuschneiden, damit sie zu Ihrem persönlichen Trainingsstil passen. Ich verspreche Ihnen, vollkommen ehrlich zu sein und Ihnen alles offenzulegen. Dieses Buch enthält mein gesamtes Wissen, das ich durch Forschung, durch meine Beziehungen zu Sportlern und in der Praxis angesammelt habe. Ich möchte noch einmal betonen, dass der Wert dieses Buches nicht im bloßen Lesen liegt, sondern sich dann zeigt, wenn Sie alles Gelernte in der Interaktion mit Ihren Sportlern in die Tat umsetzen. Der erste Schritt in diese Richtung ist das Ziel, ein *Conscious Coach* [Die Bedeutung dieses Begriffs wird im Folgenden ausführlich erläutert. In Ermangelung einer geeigneten deutschen Übersetzung, die dem vielschichtigen Begriffsgehalt gerecht wird, bleibt die englische Bezeichnung bestehen. Anm. des Verlages] zu werden.

Ein Conscious Coach werden

Das Spektrum, in dem sich die Fähigkeiten eines Kraft- und Ausdauertrainers bewegen können, ist breit. Einerseits gibt es schlecht ausgebildete und unkontrollierte Trainer, die Trainingstechniken anwenden, die sich nicht an bewährten Verfahren orientieren und Sportlern sogar schaden können. Sie sind Weltmeister im Schwindeln, gehen mit schnellen Lösungen hausieren und haben kein echtes Interesse an langfristigen Erfolgen und Leistungsverbesserungen. Andererseits gibt es Trainer, die sehr mitteilsam sind. Diese Trainer glauben, dass die Wissenschaft des Trainings der alleinige Schlüssel zu ihrem Erfolg ist. Sie planen zwar ihr Trainingsprogramm bis ins letzte Detail, können aber überhaupt nicht verstehen, warum sich Sportler nicht daran halten.

Irgendwo dazwischen befindet sich der, wie ich ihn nenne, *Conscious Coach*. Lange habe ich den Begriff »Meister-Coach« verwendet, aber ich habe es gelassen, nachdem ich ein Zitat Ernest Hemingways gelesen hatte: »Wir sind alle Lehrlinge eines Handwerks, in dem keiner je Meister wird.« Hemingway trifft den Nagel auf den Kopf. So etwas wie einen »Meister-Coach« gibt es nämlich nicht. Die besten Trainer sind nicht deshalb so gut, weil sie sich als Meister verstehen, sondern weil sie ständig dazulernen wollen. Deshalb habe ich den Begriff *Conscious Coach* geprägt.

Ein *Conscious Coach* ist jemand, der den Überblick hat und in der Lage ist, die Wissenschaft und die Kunst des Trainings gleichermaßen zu gewichten. Er ist jemand, der die Technik zwar versteht, diese aber gerne an die Bedürfnisse seiner Sportler anpasst. Die Kunst des guten Trainings will vor allem die Ziele eines Sportlers herausfinden und sie in einen evidenzbasierten Trainingsprozess integrieren. Er möchte verstehen, was die Sportler wirklich bewegt, sodass er mit ihnen gemeinsam definieren kann, was genau erreicht werden soll, wie viel Anstrengung und Einsatz dies erfordert und wie Hindernisse, die sich einem in den Weg stellen, am besten überwunden werden können. Wenn Sie *Conscious Coaches* beobachten wird deutlich, dass sie zwar eine Strategie haben, diese aber auf einfache und natürliche Weise vermitteln. Das betrifft ihre Stimmlage und die Art, wie sie Übungen erklären, genauso wie ihre Beziehung zu den Sportlern und ihre eigene Körperhaltung.

Einleitung

Conscious Coaches trainieren *mit* ihren Sportlern, statt ihnen lediglich Anweisungen zu geben. Sie sind daher nicht autoritär, sondern möchten eine Verbindung zu ihren Sportlern herstellen. Gutes Training besteht für sie darin, Sportlern beizubringen, sich selbst zu trainieren, indem sie ihre Aufmerksamkeit auf die Trainingsmethode und das gewünschte Resultat lenken. Ihnen ist eine gute Beziehung zu den Sportlern wichtig und daher stellen sie ihnen persönliche Fragen, sind humorvoll und halten hier und da mal ein Schwätzchen mit ihnen. Sie haben begriffen, dass sich ein gutes Training nicht nur aus verschiedenen Übungen zusammensetzt. Erfolg stellt sich nämlich nur ein, wenn physische, psychische, emotionale und soziale Komponenten innerhalb des Trainingsprogramms berücksichtigt werden. Ein *Conscious Coach* muss deshalb mit all diesen Elementen vertraut sein. Meiner Meinung nach hilft dies Leistungstrainern dabei, ein auf dem Papier starres Trainingsprogramm dynamischer zu gestalten und so physische Veränderung bei den Sportlern herbeizuführen.

Conscious Coaching beruht vor allem auf Vertrauen. Vertrauen ist für die Beziehung zwischen Trainer und Sportler so wichtig wie die Luft zum Atmen. Wenn Ihre Sportler Ihnen vertrauen und Sie effektiv mit ihnen kommunizieren, führt das in den allermeisten Fällen zu positiven Ergebnissen und Spitzenleistungen. Es lässt Sie ein Gefühl dafür entwickeln, was einen Sportler wirklich bewegt, um für ihn ein evidenzbasiertes Programm erstellen zu können und es so zu vermitteln, dass er es versteht. Diese Fähigkeiten benötigen Leistungstrainer, wenn sie inner- und außerhalb der Welt des Sports etwas bewegen wollen. Wir verbringen sehr viel Zeit damit, die Körper der Sportler, frühere Verletzungen oder die Limitierungen ihres Bewegungsapparates zu studieren, aber viel zu wenig damit, uns mit ihrem Kopf auseinanderzusetzen, mit dem, was sie wirklich bewegt. Der Grund hierfür ist vielleicht, weil es einfacher ist, sich mit ihrer Physis zu befassen als mit ihren Gedanken. Letzteres benötigt nämlich eine gute Vertrauensbasis.

Einleitung

Wollen Sie sich von anderen in dieser Branche unterscheiden? Wenn Sie zeigen können, dass Sie als Coach den Körper und den Geist der Sportler trainieren können, werden die Athleten das bemerken. Also versuchen Sie, diese Fähigkeiten zu erwerben. Viele halten dies zwar für sinnvoll, sie schaffen es aber nicht und fragen sich, warum. Vertrauen aufzubauen und effektiv zu kommunizieren sind Fähigkeiten, die bisher nicht klar definiert und verstanden wurden, gar nicht zu sprechen davon, dass sie von Elitetrainern gelehrt oder entwickelt werden.

Wir befassen uns zwar mit der »Kunst des Trainings« und erlangen einige Kenntnisse darüber, aber dann denken wir nicht weiter über das Thema nach. Das reicht zwar für eine nette Präsentation auf einer Konferenz, um Zuhörer kurzfristig zu beeindrucken, wird aber dem Begriff in keiner Weise gerecht.

Kunst und Wissenschaft sind untrennbar miteinander verbunden, was die meisten Menschen aber nicht verstehen. Es gibt sogar eine Wissenschaft der Kunst, denn die Ursprünge der »Kunst des Trainierens« liegen in den wissenschaftlichen Erkenntnissen darüber, wie man eine Verbindung zu den Sportlern aufbaut und den Informationen, die man an sie weitergeben möchte, Sinn verleiht. Eine Verbindung kann man schon bei der ersten Begegnung aufbauen, während des Trainings oder wenn man einem Sportler dabei hilft, eine Durststrecke zu überstehen. Hierbei ist es egal, ob man einen der wichtigsten NFL-Spieler trainiert, einen Weltklasse-Boxer oder eine 55-jährige Frau, die ein paar Pfunde verlieren will. Bei allen beginnt ein erfolgreiches Training mit gelungener Kommunikation. Um besser zu verstehen, was damit gemeint ist, müssen wir uns anschauen, wie wir die neusten Erkenntnisse der Verhaltensforschung in unserer Praxis als Trainer verwenden können. Nur so können wir *Conscious Coaches* werden.

KAPITEL 1

Landkarten und ihre Bedeutung

»*Eine Landkarte ist nicht einfach eine Landkarte, sie hat eine tiefere Bedeutung; sie bildet Brücken zwischen dem Hier und dem Dort, zwischen disparaten Ideen, die wir vorher nicht miteinander verbunden haben.*«

Reif Larsen, *Die Karte meiner Träume*

Was sehen Sie, wenn Sie sich eine Landkarte anschauen? Für gewöhnlich sehen Sie verschiedene Ortschaften, die durch Autobahnen oder Schnellstraßen, durch Brücken oder andere Wege miteinander verbunden sind. Zumeist gibt es auch mehrere Möglichkeiten, ein Ziel zu erreichen. Manche Routen sind schneller, andere bieten tolle Blicke auf die Landschaft. Welchen Weg Sie wählen, hängt zumeist von Ihrer Bequemlichkeit ab, von der Sicherheit der Straßen und von Ihrem Zeitplan. Bei der Wahl der passenden Trainingseinheiten für meine Sportler habe ich mir immer vorgestellt, die Athleten seien Landkarten. Ich beziehe mich bei meiner Planung grundsätzlich auf fundierte Wissenschaften, die den Sportlern langfristig dabei helfen, ihre Ziele zu erreichen (dies können spezielle physiologische Adaptionen sein oder eine Verbesserung der Technik). Zugleich muss ich jedes Trainingsprogramm jedoch auf den einzelnen Sportler zuschneiden. Erst später in meiner Laufbahn merkte ich, dass dies genauso für die Lehr- und Kommunikationsstrategien gilt, die ich bei meinen Athleten anwende.

Im Laufe Ihrer Zeit als Trainer, Manager, Lehrer und Führungskraft werden Sie zahlreiche »metaphorische« Straßen befahren. Auf vielen wird es physische und psychische Hindernisse geben, Schlaglöcher, Bodenwellen und Umwege. Das ist nicht weiter besorgniserregend, wenn man aufmerksam bleibt, sie rechtzeitig entdeckt und fahrtüchtig genug ist, sie zu umschiffen. Einen *Conscious Coach* zeichnet aus, dass er, egal wie beschädigt eine Straße auch sein mag, immer weiß, dass es einen Weg gibt, der ans Ziel führt.

Richtlinien und Strategien

Die Straßen und die Topografie zu kennen ist zwar wichtig, dennoch sind Umwege unvermeidlich. Unser inneres Navigationssystem »berechnet« die Route dann neu und wir erreichen unser Ziel auf einem anderen Weg. Der Schlüssel hierzu ist die richtige Justierung unseres inneren Navigationsgeräts. Diese beruht auf dem richtigen Kompass. Ohne ihn macht unsere Landkarte wenig Sinn. Ihre Fähigkeit, Ihren Kompass effektiv zu nutzen, entscheidet darüber, wo Sie enden, wenn Sie sich verirrt haben oder in Not sind. Die verschiedenen Elemente unseres Trainingskompasses, die aus einem guten Trainer einen effektiven Lehrer und Kommunikator machen, sind: *Buy-In* und Vertrauen, gute Beziehungen, soziale Intelligenz und Zeit.

Im folgenden Abschnitt erkläre ich Ihnen mehr zu den einzelnen Komponenten. Ich werde sie wiederholt im Buch diskutieren, denn sie sind fundamental wichtig für *Conscious Coaching*. Wenn Sie diese Kenntnisse und ein fundiertes Wissen über den menschlichen Körper besitzen, können Sie nicht nur ein guter, sondern sogar ein herausragender Trainer werden.

Buy-In

Unterhalten Sie sich einmal mit irgendeinem Trainer über die Schlüsselelemente der erfolgreichen Zusammenarbeit mit Sportlern. In kürzester Zeit wird er wahrscheinlich den Begriff *Buy-In* benutzen, den man mit Akzeptanz oder Vertrauen übersetzen kann. *Buy-In* ist ein begehrtes Gut für Trainer, denn echtes *Buy-In* entsteht dadurch, dass man Beziehungen aufbaut, die auf einem guten beidseitigen Verständnis basieren. Vertrauen ist für die menschliche Existenz von unschätzbarem Wert. Einfach alles basiert auf Vertrauen, obwohl wir das gar nicht richtig realisieren. Wir müssen darauf vertrauen, dass die Lenkung und die Bremsen unseres Wagens funktionieren, damit wir einem Hindernis auf der Straße ausweichen können, darauf, dass unser Gehalt pünktlich überwiesen wird, damit wir unsere Rechnungen begleichen können und darauf, dass unsere Familie und Freunde für uns da sind, wenn wir Probleme haben. Vertrauen ist der Antrieb für Wachstum, Fortschritt und Handlungen aller Art. Im Trainingsbereich könnte man Vertrauen mit einem Lagerfeuer vergleichen, das man zusammen entfacht. Auch das braucht seine Zeit. Vertrauen sollte wie ein beständig brennendes Feuer sein, das unseren Weg erhellt. Eine vertrauensvolle Beziehung zu unseren Sportlern zeichnet sich dadurch aus, dass wir in ihnen ein Feuer entfachen, und mehr noch, dass wir gemeinsam mit ihnen für etwas brennen.

Manche mögen den Begriff »Buy-In« nicht. Sie fragen sich, warum wieder ein neuer Begriff eingeführt werden muss, wenn man doch genauso gut von Akzeptanz oder Vertrauen sprechen könnte. Ich verstehe, dass einige so reagieren, wenn sie den Begriff hören und dass andere vielleicht sogar annehmen, er sei mit negativen Konnotationen verbunden, da er aus der Wirtschaft kommt. Die Wahrheit ist jedoch, dass »Buy-In« nur dann negativ besetzt ist, wenn der Begriff falsch benutzt wird, was leider allzu oft vorkommt. Ich meine mit dem Begriff jedoch nicht, dass wir jemandem etwas verkaufen wollen, was er nicht braucht oder dass wir unsere Sportler davon überzeugen wollen, sich unserem Masterplan zu unterwerfen. Der Kontext des Begriffs ist entscheidend und nicht der Begriff allein. Ich verwende »Buy-In« an einigen Stellen in diesem Buch und möchte Sie bitten, ihn in meinem Kontext und in meiner Art zu verstehen.

Das Wichtigste in unserem Beruf als Trainer ist nicht die Deutungen irgendwelcher Fachtermini, sondern die Tatsache, dass echtes *Buy-In* immer auf dem Vertrauen beruht, das Sportler und Coach miteinander verbindet. Andere Trainer fragen mich oft, wie ich es schaffe, mir mit meinen Sportlern *Buy-In* zu verschaffen. Mir liegt es fern, diese Frage falsch zu verstehen, denn ich weiß ja, dass sie gut gemeint ist. Aber ich versuche dann immer zu betonen, dass *Buy-In* nichts ist, das man sich verschaffen, das man dauerhaft besitzen oder passiv erwerben kann. Es ist eher ein Gefühl, das sich im Laufe der Zeit aufbaut und durch Loyalität und positive Ergebnisse erhalten wird.

Echtes *Buy-In* kann sich nur durch die Beziehung, die wir zu unseren Sportlern haben, entwickeln. Langfristig erhalten wird *Buy-In* durch gegenseitigen Respekt und unsere Kommunikationsfähigkeiten, die eine Brücke schlagen zwischen der nüchternen Trainingswissenschaft, die wir als Coaches so lieben, und der Wahrnehmung der Sportler beim Training. *Buy-In* ist sehr wichtig für *Conscious Coaching*, da es eine Verbindung zwischen uns und den Sportlern, die wir betreuen und anleiten, herstellt.

»Aber wie mache ich das, wenn ich nicht genug Zeit habe?«, fragen Sie sich jetzt vielleicht. Mir erscheint das wie eine Ausrede. Viele aus dem

Kraft- und Ausdauerbereich brüsten sich damit, wahre Arbeitstiere zu sein – sie sind die Ersten, die kommen und die Letzten, die gehen – und dass sie mehr Zeit mit ihren Sportlern verbringen als jeder andere Trainer ihres Teams. Wenn das denn wahr ist, wieso haben sie dann keine Zeit? Keiner will, dass sich die Sportler »auf die Couch legen«, wie mein früherer Kollege Joel Sanders es genannt hat. Hier geht es nicht um eine tiefenpsychologische Erforschung ihrer dunkelsten Geheimnisse. Wir reden lediglich von einer Unterhaltung! Dale Carnegie hat uns gelehrt, dass der Aufbau von Beziehungen damit beginnt, Interesse für andere zu zeigen. Wenn *Buy-In* also wichtig ist, damit die Sportler ihre Ziele erreichen, kann man daraus schlussfolgern, dass Beziehungen wichtig für den *Buy-In* sind.

Beziehungen

Der Begriff der Beziehung umfasst zwei Dinge: zum einen die gegenseitige Abhängigkeit zweier Individuen, die zusammenarbeiten, um gemeinsame Ziele zu erreichen, zum anderen eine gemeinsame Verständnisebene (Knowles, Shanmugam, Lorimer, 2015). Im Sportbereich gilt eine Beziehung als »soziales Mittel« auf dem oft langen Weg zur erfolgreichen Leistung, wobei positive Beziehungen die Leistung verbessern und negative den Leistungsfortschritt und die persönliche Entwicklung hemmen oder stören können (Knowles, Shanmugam, Lorimer, 2015). Dr. Sophia Jowett, die sich in ihrer Forschung auf zwischenmenschliche Beziehungen im Bereich Sport und Training konzentriert, glaubt, dass die Beziehung zwischen Trainer und Sportler aus den Elementen Erfolg und Effektivität besteht (2005). Der Erfolg bezieht sich auf die Fortentwicklung der eigenen Fähigkeiten und auf die Wettkampfergebnisse, die Effektivität konzentriert sich auf die persönliche Befriedigung und die Entwicklung einer vertrauensvollen Verbindung. Gute Beziehungen sind die Voraussetzung dafür, dass wir Einfluss auf andere haben und sie auf uns. Schon zu Zeiten der Jäger und Sammler waren gute Beziehungen lebensnotwendig. Viele Evolutionspsychologen postulieren, dass die Fähigkeit zu kooperieren den Menschen dabei geholfen hat, sich an die Spitze der Evolution zu arbeiten. Wenn ein Einzelner oder ein Stamm ein großes Tier erlegt hatte, teilte er es mit anderen, weil er in Zukunft vielleicht darauf angewiesen sein würde, dass andere mit ihm teilten. Diese Beziehungen waren der Schlüssel zum Überleben. Wenn man sich die Sportkultur anschaut, erkennt man, dass sich in dieser Hinsicht eigentlich nicht viel verändert hat, obwohl heute der nächste Supermarkt nie weit ist. Der Erfolg eines Trainer-Sportler-Gespanns, eines Teams und sogar der Gremien der Sportpolitik beruht weitgehend auf guten Beziehungen. (Weitere Ausführungen zum 3+1-Modell und zu den wissenschaftlichen Rahmenbedingungen, um Beziehungen aufzubauen, finden Sie im Anhang.)

Soziale Intelligenz

Die Definition, die ich für soziale Intelligenz zugrunde lege, ist von dem international bekannten Sozialwissenschaftler Professor Dr. Ross Honeywill inspiriert. Mit sozialer Intelligenz meint Honeywill die einzigartige Fähigkeit des Menschen, soziale Beziehungen aufzubauen und diese zu steuern und zu beeinflussen. Andere Autoren, wie Daniel Goleman, Robert Greene und E. L. Thorndike (der Begründer des Begriffs im Jahr 1920), haben ebenso über soziale Intelligenz geforscht. Obwohl sie alle wichtige Beiträge zum Verständnis der sozialen Intelligenz geleistet haben, haben sie nicht herausgearbeitet, welch wichtige Rolle die soziale Intelligenz beim täglichen Leistungstraining einnimmt – besonders dann, wenn man mit Sportlern zusammenarbeitet, die unterschiedliche Hintergründe haben, und man individuelle Strategien entwickeln muss, um ihr Verhalten zu beeinflussen. In ihrem Buch aus dem Jahr 2014, *The Upside to Your Dark Side: Why Being Your Whole Self – Not Just Your »Good« Self – Drives Success and Fulfillment*, schlagen die Autoren Todd Kashdan und Robert Biswas-Diener einen anderen Weg vor. Statt von

»sozialer Intelligenz« sprechen sie von »sozialer Beweglichkeit« und bezeichnen damit die Fähigkeit, Situationen richtig zu beurteilen und unser Verhalten an die jeweiligen Umstände anzupassen. Diese beiden Definitionen und viele andere laufen darauf hinaus, »im Umgang mit Menschen ›schlau‹ zu sein«. Die Forschung, die diese Definitionen stützt, ist weltweit anerkannt, und jetzt liegt es an uns, sie im Trainingsbereich anzuwenden.

Ich bin der Ansicht, dass wahre Intelligenz die Fähigkeit eines Individuums ist, nicht an unwichtigen Dingen festzuhalten. Um dies zu veranschaulichen, stellen Sie sich bitte vor, Sie genießen gerade einen Grillabend mit Freunden und Familie. Die Sonne scheint, Sie haben ein erfrischendes Getränk in der Hand und sind umgeben von Menschen, die Sie mögen. Der Tag könnte nicht perfekter sein. Jetzt stellen Sie sich vor, Ihr Freund, nennen wir ihn Jim, erzählt Ihnen etwas aus seinem Leben. Er berichtet, dass er jetzt mit einem Kollegen dreimal pro Woche nach der Arbeit Basketball spielt, weil seine sitzende Tätigkeit so monoton ist. Auch wenn Sie diese Geschichte nicht von den Socken holt oder Sie Basketball nicht besonders mögen, folgen Sie Ihrem Freund wahrscheinlich aufmerksam, weil Sie sich freuen, dass er einen Sport gefunden hat, der ihm gefällt. Stellen Sie sich nun vor, er erzählt Ihnen, welche Farbe sein T-Shirt hat, welche Schuhe sein Kollege trägt, welche durchschnittliche Punktezahl beide erreichen, zu welcher Zeit sie spielen und wie viel der Ball gekostet hat.

Sind diese Details für die Geschichte wichtig? Wahrscheinlich nicht. Aber wie würde Jim reagieren, wenn Sie ihm genau diese Fragen stellen würden? Er würde sich sicher wundern, warum um alles in der Welt Sie ihm diese irrelevanten Fragen stellen. Dennoch halten sich viele »intelligente« Menschen an Nebensächlichkeiten auf und konzentrieren sich nicht auf das Wesentliche. In ihrem Buch *Was bleibt: Wie die richtige Story Ihre Werbung unwiderstehlich macht*, bezeichnen

Chip und Dan Heath dies als den »Kern« einer Botschaft. Andere zu korrigieren oder auf seine Meinung zu pochen, ist der sicherste Weg, jede Beziehung zu zerstören. Sie werden den Ruf davontragen, nervig oder rechthaberisch zu sein. Und das ist das genaue Gegenteil von sozialer Intelligenz.

Das Markenzeichen eines sozial intelligenten Individuums ist, dass es sich in nahezu jedes soziale Gefüge einfinden kann. Viele in unserer Branche (oder ähnlichen) müssen noch lernen, dass es nicht darum geht, der klügste Mensch im Raum zu sein, sondern darum, in anderen Menschen lesen zu können, mit den gewonnenen Informationen auch etwas anzufangen, sowie in einer Sprache zu sprechen, die andere verstehen. Kommunikationsfähigkeiten wie aufmerksames und analytisches Zuhören, eine offene Körpersprache, Humor und eine gute Beobachtungsgabe helfen uns, diese notwendige und wichtige Eigenschaft zu erlernen. Wir lenken gerne die Aufmerksamkeit auf Dinge, die unseren Status stärken, unsere Einzigartigkeit betonen oder unsere Sorgen und unsere Interessen hervorheben. In diesem Punkt unterscheiden sich Menschen von anderen Lebewesen. Dr. Thomas de Zengotita, ein ehemaliger Professor für Anthropologie an der Columbia University, der heute an der Dalton School und dem Draper Graduate Programm der NYU lehrt sowie freier Redakteur des *Harper's Magazine* ist, schreibt, dass »alle Säugetiere Aufmerksamkeit möchten, aber nur Menschen Anerkennung brauchen« (Parr, 2015). Es ist tatsächlich möglich, durch bloßes Zuhören und durch das Zeigen von Anerkennung physiologische Reaktionen hervorzurufen, die Gefühle von Verbundenheit und Entspannung auslösen. Dies zu wissen ist von Vorteil, wenn man die Aufmerksamkeit einer Person auf sich ziehen und sie empfänglicher für die eigene Botschaft machen will. Das Konzept der emotionalen Bringschuld wird in Kapitel 4 behandelt, dort werden Sie lernen, welche Strategien Sie anwenden müssen, um solche Reaktionen bei Ihrem Zuhörer hervorzurufen.

Es zu üben, ein vorsichtiger Beobachter zu sein, Beziehungen aufzubauen und richtig zu kommunizieren (verbal und nonverbal), macht einen zu einem sozial intelligenten Menschen. Aber was bedeutet eigentlich Kommunikation? In der Kommunikation unterscheidet man zwei Dinge voneinander, den Inhalt und die Beziehung (De Vito, 1986). Wenn wir uns mit jemandem unterhalten, sind beide Parteien bemüht, ihr Anliegen der anderen Person mitzuteilen. Das zeigt sich zum Beispiel, wenn Sie Ihre Sportler über die Details eines morgendlichen Workouts informieren oder wenn Sie Ihrem Partner von einer Gehaltserhöhung berichten, nachdem Sie mit Ihrem Chef telefoniert haben. In den meisten Fällen von Diskussionen ist das auch so. Der eine beginnt mit einem Statement, während dem der andere sich auf Schlüsselbegriffe konzentriert, auf die er dann seine Antwort oder sein Gegenargument stützt. Die Gedanken kreisen darum, was als Nächstes gesagt werden soll, entweder um jemandem zu widersprechen oder um jemandem zuzustimmen. Es ist nicht ungewöhnlich, dass es zu gedanklichen Artikulationen kommt, während der andere noch spricht. Dies bedeutet, dass wir gedanklich schon Worte formulieren, während wir lesen oder jemandem zuhören. Diese Art der »lautlosen Rede« kann störend sein, weil wir uns vom eigentlichen Gespräch abkoppeln und irgendetwas vor uns hinmurmeln.

Das obige Szenario, in dem wir begierig das loswerden wollen, was uns auf der Zunge brennt, ist ein Beispiel für das Inhaltselement der Kommunikation. Das Element des Inhalts ist das primäre Medium, das wir benutzen, um unseren Sportlern technische und taktische Informationen zu vermitteln. Daher ist es extrem wichtig, um die Kompetenz und die Leistungen unserer Sportler weiterzuentwickeln (Poczwardowski, Barott, Henschen, 2002). Es zeigt sich besonders bei verbalen Anweisungen oder wenn wir eine bestimmte Technik oder Übung vormachen, um sie zu veranschaulichen. Weil inhaltsorientierte Kommunikation die Leistungsergebnisse beeinflussen kann, ist sie wichtig, um eine erfolgreiche Interaktion zwischen Trainer und Sportler aufzubauen. Aber das ist nur die halbe Miete.

Der andere Teil ist die Beziehung, die ART und WEISE, wie zwei oder mehr Individuen Informationen austauschen. Es kommt darauf an, wie wir unseren Zuhörern die Botschaft vermitteln, welche Vergleiche oder Metaphern wir benutzen, welche Tonlage wir wählen. Ich nenne dies »Sprechen in Farben«, mit dem wir unsere Botschaft lebhafter und anschaulicher vermitteln können. Ebenso gehört unsere Körpersprache zur zwischenmenschlichen Kommunikation, die Augenkontakt, Gesichtsmimik und nichtverbale Gesten beinhaltet und 70 Prozent der gesamten Kommunikation ausmacht (Burke, 2005). Zwischenmenschliche, auf die Beziehungen bezogene Elemente der Kommunikation sind daher viel schwieriger zu erlernen, als inhaltsbezogene Elemente. Genau in diesem Punkt unterscheiden sich *Conscious Coaches* von anderen Trainern. Natürlich gilt dies ebenso für Manager und Lehrer. Zwei Trainer haben möglicherweise das gleiche technische und taktische Wissen, wenn sie über ein Konzept reden oder eine Technik erklären, aber ein *Conscious Coach* kann diese Botschaft sinnvoller und persönlicher vermitteln. Dies bedeutet, dass er die zwischenmenschlichen Elemente je nach Zuhörerschaft zu verändern weiß. Meinen Praktikanten und Assistenztrainern sage ich immer, dass man mehr können muss, als routinemäßig auswendig zu lernen oder zu wiederholen. Wichtig ist es, Informationen nicht nur auszusprechen, sondern diese in eine gute Geschichte zu verpacken. Jede Information hat mehr Wirkung, wenn sie eine persönliche Geschichte erzählt. Die Art und Weise, WIE wir mit anderen kommunizieren, ist oft wichtiger als die Information selbst und kann großen Einfluss darauf haben, wie andere auf Kommunikation reagieren (Montgomery, 1988).

Zeit

Wir haben schon über *Buy-In*, den Aufbau von guten Beziehung und soziale Intelligenz gesprochen. Jetzt sollten wir uns dem Faktor »Zeit« widmen, da er unseren Trainingskompass betrifft. Zeit bedeutet, Geduld zu haben. Zu Beginn meiner Karriere als Trainer wurde mir einmal gesagt, dass Geduld eine »alles überwindende Tugend« sei. Sie hilft uns dabei, keine schlechten Entscheidungen zu treffen, zu denen wir alle neigen, wenn wir aus Unsicherheit, Ichbezogenheit oder Angst handeln. So hatte ich über den Begriff noch nie nachgedacht. Ich war jung und bereit, die Welt zu verändern. Dabei war ich oft vorschnell, zu begierig und übereifrig, meine Sportler von meinen Konzepten zu überzeugen, statt geduldig zu sein und Vertrauen aufzubauen. Das frustrierte mich damals, weil ich nach Wegen suchte, um den Trainingsprozess zu beschleunigen. Das Einzige, was ich wollte, war, konsequent in meiner Botschaft, meiner Praxis und meinen Handlungen zu sein, um meinen Sportlern damit zu verdeutlichen, dass ich mich um sie bemühte und nur das Beste für sie wollte. Da ich privat und beruflich ein sehr aktiver Mensch bin, fiel es mir schwer, Geduld zu haben. Mit anderen Worten, ich hatte nicht mal genug Geduld, um zu lernen, Geduld zu haben! Geduld war für mich so hinderlich wie ein Stein im Schuh beim Bergsteigen.

Ich hatte fast ein ganzes Jahr im Krankenhaus verbracht (mehr dazu später) und ich wollte anderen dabei helfen, Fehler, die ich einst gemacht hatte, nicht auch zu begehen. Während meiner Rekonvaleszenz hatte ich wissenschaftliche Bücher über Kraft- und Ausdauertraining gelesen und war nun begierig, mein Wissen in die Praxis umzusetzen – und zwar jetzt und sofort. Erst als ich ein Zitat der Rednerin und Autorin Joyce Meyer las, verstand ich, dass die wahre Macht in der Geduld liegt. Meyer definiert Geduld nicht nur als Fähigkeit, warten zu können, sondern eher darüber, »wie wir uns während des Wartens verhalten«. Diese Definition gefällt mir deshalb so gut, weil sie das Wort auf simple und effektive Weise erklärt. Sie beschreibt, dass die Art und Weise, wie wir uns verhalten, unabdingbar ist für den Erwerb einer Charaktereigenschaft. Das Beste in unserem Leben benötigt Zeit, zum Beispiel Kochen, gute Architektur, Training, Kunst und natürlich unsere Beziehungen zu anderen. Es gibt einen Grund, warum Essen, das lange garen muss, am besten schmeckt. Nur so können sich nämlich alle Zutaten miteinander verbinden, erst dann zeigt das Gericht seinen wahren Charakter und ist das Ergebnis befriedigend.

Geduld im Beziehungsmanagement erfordert eine Mischung aus Konsequenz, Sorgfalt und der Fähigkeit, loslassen zu können. Ich habe gelernt, dass man als Trainer manchmal einfach loslassen muss. Menschen müssen dazu bereit sein, an einem bestimmten Punkt selbst die Initiative zu ergreifen. Denn egal was Sie auch tun, Sie werden das erwünschte Ergebnis nicht erzwingen können, ob es sich hierbei nun um eine Beziehung handelt oder um eine Trainingsstunde. Sie können Sportler lenken, führen und sie sogar sehr gernhaben und sie sind dennoch nicht bereit, sich zu verändern oder Ihnen Vertrauen zu schenken. Dies ist die Kernaussage des Transtheoretischen Modells der Psychologie. Es erklärt die »Stadien der Veränderung«, die ein Individuum durchlaufen muss, bevor es bereit ist, sich anders zu verhalten. Loslassen ist nicht dasselbe wie aufgeben. Manchmal muss man einfach loslassen, damit sich jemand weiterentwickelt. Ihre Verbindung jedoch wird das ultimativ festigen.

Zu wissen, wann man loslassen sollte, hat weitgehend auch mit Empathie zu tun. Empathie gehört zu den bedeutendsten Führungsqualitäten und ist eine wichtige Komponente von Geduld. Wir werden die Macht der Empathie in Kapitel 4 weiter vertiefen. Hier erst mal ein Ratschlag für alle, die sich nicht in Geduld üben wollen: Wenn Sie sich zu sehr bemühen, überkompensieren Sie nicht nur, sondern Sie verschlechtern die Beziehung zu Ihren Sportlern – möglicherweise verlieren sie sogar den Respekt vor Ihnen.

Wie Schachmeister, so konzentrieren sich auch Elitetrainer auf das gesamte Spiel und jeder Schritt stellt für sie einen wichtigen strategischen Zug dar, um das beste Ergebnis zu erzielen. Während wir uns in Geduld üben, müssen wir unsere Sportler weiter beobachten. Dieser Weitblick stellt sich jedoch nicht sofort ein und es mag etwas Zeit vergehen, bis wir erkennen, was wir sagen oder wie wir uns verhalten sollten. Haben Sie keine Angst, Ihren Sportlern mehr Freiraum zu lassen und ihnen nur aus der Ferne zuzusehen. Wenn Sie sich in einer Situation gefangen fühlen, versuchen Sie, sich zu entspannen und den Dingen einfach ihren Lauf zu lassen. Das ermöglicht es den Sportlern, sich selbst zu engagieren, und gibt Ihnen die Chance, sich einen Eindruck von Ihren Athleten zu machen, anstatt ihnen vorzugeben, was wichtig ist. Mit anderen Worten, Geduld ist eine Tugend.

Unseren »inneren Kompass« finden

Da wir unseren Trainingskompass jetzt justiert und eine neue Sicht auf die Bedeutung der Mikroelemente (*Buy-In*, Beziehungen, soziale Intelligenz und Zeit) gewonnen haben, müssen wir unsere eigene Inventarliste erstellen. Zwar ist es gut, darüber zu reden, wie wir unser Wissen erweitern und unsere Klienten besser verstehen können, aber wie können wir diese Informationen in die Tat umsetzen? Es ist sehr wichtig zu wissen, dass wir uns zuerst selbst besser kennenlernen müssen, bevor wir andere beeinflussen wollen. Der Spruch »Kenne dein Publikum!« hilft einem nur dann weiter, wenn man sicher über das notwendige Handwerkzeug verfügt, um erfolgreich mit anderen interagieren zu können. Ein Kabarettist, der sich in der Tür vertut und versehentlich auf einer Bühne landet, auf der gerade eine klassische Symphonie gespielt werden soll, wird sich schwer damit tun, das Publikum zu unterhalten. Ihm fehlt das richtige Werkzeug. Wir lenken und leiten uns selbst und müssen daher unsere Charaktereigenschaften genau kennen, um sie wirksam einsetzen zu können und andere optimal zu beraten. Wenn ein Mensch seinen eigenen Kommunikationsstil identifizieren kann, wird er auch in der Lage sein, jede soziale Situation erfolgreich zu meistern, egal ob es sich dabei um eine gewöhnliche Unterhaltung handelt oder um eine Rede vor einem großen Publikum. Dieser Prozess ist nicht einfach und mag für Sie zu Beginn ungewohnt sein, aber mit ein wenig konzentriertem Nachdenken und einer intensiven Selbstbeobachtung können wir alle unsere eigene Identität erfolgreich entdecken.

KAPITEL 2

Kenne dich selbst und du kennst deine Sportler

»Studiere das Herz und den Verstand des Menschen und beginne mit deinen eigenen.«

Lord Chesterfield

Erinnern Sie sich an den Tag, an dem es Ihnen auf einmal ganz klar wurde? Viele von Ihnen erinnern sich vielleicht an Ihre erste Hantelbank im Keller oder an das erste Muskelshirt. Mit 14 Jahren habe ich mir die Fitness-Magazine meines Vaters geschnappt und Artikel über die »besten« Nahrungsergänzungsmittel, über neue Arten der Muskelstimulation oder das »Schock-Wachstum« von Muskeln herausgerissen. Ich habe damals jedes Trainingsprogramm ausprobiert und mir Notizen aller Art in einem Trainingstagebuch gemacht. Als ich die Magazine alle gelesen hatte, heftete ich die herausgerissenen Artikel sorgfältig in Ringbücher ab, auf denen »GRÖSSE, KRAFT & MASSE AUFBAUEN« stand. Bis heute habe ich diesen schwarzen Ordner im Regal neben meinem Bett stehen. Meine Geschichte ist sicher nicht außergewöhnlich, meine lieben Trainerkollegen. Mit der Zeit wurde das nächtelange

Ausschneiden und Einheften durch unzählige Trainingsstunden ersetzt. Später, in einem kleinen, muffigen Raum, der mir als wissenschaftliche Hilfskraft des Kraft- und Ausdauertrainings der Southern Illinois University Carbondale zur Verfügung stand, führte ich mein Trainingstagebuch weiter. Unter einer ständig summenden Leuchtstoffröhre sitzend durchsuchte ich wissenschaftliche Datenbanken und Online-Magazine, zahllose Blogs und Webseiten nach allem, was mir dabei helfen könnte, die mir anvertrauten Sportler bestmöglich zu trainieren und mich über die neusten Techniken auf dem Laufenden zu halten. Dieses Büro war so klein, dass man nicht einmal seine Meinung ändern konnte, ohne den Raum zu verlassen, aber es war damals mein Zuhause und dort legte ich den Grundstein für meine Prinzipien, denen ich heute noch treu bin. Viele von Ihnen können das sicher durch lange und arbeitsintensive Praktika, Assistenzarbeit und Teilzeitjobs nachvollziehen, die dem Glück, als fest angestellter Trainer arbeiten zu dürfen, vorangehen.

Zu meinen ersten Erfahrungen in dieser Branche gehörte es, früh am Morgen aufzustehen, spät nach Hause zu kommen, nebenher Jobs anzunehmen, im Auto zu schlafen, Putztätigkeiten auszuüben, an Wettkämpfen teilzunehmen, auf Nahrung zu verzichten, Lebensläufe zu schreiben, mich ständig weiterbilden zu müssen und vieles mehr. Aber ich will Sie nicht mit Details über meinen beruflichen Werdegang langweilen. Dennoch haben sich diese Anstrengungen gelohnt und mich zu dem gemacht, der ich heute bin. Einzelheiten aus unseren Karrieren mögen für andere zwar informativ sein, viel aussagekräftiger über unseren Werdegang und unsere Identität als Trainer sind jedoch die Dinge, die außerhalb des Kraftraums passiert sind. Jedes Mal, wenn ich die Ehre habe, auf einer Konferenz eine Rede halten zu dürfen, ermahne ich mein Publikum, dass es seine Prioritäten falsch setzt, wenn es sich zuerst über seine Trainingsphilosophie im Klaren ist, bevor es seine Identität als Trainer entdeckt hat. Unsere Vergangenheit zu erforschen macht unsere Gegenwart verständlicher und hilft uns, in Zukunft bessere Ansätze zu finden.

Manche Trainer im Kraft- und Ausdauerbereich legen einen unbezwingbaren Willen und eine Supermann-Attitüde an den Tag. In einem Berufsbereich, in dem das Wort »Kraft« betont wird, wird alles verachtet, was als Schwäche bezeichnet werden kann. Aber liegt in der Vortäuschung von Perfektion wirklich Kraft? Warum sollten wir uns für unsere Probleme, für unsere Mühen in der Vergangenheit und in der Gegenwart schämen? Ist es nicht so, dass man in einem Zweikampf nicht den Gegner fürchten muss, der größer, stärker und kräftiger ist, sondern viel eher einen, der keine Angst davor hat, sein eigenes Blut zu sehen und zu schmecken? In unserer Branche sollte man sich darauf einstellen, Verletzungen zu erleiden und damit klarzukommen, wenn man Erfolg haben will.

Schwierigkeiten überwinden zu können bedeutet, sich gut zu kennen, weil man sich in problematischen Situationen schon selbst motiviert und durchgehalten hat. Denn genau in diesen schwierigen Zeiten werden wir zu dem, der wir wirklich sind und zwar als Mensch und als Trainer.

Der nächste Teil dieses Kapitels ist meiner eigenen Geschichte gewidmet. Zum ersten Mal werde ich vorbehaltlos über etwas berichten, über das ich nie gerne öffentlich gesprochen habe. Wahrscheinlich war ich der Meinung, dass es sowieso niemanden interessiert. Leider gibt es keine Kurzversion meiner Geschichte. Aber wer etwas über mich und meine Intensität erfahren möchte und auch darüber, wie ich meine Sportler trainiere, mein Leben lebe, der sollte auch etwas über meine Vergangenheit wissen, in der ich dieses Leben fast verloren habe.

Meine Lebensgeschichte, die ich jetzt mit Ihnen teile, ließ mich mein langfristiges Ziel erkennen, anderen Menschen helfen zu wollen. Und ich hoffe, dass meine Geschichte Ihnen dabei hilft, sich an ein Schlüsseler-

lebnis aus Ihrer Vergangenheit zu erinnern, das Sie ebenso geprägt hat. Denn bedenken Sie, dass Sie, wenn Sie sich selbst nicht kennen, nie in der Lage sein werden, die Methoden des Coaching-Kompasses effektiv zu benutzen.

Meine Offenbarung: Wie aus Kampf Strategie wird

»Vires Acquirit Eundo« – Kraft wird durch Fortschritt gesammelt.

Vergil

Da stand ich nun im Gang des siebten Stockwerks eines Krankenhauses in Minneapolis, Minnesota, und starrte aus dem Fenster. Ich war barfuß, trug das Krankenhaushemd eng um mich geschlungen und hatte ein Pflaster auf dem Arm kleben, weil mir am Morgen Blut abgenommen worden war. Ich starrte auf eine farblose Winterlandschaft. Wenn Sie im Mittleren Westen oder einer anderen Gegend mit ähnlichen Wetterverhältnissen aufgewachsen ist, wissen Sie, wie es dort aussieht: endloser grauer Himmel, kahle Bäume und gefrorenes Gras, das aussieht, als hätte es sich fürchterlich erschreckt. Die Farbpalette eines Winters im Mittleren Westen besteht aus Grautönen, Brauntönen und weißem Schnee, wenn er denn fällt. Nicht zu vergessen, dass es sehr kalt wird. Wenn man dort aufwächst, beschwert man sich oft darüber, aber gleichzeitig härtet es einen auch ab und stärkt einen. Menschen aus dem Mittleren Westen wissen, wie sie mit einer depressiven Stimmung fertig werden, die nur allzu gerne bei diesen öden, grauen Tagen aufkommt. Man findet sich einfach ab und sagt sich, dass, egal wie das Wetter auch ist, die Arbeit getan und das Leben gelebt werden muss. Man macht eben einfach weiter. In einigen Monaten ist es ja auch wieder Frühling, oder nicht? In jenem Moment dachte ich jedoch nicht an den Frühling.

Die Probleme begannen am Ende meines neunten Schuljahres. Ich war es von früher Kindheit an gewohnt, Baseball und Football zu spielen, und so lange ich zurückdenken kann, waren meine besten Freunde meine Mannschaftskameraden gewesen. Im Frühjahr und Sommer spielten wir Baseball und im Herbst und Winter Football. Wenn wir nicht an Turnieren teilnahmen oder Training hatten, trafen wir uns im öffentlichen Park in unserem Viertel und machten dort weiter. Mein Wunsch war es damals nicht, Profisportler zu werden, nicht mal Spieler der Division 1 am College. Dennoch war ich überdurchschnittlich gut in beiden Sportarten und hatte einen ausgeprägten Wettkampfsinn, besonders wenn es darum ging, mich selbst herauszufordern. In der Baseball-Saison spielten wir circa 80 Spiele in 80 Tagen und wenn ich in einer Saison mehr als achtmal am Ball vorbeischlug, übte ich im Schlagkäfig wie ein Besessener meine Technik. So machte ich es auch beim Football. Die Spielübungen und zweimal am Tag mit den anderen zu trainieren waren mir nicht genug. Ich stand meistens früh auf und lief einige Kilometer, stemmte Gewichte in einem Fitness-Studio und beendete mein Training mit endlosen Liegestützen und Situps am Abend zu Hause. Die Regel, die ich mir selbst aufgestellt hatte, war, alles vor Mitternacht erledigt zu haben. Das galt, selbst wenn ich es heimlich machen musste, weil ich bei einem Freund übernachtete, und ich nicht wollte, dass man mich für verrückt hielt. Ich glaubte damals, dass meine Freunde mich nicht verstünden, weil sie nicht so besessen waren wie ich. Ich hatte einfach keine Lust mich zu erklären.

Mich hat es immer schon fasziniert, wie weit der menschliche Körper gehen kann. Wann immer ich meine Mutter beim Einkaufen begleiten musste, ging ich in ein Buchgeschäft und las Fitness- und Gesundheitsbücher, um mir die Zeit zu vertreiben, während sie Besorgungen machte. Anders als viele Krafttrainer hatte ich nie einen Mentor. Niemand hat mich je im Training beraten. Während der Highschool saß unser Sportlehrer immer in seinem Büro herum, während wir Schüler an den Geräten trainierten. Und uns war es nur wichtig, wer die meisten Gewichte stemmen konnte. Über Technik hat uns nie jemand etwas erzählt. Selbst in jungen Jahren schien mir vieles am Training falsch zu sein. Ich hielt die Art und Weise, wie wir Gewichte stemmten, für fahrlässig. Deshalb machte ich nur die Übungen, die ich kannte und verbesserte mein eigenes Training durch die Lektüre von Büchern und Magazinen, die ich kurz zuvor gelesen hatte. Ich hatte keinen Plan von dem, was ich tat, aber wenigstens schien mein Training einer gewissen Logik zu folgen. Heute würde ich sagen, dass es besser gewesen wäre, Fragen zu stellen, statt aus Unsicherheit so zu tun, als wüsste ich schon alles. Ich hätte ja den Sportlehrer einfach fragen können, wie man richtig trainiert. Aber das tat ich nicht. Stattdessen habe ich mir Notizen gemacht und bin weiter auf den wundersamen Pfaden des Brett Bartholomew gewandelt.

Weil ich Baseball und Football spielte, hatte ich automatisch viele Freunde. Es gibt nämlich nur zwei Optionen, wenn man die gleichen Leute jeden Tag sieht: entweder hängt man die ganze Zeit zusammen ab oder die Gruppe teilt sich. Als ich zwischen zehn und vierzehn Jahre alt war, waren meine Baseball-Freunde und ich unzertrennlich. Aber nach der *Middle School* besuchten die meisten von ihnen eine andere Highschool als ich, denn ich lebte im Westen der Stadt und daher in einem anderen Schulbezirk. Meine Eltern hatten sich scheiden lassen und teilten sich das Sorgerecht für meinen Bruder und mich. Der Plan war, dass wir dienstags und donnerstags bei meinem Vater sein sollten und montags, mittwochs und freitags bei meiner Mutter. An den Wochenenden waren wir wechselweise bei meinem Vater und bei meiner Mutter. Es kam mir vor, als würde ich jeden Abend meine Tasche packen müssen – und so war es wohl auch. Als ich jedoch älter wurde, wollte ich mehr Stabilität in meinem Leben und war es leid, immer hin- und herziehen zu müssen. Damals interessierten mich die Schule, Sport, Mädchen und mit Freunden abzuhängen und nicht, was ich abends zu packen hatte. Dies führte zu einer der schwierigsten Entscheidungen in meinem Leben. Ich sagte meinen Eltern, dass ich ganz bei einem von ihnen wohnen wolle. Meine Mutter lebte näher an meiner Schule und es war leichter bei ihr, meine Freunde zu sehen, weil diese auch in der Nähe wohnten. Also musste ich meinem Vater die schlechte Nachricht überbringen. Ich schäme mich nicht zu sagen, dass ich Tränen in den Augen hatte, als ich seine Telefonnummer wählte. Ich war 16 Jahre alt und ich wollte nicht, dass mein Vater, zu dem ich immer eine gute Beziehung gehabt hatte, annahm, ich zöge meine Mutter ihm vor. Ich wollte nicht, dass er glaubte, ich liebte ihn nicht mehr. Ich wollte nur, dass er verstand, wie sehr diese Entscheidung mein Leben leichter machte und auch wenn es ihm anfangs wehgetan hat, hat er es am Ende verstanden. Gott sei Dank lebten meine Eltern nicht weit voneinander entfernt, sodass ich ihn durch unsere gemeinsame Begeisterung für den Sport, die Football-Spiele des Teams aus Nebraska und andere Dinge weiterhin oft sah. Es gab einen Punkt in meiner Jugend, an dem war es mit beiden Eltern etwas schwierig, aber trotz all dem, was meine Familie durchmachen musste, fanden wir immer eine Lösung, um auch schwierige Zeiten durchzustehen und Verluste zu verkraften. Wir haben wir uns immer zusammengerauft, uns wieder vertragen und einen Weg gefunden, zusammen weiterzumachen.

Nachdem ich ganz bei meiner Mutter eingezogen war und mein neuntes Schuljahr beendet hatte, stellte sich eine gewisse Routine ein. Ich fand neue Freunde. Football und Baseball halfen mir dabei, mich in andere soziale Kreise zu integrieren. Im zehnten Schuljahr jedoch wendete sich das Blatt. Es kamen Drogen in Umlauf. Bis heute haben Alkohol und Drogen keine große Faszination auf mich. Aber hier ging es um meine neuen Freunde und ich hatte Angst, sie zu verlieren, und wollte unbedingt dazugehören. Statt also wie ein Fremdkörper durch die Gegend zu laufen, stand ich mit einer leeren Bierdose oder einem vollen Glas auf Feiern herum, damit mir niemand dumme Fragen stellte. Das klappte noch, aber einige Treffen entwickelten sich zu Pool-Partys, auf denen die Leute Marihuana rauchten oder im Keller der Elternhäuser Kokain nahmen. Ich werde nie vergessen, wie ich einen langjährigen Freund ohnmächtig im Schlafzimmer seiner Eltern fand, weil er eine Überdosis Kokain erwischt hatte. Da wurde mir klar, dass ich mir einen anderen Freundeskreis suchen musste.

Aber nicht nur meine Freunde nahmen Drogen und tranken Alkohol. Die meisten an der Schule taten dies. Die Lehrer hatten keine Ahnung davon, was mich damals verwunderte. Aus dem Stress, mich von meinen Freunden und ihrem neuen Hobby trennen zu müssen, und aus den Veränderungen zu Hause rettete ich mich ins Training. Wir alle haben irgendetwas, das uns euphorisch stimmt, unsere Gedanken fließen lässt und alles im Leben vereinfacht. Für mich war es das Training. Ich war nie der Schnellste im Team oder ein Torschützenkönig, aber mein mangelndes Talent habe ich durch umso intensivere Einheiten wettgemacht. Jeder, der mich kennt oder mit mir trainiert, kann das bestätigen. Mein Rettungsanker war es, mich auf meinen Körper zu konzentrieren und ihn zu stählen. Ich trainierte unaufhörlich und aß, was in mir in den Magazinen geraten wurde (was damals so viel hieß wie nichts zu essen, da es in Mode war, magere und kohlenhydratarme Nahrung zu sich zu nehmen). Auf diese Art und Weise glaubte ich, mich von meinen Freunden, die Drogen konsumierten, fernhalten zu können. Aber in Wahrheit machte ich mich gerade von meiner eigenen Droge abhängig.

Meine zwei oder drei Trainingseinheiten pro Tag wurden immer länger und intensiver. Ich probierte alles, um Kalorien zu verbrennen und meinen Körper zu stärken, in der Hoffnung, mir dadurch einen Wettkampfvorteil zu verschaffen und dafür zu sorgen, dass keine körperliche Ressource ungenutzt blieb. Ich hatte sehr viel aufgestaute emotionale Energie und den Willen, mich über meine Grenzen hinaus zu fordern.

Manchmal, nach einem zweistündigen Training, joggte ich noch 20 bis 30 Kilometer orientierungslos durch die Gegend, nur um zu spüren, wann mein Körper endlich aufgeben würde. Freitagabends, wenn meine Freunde feiern waren, fuhr ich um halb elf Uhr nachts in ein Fitness-Studio, das 24 Stunden geöffnet hatte, lief auf dem Laufband, machte Sprints und trainierte weitere 60 bis 90 Minuten an den Geräten. Bis ich zu Hause ankam, war es oft zwei Uhr morgens. Dann machte ich noch Liegestütze und Situps vor dem Zubettgehen. Das ergab zwar keinen Sinn, aber damals wusste ich es nicht besser. Ich war froh, mein Potenzial zu nutzen und mich zu verbessern, während meine Freunde ihre Körper mit Drogen und Alkohol zerstörten. Bei jedem Training war ich versessen darauf, meine eigenen Schwächen zu entdecken und zu korrigieren. Der Perfektionist in mir versuchte, immer neue Körperbereiche zu kräftigen. Ich wollte stärker werden, mich unantastbar machen. Aber ich hatte keine Ahnung, wie verletzlich und zerbrochen ich eigentlich war.

BAMM. Mit einem dumpfen Geräusch schlug mein Gesicht auf dem Boden auf. Sekunden später war ich von Menschen umringt. Ich war während des Laufens auf der Bahn unserer Schule ohnmächtig geworden. Auch wenn es mir zu diesem Zeitpunkt noch nicht klar gewesen sein mag, dass mein Körper aufgeben würde, stand mein Zusammenbruch doch kurz bevor. In der Schule tuschelte man: »Mensch, guck mal wie stark und definiert Brett ist!« oder »Geht es ihm gut?« oder »Was ist nur los mit ihm?« Innerhalb eines Jahres hatte ich von ohnehin schon schlanken 61 Kilogramm auf nur noch 45 abgenommen. Es war nie meine Absicht gewesen, Gewicht zu verlieren, es war das Nebenprodukt einer Depression, die sich als Obsession ausdrückte. Mein Wunsch, durch exzessives Training einen Wettkampfvorteil zu erlangen, hatte dazu geführt, dass mein Körper langsam verschwunden und mit ihm auch mein Verstand angefressen war. Die Mischung aus physischem Stress und einer Fehlernährung hatten meine kognitiven

Fähigkeiten extrem getrübt. Ich hatte Zwangsstörungen entwickelt, war süchtig nach Training und nach einer gesunden Ernährung – oder was ich dafür hielt. Zurückblickend würde ich sagen, dass ich zwar Schuld hatte, dies aber nicht absichtlich getan habe. Ich wusste damals nicht, wie ich trainieren und was ich essen sollte, weil in den Magazinen so viel Müll gestanden hatte. Aber dennoch frage ich mich, wie das hatte passieren können. Mir war damals nicht bewusst, was da gerade passierte. Ich hatte auf Autopilot gestellt und wollte körperlich »perfekt« sein (klinisch bezeichnete man mich als »orthorexisch«, was so viel heißt wie dass man von gesunder Ernährung besessen war, was wirklich komisch war, weil nichts was ich gegessen habe wirklich gesund war).

Auf der Laufbahn meiner Schule in Ohnmacht zu fallen war das erste von mehreren Ereignissen, die dazu führten, dass ich professionelle Hilfe bekam. Meine Gewichtsabnahme hatte meinen Eltern Angst gemacht. Im folgenden Jahr wurden Arzt- und Psychologenbesuche für mich zur Routine. Hier lernte ich, dass die Effektivität eines jeden Arztes in seiner Fähigkeit besteht, die eigentliche Ursache eines Problems zu entdecken, ohne voreingenommen zu sein. Den meisten Ärzten mangelt es aber an den notwendigen Kenntnissen und an echter sozialer Intelligenz. Deswegen betrachten sie nur vordergründige Erscheinungsformen des eigentlichen Problems und versuchen, die Leiden ihrer Patienten anhand eines Drehbuchs zu kurieren, sie versuchen es mit pharmazeutischen »Behandlungsmöglichkeiten«, in ambulanten Sitzungen und mit lateinischen Bezeichnungen in den Griff zu bekommen. Diese Strategien haben sie sich über ihre Studien und Bücher angeeignet, die ihnen zwar beibringen, wie man mit einem »Patienten« umgeht, nicht aber mit einem Menschen. Zurückblickend würde ich sagen, dass ihr Ansatz die Basis für meinen eigenen Trainingsstil gewesen ist. Ich trainiere einen Sportler von »innen nach außen«, um den Menschen in ihm zu erreichen. Manche Trainer erstellen einen Plan und versuchen, die Sportler diesem anzupassen. Oder, falls sie doch vorausdenken und den Plan an die Sportler anpassen, ändern sie aber ihren eigenen Stil als Trainer nicht. Deshalb ist ihr Plan wenig effektiv, denn sie sprechen Herz und Verstand der Sportler nicht an. Das ist genau der Unterschied zwischen »transaktionaler« und »transformierender« Führung, ein Modell, das der Biograf der Präsidenten Roosevelt und Kennedy, James McGregor Burns im Jahr 1978 entwickelte und das von Bernard M. Bass weiterentwickelt wurde. Transformierende Führungskräfte verbinden sich auf einer tiefen und persönlichen Ebene mit anderen, was sie letztendlich effektiver macht.

In meiner eigenen Geschichte begann zu dem Zeitpunkt die Talfahrt. Nachdem mir Antidepressiva verschrieben worden waren, absolvierte ich ein intensives stationäres Programm, das sich mit Essstörungen befasste. Die Ärzte hatten bei mir Magersucht »ohne nähere Angaben« diagnostiziert. Das bedeutete, dass ich enorm abgenommen, aber keine typischen Essstörungen hatte, wie Fressexzesse, erzwungenes Erbrechen oder die Angst, zu dick zu sein. Mich hat das damals unglaublich wütend gemacht. Ich war depressiv, nicht magersüchtig. Auch wenn ich viel abgenommen hatte, so war es doch nie meine Absicht gewesen, sondern nur ein Nebenprodukt meiner Depression, meines Desinteresses an Essen und einer absurden Besessenheit mit dem Training. Ihre Diagnose war eine Beleidigung für mich und ich rastete jedes Mal aus, wenn sie darauf beharrten, dass diese »Krankheit« mich kontrollierte und dass ich »krank« sei. Ich fühlte mich in einem Albtraum gefangen, weil ich ihnen permanent verständlich machen wollte, dass ich wütend und verwirrt über das war, was in meinem Leben passierte und ich versucht hatte, da raus zu kommen. Aber immer, wenn ich diese Gedanken damals äußerte, stieß ich auf taube Ohren. Ich fühlte mich eingesperrt. Das einzige Ventil, das ich kannte, wenn ich wütend oder frustriert war, war Training gewesen und das war mir jetzt verboten. Ich war wie gelähmt, wie ausweglos in einem Albtraum gefangen.

Die intensive ambulante Betreuung stellte sich als ineffektiv heraus. Ein typischer Tag lief so ab, dass einer meiner Eltern mich um 7:30 Uhr dort absetzte und um 17:30 oder 18:00 Uhr wieder abholte. Trotz der täglichen Gewichtskontrollen, der Nahrungskontrolle, der Gruppentherapie und des stundenlangen, langweiligen Wartens darauf, dass mich jemand heimbrachte, schaffte ich es, heimlich zu trainieren, indem ich abends laufen ging oder meinen Eltern erzählte, dass ich das Wochenende bei Freunden verbrächte. Tatsächlich trainierte ich jedoch wo und wann immer ich konnte. Ich widersetzte mich dem Therapieprogramm mit aller Macht. Ich glaubte, dort einfach nicht hinzugehören und dass mir dort ohnehin nicht geholfen werden könnte. Merken Sie sich den zweiten Teil des Satzes gut: Er illustriert den großen Irrtum, dem ich damals aufgesessen bin und dass ich meine Situation zu dieser Zeit völlig falsch einschätzte. Ich hatte eine sogenannte externale Kontrollüberzeugung angenommen, ich beschuldigte mein Umfeld, mir nicht zu helfen und mich auszubremsen. Um das zu bekommen, was ich am meisten wollte – nämlich das von ihnen vorgegebene Gewicht zu erlangen, ohne mich dabei ihren »Behandlungsstrategien« beugen zu müssen, noch meinem Zorn und meiner Verwirrung darüber, an diesem Programm teilnehmen zu müssen, ausgesetzt zu sein –, musste ich einfach eine Weile ihr Spiel mitspielen, zunehmen und mich dann vom Acker machen. Aber in Wahrheit konnte ich weder eine Beziehung zu den anderen Patienten aufbauen noch brachten mir die Gruppensitzungen etwas, weil sie sich ausschließlich mit der Angst vor Essen und Gewichtszunahme befassten (was, wie ich schon sagte, nicht mein Problem war). Die Pfleger dort erzählten uns, dass ungesunde Snacks oder Fast Food »normal und gesund« wären und ich solche Dinge sogar essen müsste, wenn ich wieder zunehmen und gesund werden wollte. Ich fühlte mich wie in einem Gefängnis, aber damals wusste ich noch nicht, dass ein großer Teil der Geschichte noch kommen würde. Mein Zorn heizte meinen Wunsch an, das System mit seinen eigenen Waffen zu schlagen. Diese Gefühle bestellten mein geistiges Landschaftsbild, das öde war, auf dem nichts außer Zweifel und Misstrauen wuchs, und das von dem negativen Austausch mit meiner Familie und den Patienten und Angestellten im Behandlungszentrum noch befruchtet wurde. Ich war für nichts und niemanden empfänglich und verbrauchte meine letzte Kraft darauf, wie ich das Programm beenden oder es überlisten könnte.

Ich nahm während des Programms nicht viel zu und meine Situation verschlimmerte sich. Ich hatte insgesamt über 13 Kilogramm verloren und die Ärzte hatten festgestellt, dass meine Nieren- und Leberenzyme auf ein gefährlich hohes Niveau gestiegen waren. Mein Ruhepuls betrug weniger als 34 Schläge pro Minute. Die Mischung all dieser Faktoren stellte für mich das Risiko dar, herzkrank zu werden und die Ärzte rieten zu einer sofortigen stationären Aufnahme im Krankenhaus. Einige Tage später wachte ich in meinem Krankenzimmer auf und meine Eltern saßen gemeinsam mit meinem Bruder an meinem Bett und erklärten mir, dass sie mich in eine noch intensivere stationäre Behandlung stecken würden, wo meine Aktivitäten und meine Nahrungsaufnahme 24 Stunden am Tag strikt überwacht würden. Ich riss aus. Ich weigerte mich, dieses Programm mitzumachen, schnappte mir meine Autoschlüssel und lief, als sie einmal nicht aufpassten, zur Tür hinaus und haute ab. Mein Bruder verfolgte mich jedoch und wir lieferten uns ein Autorennen durch die Stadt. Rückblickend erkenne ich, wie viel Glück ich hatte, dass keiner von uns oder sonst irgendjemand verletzt wurde, während ich über rote Ampeln fuhr und mit hoher Geschwindigkeit durch Wohngegenden raste. Dann, als ich scharf links abbog, fuhr mein Bruder mit seinem Wagen geradeaus weiter in eine Reihe von Mülltonnen und blieb im Vorgarten eines Hauses stehen. Ich war 16 Jahre alt, wütend und hatte das Gefühl, keine Kontrolle über mein Leben zu haben. Ich hatte ihn abgehängt, aber acht Stunden später fuhr ich nach Hause. Ich wusste nicht, wohin ich sonst hätte gehen sollen. Ich hatte keine andere Möglichkeit. Ich musste mich meiner Situation stellen, so schlimm sie auch aussehen mochte.

Ich erinnere mich daran, wie mir bei der Wiederaufnahme die Krankenhausregeln eine nach der anderen vorgelesen wurden und ich mich wieder wie in einem Gefängnis fühlte. Außer rund um die Uhr bewacht zu werden, wurde jegliche Lektüre kontrolliert, ebenso alle Taschen und persönlichen Gegenstände. Unsere Zimmer konnten jederzeit von Krankenhausangestellten inspiziert werden. Als das Programm schließlich begonnen hatte, durften wir unsere Zimmer gar nicht mehr ohne Aufsicht betreten und mussten die meiste Zeit, bis auf die Mahlzeiten, in einem Aufenthaltsraum verbringen. Diejenigen unter Ihnen, die sich für Sportwissenschaft begeistern, hören sicher gerne, dass alles an diesem Ort objektiv erfasst wurde. Jeden Morgen um 5:15 Uhr wurde mir Blut abgenommen, ich wurde gewogen und durfte duschen, aber nur, wenn das Krankenhauspersonal dies für ungefährlich hielt. Aufgrund des bedenklichen Zustands meiner lebenswichtigen Organe glaubten sie, dass zu heißes oder zu kaltes Wasser bei mir zu einem Herzstillstand führen könnte. Ich mache keine Witze, ich war ein Wrack. Mit dem Ernährungsspezialisten des Krankenhauses wurden wöchentlich Diätpläne erstellt, ähnlich wie bei einem Diabetiker. Wir füllten Listen aus, auf denen Hähnchenbrust, eine Scheibe Brot, ein Löffel Erdnussbutter und eine Tasse Spinat standen, aufgeschlüsselt in Kategorien wie »Fleisch«, »Stärke«, »Fette« und »Gemüse«, damit sich die Patienten nicht nur auf Kalorienzahlen konzentrierten. Jedes Essen wurde genau bemessen und alles musste ohne Protest verzehrt werden. Sport war nicht erlaubt, außer man hatte sich positiv entwickelt, aber selbst dann war er auf Dehnübungen und Training mit eineinhalb Kilo schweren Hanteln und Fußgewichten beschränkt, während dem man auf einem Gymnastikball saß. Wenn man auf die Toilette gehen wollte, wartete eine Krankenschwester vor der Tür, um sicherzustellen, dass man dort nichts anderes tat. Man hatte keinerlei Privatsphäre und keinerlei Würde.

Meistens verbrachte ich meine Tage im Aufenthaltsraum. Dort standen einige Tische, ein Schreibtisch, eine Couch und einige Stühle. Die

Krankenhausangestellten konnten uns durch ein Plexiglasfenster beobachten. Daran klopften sie, um einen zu warnen, wenn man sich »auf unerlaubte Weise« verhielt, zum Beispiel, wenn man herumzappelte, Kaugummi kaute oder einfach nur aufstand (was verboten war, weil man im Stehen mehr Kalorien verbrennt). Wir durften nur zensierte Bücher oder Magazine lesen, die nichts mit Training, Essen oder auch nur im Entferntesten mit Sport zu tun hatten. Nur zensierte Filme durften geschaut werden und wenn man doch aufstand, herumzappelte oder Kaugummi kaute, erhielt man lediglich zwei Warnungen, bevor sie einen zwangen, eine Ersatzmahlzeit zu trinken oder, was noch schlimmer war, einem damit drohten (ja, das ist genau das richtige Wort), einen intravenös zu ernähren, um die Kalorien, die man durch nicht erlaubte Aktivität verbrannt hatte, zu ersetzen. Das Esszimmer, wo wir sechs Mahlzeiten pro Tag zu uns nahmen, war auch nicht besser. Im Aufenthaltsraum fühlte man sich wie ein Tier im Zoo, dort wie eine Laborratte. Die unterschwellige Spannung und die Aggressionen, die alle Patienten empfanden, wurden durch die Anwesenheit der Krankenhausangestellten noch erhöht, die jeweils am Ende der Glastische saßen, von denen wir aßen. Besonders zwei Krankenschwestern schien es zu gefallen, herablassend mit uns zu reden und sie taten alles dafür, damit wir uns noch schlechter fühlten. Eine, ich nenne sie mal Rita, war besonders schlimm.

Die Aufgabe der Krankenschwestern war es, dafür zu sorgen, dass die Patienten während der Mahlzeiten kein Essen versteckten, es nicht vermischten, um es besser essen zu können, oder sich sonst irgendwie auffällig verhielten. Aber oft wurden auch Patienten beschuldigt, die nichts getan hatten oder es wurde ihnen beim ersten Verdacht angedroht, eine Ersatzmahlzeit trinken zu müssen. Effektiv war das Ganze nicht. Patienten wurden dadurch nur verängstigt, was zu einem Negativkreislauf in Bezug auf die Mahlzeiten führte. Während der ersten Tage in dieser Einrichtung beschuldigte mich Rita, Essen zu verstecken, das in Wahrheit aber gar nicht erst auf mein Tablett gelegt worden war. Folglich schrieb sie einen Bericht, der mich noch mehr eingeschränkt hätte. Ich hätte keinerlei Privilegien mehr gehabt und hätte das Programm noch länger absolvieren müssen. Endlich kam einer aus der Küche und gab zu, dass es sein Fehler gewesen war, nicht meiner.

Als ich im Speiseraum saß, fiel mir auf, dass ich noch nie im Leben ein so merkwürdiges Verhalten während des Essens beobachtet hatte wie bei den anderen Patienten. Wir saßen alle nebeneinander oder uns gegenüber, daher konnte ich nicht umhin, sie zu beobachten, selbst wenn ich den Blick gesenkt hätte. Da saß ich nun mit meinen 16 Jahren und war von Menschen aller Altersstufen umgeben. Viele von ihnen brachen emotional zusammen oder schnitten ihr Essen in kleine Stücke, saßen davor und starrten es stundenlang an. Zuerst dachte ich, dass sie Angst vor der Nahrungsaufnahme oder vor der Behandlung in der Klinik hatten. Mit der Zeit jedoch, als ich sie besser kennenlernte, erkannte ich, dass sie alle große Probleme hatten, genau wie ich. Der Unterschied bestand nur darin, dass ich meine Depression mit Sport auszugleichen versucht hatte und ihr Mechanismus der Kontrolle das Essen war. Eine Patientin wurde von ihrem Mann für eine andere verlassen. Eine andere hatte acht Geschwister und wollte durch die Nahrungsverweigerung die Aufmerksamkeit der Eltern auf sich lenken. Ein Jugendlicher, der so alt wie ich war, hatte schon als Ringer an einer Olympiade teilgenommen und hatte nach seiner ersten Niederlage ähnlich wie ich reagiert. Die Erinnerung an diese Niederlage hatte ihn mental völlig vereinnahmt. Also hatte er seine Ernährung umgestellt und intensiv trainiert, als könnte dies den Ausgang des Wettkampfes im Nachhinein beeinflussen. Während viele Patienten die Klinik verlassen konnten, wann sie wollten, musste ich bleiben, bis ich entlassen wurde, weil ich minderjährig war.

Am Nachmittag gab es Therapiesitzungen und Einzelgespräche mit Psychologen. Und wieder drehte sich alles nur um gestörtes Essverhalten und andere Dinge, die nichts mit den wahren Problemen der Patienten zu tun hatten. Das Krankenhauspersonal beharrte aber ohne Wenn und Aber auf seinen Vorschriften. Jedes Mal, wenn ich sagte, ich könne mich mit einem Punkt nicht identifizieren, erklärte mir Rita, dass ich eine Verweigerungshaltung hätte und notierte, dass ich mich nicht an der Sitzung beteiligte. Dies führte dazu, dass sich mein Aufenthalt verlängerte, weil ich »wenige bis keine Fortschritte« machte.

Ich war länger als sechs Monate in diesem Krankenhaus, fast mein ganzes zehntes Schuljahr lang. Jeden Tag hatte ich das Gefühl, im falschen Film zu sein, und jedes Mal, wenn ich jemandem meine wahre Geschichte erzählen wollte – wenn ich über die Dinge sprechen wollte, die ich für die eigentliche Ursache meines Verhaltens hielt –, stieß ich auf taube Ohren. In seinem Buch *Schnelles Denken, langsames Denken* schreibt Daniel Kahneman: »Um zuverlässige Diagnosen zu stellen, muss ein Arzt eine Vielzahl von Krankheitsbezeichnungen lernen, und jeder dieser Termini verknüpft ein Konzept der Erkrankung mit ihren Symptomen, möglichen Vorstufen und Ursachen, möglichen Vorläufern und Konsequenzen sowie möglichen Eingriffen zur Heilung oder Linderung der Krankheit.« Manche Krankenhausangestellte schienen wirklich Mitgefühl zu haben, die meisten aber hatten nur »eine Vielzahl von Krankheitsbezeichnungen« gelernt. Statt den Ansatz ihres Programms an die Patienten individuell anzupassen, glaubten sie, dass jeder Patient sich ihrem sonderbar starren System anpassen müsse. Genau das passiert auch beim Coaching.

Dann hatte ich das Glück, eine Psychologin mit Namen Katy zu treffen, die geschult darin war, mir aufmerksam und unvoreingenommen zuzuhören und deren exakte Beobachtung mir schließlich dazu verhalf, die Institution verlassen zu dürfen. Als ich sie zum ersten Mal traf, dachte ich, ich müsse mit ihr den gleichen Kampf wie mit allen anderen in der Klinik führen. Es war schon merkwürdig genug, mit einem Therapeuten reden zu müssen, weil dies in meiner Vorstellung nur Kriminelle, Psychopathen oder andere psychisch labile Schwache taten. Ich erinnere mich, dass unsere ersten Sitzungen nichts mit dem Krankenhaus oder meinem momentanen Zustand zu tun hatten. Keine Klemmbretter, keine theoretischen Fragen darüber, warum ich stationär aufgenommen worden war, kein sprichwörtliches »auf der Couch liegen«, bei dem ich meine tiefsten und geheimsten Ängste oder Schamgefühle preisgeben musste. Mit anderen Worten, kein Mist. Stattdessen wollte Katy wissen, wie ich so tickte. Sie fragte mich sofort, was ich wollte und wie ich glaubte, dort hinkommen zu können. Keine »Was-wäre-wenn-Szenarien« oder irgendwelche Bedingungen. Sie wollte mich einfach nur besser kennenlernen, um dem Ursprung meines schädlichen Verhaltens genau auf den Grund zu gehen und herauszufinden, wie man es verändern konnte. Sie spürte, dass ich, nachdem ich einen meiner Freunde mit einer Überdosis gesehen hatte, meinen eigenen Weg finden wollte, dabei aber vom Weg abgekommen war und nun blind war vor Angst und Zorn. Sie wusste aber auch, dass wenn ich meine Energie richtig einsetzte, es mir besser gehen würde und ich mein Leben weiterleben könnte. Als wir das zusammen erarbeitet hatten, konnten wir meinen weiteren Werdegang planen. Die Antwort auf die Frage, was mich am meisten interessierte, war leicht. Auch wenn ich zu jener Zeit nicht ahnte, wie genau ich das erreichen konnte, so wusste ich doch, dass ich auf der Welt etwas bewegen wollte und dass ich das nicht konnte, solange ich in diesem Krankenhaus gefangen war. Ich war mir sicher, dass ich mein altes Gewicht wiedererlangen konnte und dies auf viel gesündere Weise als im Krankenhaus. Aber zuerst musste ich genug zunehmen, um entlassen werden zu können.

Als es so weit war, verließ ich diesen Ort und schaute ich nie wieder zurück.

Der Ausbruch

Meine Sitzungen mit Katy gingen gut voran und zum ersten Mal fühlte ich, dass jemand in diesem Krankenhaus auf meiner Seite war, jemand, der wirklich verstand, was das Verhalten hervorgerufen hatte, das mich überhaupt in diese missliche Situation gebracht hatte. Mit Katys Hilfe durfte ich Zeit außerhalb des Klinikgeländes verbringen, wenn auch nur unter Aufsicht. Seit über fünf Monaten hatte ich das siebte Stockwerk des Krankenhauses nicht verlassen. Trotz der Tatsache, dass es ein trüber Wintertag in Minnesota war, fühlte sich das Brennen der kalten Luft für mich wie warme Sonne am Strand an. Es war wundervoll. Dennoch war es kein Urlaub. Ich wollte das Krankenhaus endgültig verlassen. Und ich hatte einen Plan. Ich hatte meine Mutter überredet, mit mir in einen Buchladen in der Nähe zu fahren. Ich hatte nur eine Stunde Zeit und musste schnell handeln. Ich ging sofort zur Sport- und Fitness-Abteilung und nahm mir schnell zwei Bücher, Nancy Clarks *Sports Nutrition Guidebook* und Michael Arthur und Bryan Baileys *Complete Conditioning for Football*. Man kann im Hinblick auf neue Methoden und Forschung über diese Bücher sagen, was man will, aber damals waren beide wertvolle Quellen für mich, die mir dabei halfen, das Krankenhaus zu verlassen. Diese Bücher haben mein Leben verändert und mich gerettet. Nancy Clarks Buch half mir dabei, den Unterschied zwischen Kalorien »verbrennen« und einer Trenddiät besser zu verstehen, denn über Letztere wurde in den Magazinen, die ich gelesen hatte, viel gesprochen. Bei dem anderen Buch dachte ich mir, dass auch ich an Gewicht zulegen könnte, wenn das beschriebene Husker-Power-Programm dem Cornhusker Football-Team fünf nationale Titel eingebracht hatte. Das Buch legte besonderen Wert auf ein strukturiertes, progressives Programm, das auf soliden Grundsätzen der physischen Anpassung aufgebaut war – es beschrieb also das Gegenteil von dem, was ich getan hatte, nämlich immer »so viel wie möglich von allem«. Später im Leben lehrte mich Mark Verstegens Buch *Core Performance: Das revolutionäre*

Workout-Programm für Körper und Geist, dass sich auszuruhen um zu regenerieren keine Zeitverschwendung ist. Regeneration ist ein ebenso wirkungsvolles Mittel, es kann eine Waffe sein, was mir in meiner jugendlichen Power-Trainingsphase nicht bewusst war.

Ich wusste, dass ich die Bücher nicht mit ins Krankenhaus nehmen durfte, weil sie sofort konfisziert worden wären, daher entfernte ich die Buchumschläge zweier anderer Bücher gleicher Größe, die nichts mit Fitness zu tun hatten, und tauschte sie mit meinen aus. Wir zahlten, bedankten uns beim Kassierer und fuhren schnell wieder zur Klinik zurück. Als ich den Aufzug verließ und das siebte Stockwerk betrat, sah ich mit Erleichterung, dass nicht Rita, sondern eine neue Krankenschwester Dienst hatte. Ich nutzte ihre Unkenntnis aus und legte die Bücher schnell in meine Tasche, ohne dass sie sie vorher hätte inspizieren können. Beide Bücher las ich in nicht mehr als zwei Tagen. Da ich sie nicht unbemerkt mit in den Aufenthaltsraum nehmen konnte, las ich sie, wenn wir uns abends auf unsere Zimmer zurückziehen durften. Ich versteckte sie unter meiner Matratze und musste meine Leseaktivität mit den regelmäßigen Kontrollen timen. Seite für Seite puzzelte ich mir einen Plan zusammen, der mich wieder auf den rechten Weg bringen sollte, wenn ich das Krankenhaus endlich verlassen hätte. Es war nicht schwer zu verstehen, was ich falsch gemacht hatte und wie ich es in Zukunft besser machen konnte. Nun musste ich nur noch das Vertrauen meiner Eltern zurückgewinnen, damit ich meinen Plan in die Tat umsetzen konnte. Gott sei Dank half mir Katy dabei.

Meine Fortschritte

Nach einer gefühlten Ewigkeit wurde ich endlich entlassen. Ich verabschiedete mich von den Patienten, Katy und einigen Angestellten. Als ich zum letzten Mal auf den Aufzug zuging, tauchte Rita noch einmal auf. Zuerst dachte ich, sie wollte mir Glück wünschen. Aber sie wollte einfach nur loswerden, sie wäre nicht damit einverstanden, dass ich das Krankenhaus verließ und sie wäre sicher, dass ich wieder dort landen würde. Wütend, aber nicht erstaunt, starrte ich sie an und antwortete einfach nur, dass sie Recht hätte. Ich würde zurückkommen, und zwar um anderen Patienten zu helfen und mit ihnen zu sprechen, wozu sie weder kompetent noch mitfühlend genug sei. Als sich die Aufzugtür schloss, schloss sich auch dieses Kapitel in meinem Leben. Ich hatte nun eine neue Sicht auf mein Training, meine Ernährung und auf das Leben im Allgemeinen. Und was noch wichtiger war, ich war begierig darauf, meine Einsicht mit anderen zu teilen. Ich nahm zu und wurde wieder gesund, beendete die Schule, machte einen Bachelor-Abschluss in Kinesiologie und einen Master-Abschluss in Sportwissenschaft. Während meines letzten Schuljahres fing ich mit Boxen und Privattraining an. Auf dem College nahm ich an Amateur-Boxkämpfen teil, trainierte andere Boxer im Gym und bekam dort im Gegenzug selbst freies Training. Kurz nachdem ich die Universität beendet hatte, begann ich eine Ausbildung zum Kraft- und Ausdauertrainer.

Bis heute inspiriert meine persönliche Geschichte meinen Trainingsstil. Mit 16 Jahren hätte ich fast mein Leben verloren. Auf dem siebten Stockwerk des Krankenhauses hatte ich andere bei ihrem Kampf beobachten können. Ebenso hatte ich die Gelegenheit, viele Profis in verschiedenen Berufen zu beobachten, die trotz ihres hohen Studienabschlusses, ihren Titeln und dem dazugehörigen Gehalt sowie ihren zahlreichen Auszeichnungen keine Ahnung davon hatten, wie man anderen wirklich hilft. Ihr kurzsichtiger Blick auf Menschen und was sie motiviert oder bewegt war besorgniserregend. Diese Erfahrungen haben mich grundlegend verändert, weil sie in mir einen Sinn für das wirklich Wichtige geweckt haben. Menschen und besonders Sportler benötigen Hilfe. Und auch wenn wir meinen, dass unsere Mitmenschen alles im

Griff haben, sollten wir doch nicht einfach davon ausgehen. Es liegt an uns Trainern, Sportlern vorrangig als Menschen zu helfen und dann erst als Sportler.

Leider sind zu viele »Führungskräfte«, »Trainer« oder »Lehrer« dazu nicht in der Lage, genau wie Rita die Krankenschwester, sodass sie anderen mehr schaden als nutzen. Ihr Mangel an sozialer und emotionaler Intelligenz kann sich wie ein Virus ausbreiten.

Das Gegenmittel sind Sie selbst. Nutzen Sie Ihre Erfahrungen, um sich als Mensch und Profi besser kennenzulernen. Stehen Sie auf und nutzen Sie Ihre gemachten Erfahrungen, um herauszufinden, wer Sie sind und was Sie erreichen wollen. Rufen Sie sich auch schlechte Zeiten immer wieder ins Gedächtnis, damit Sie niemals das Gefühl vergessen, was Sie in diesem Moment angetrieben hat weiterzumachen und etwas zu verändern. Ob es ein altes Lied ist, das Sie in einem entscheidenden Moment Ihres Lebens gehört haben, ein Foto des Hauses, in dem Sie in schwierigen Zeiten gelebt haben oder ein Ort, an dem Sie etwas Neues begonnen haben – diese einfachen Dinge können uns dabei helfen, Gefühle aus der Vergangenheit noch einmal zu empfinden. Es wird Ihnen dabei helfen, Ihre Mitte zu finden, damit Sie auf dem rechten Weg bleiben.

Vor einigen Jahren fragte ich eine Nachbarin, die Künstlerin ist, ob sie für mich eine Straße malen könnte, auf der ich während meiner Collegezeit immer gejoggt bin, wenn ich mal einen freien Kopf bekommen wollte. Ich bat sie, mich beim Laufen auf dieser schneebedeckten Straße in der Dunkelheit zu malen, weil ich das oft getan und während des Joggens gedanklich durchgespielt hatte, was ich in Zukunft machen wollte. Es gelang ihr vortrefflich, die Atmosphäre dieser kalten, dunklen, ruhigen Abende einzufangen. Das Bild hängt nun bei mir im Flur des ersten Stocks und ich schaue es mir jeden Morgen nach dem

Aufwachen und jeden Abend vor dem Zubettgehen an. Und immer erinnert es mich daran, wie wichtig es ist, keine Angst zu haben, seinen eigenen Weg zu gehen, egal welche Mühen man dafür auf sich nehmen muss. Suchen Sie nach einem Artefakt aus Ihrer Vergangenheit und Sie werden erkennen, welche Rolle es bei der Gestaltung Ihrer Identität und Ihrer Strategie als zukünftiger Trainer haben wird. Sich an diese Geschichten und Artefakte zu erinnern ist ein wirkungsvolles Mittel, Ihre Selbstwahrnehmung als Trainer zu verbessern und Ihre Stärken und Ihre Motivation richtig einzusetzen. Machen Sie sich keine Sorgen, wenn Ihnen nichts einfällt oder Sie nicht weiterkommen. Das nächste Kapitel wird Ihnen dabei helfen, Eigenschaften oder Neigungen, die sonst vielleicht verborgen geblieben wären, zu entdecken.

Identität & Strategie:
Verbessern Sie Ihre Selbstwahrnehmung

Als Trainer tragen wir die Verantwortung für Verhaltensänderungen der Sportler, mit denen wir zusammenarbeiten. Aber alles, was wir uns vornehmen, jede Veränderung, die wir erreichen wollen, fängt bei unserer Selbstwahrnehmung an. Ob wir nun etwas an den Strukturen einer Organisation, der wir angehören, verändern wollen, ob wir die Wahrnehmung von Sportlern/Klienten, die wir lenken und leiten, beeinflussen oder ob wir die Sportler/Klienten selbst auf persönlicher Ebene verändern wollen, es ist entscheidend, uns auf unsere eigene Vergangenheit, auf die Lektionen, die wir gelernt haben und auf unsere Selbstreflexion zu besinnen. Kenntnisse über Sie selbst und wie andere Sie sehen ermöglichen es Ihnen, sich in unterschiedlichen Situationen richtig und sozial intelligent zu verhalten.

Kurz gesagt: »Selbstwahrnehmung« ist nicht nur ein Schlüsselbegriff, sondern eine höchst wichtige Fähigkeit.

Unabhängig davon, wie Sie Ihren eigenen Führungsstil oder Ihren Charakter bewerten, sollten Sie über Ihre guten und schlechten Charaktereigenschaften nachdenken, denn es könnte Dinge geben, die Sie noch nicht entdeckt haben. Diese Charaktereigenschaften können einen großen Einfluss auf Sie als Trainer haben. Sind Sie zum Beispiel ein Trainer, der sich mit den Belastungen und Widerständen, die das Training in einem Kraftraum mit sich bringt, identifizieren kann? Oder motiviert Sie die dynamische Bewegung, die Sie Ihren Sportlern gerade vermitteln, bei der Sie intuitiv fühlen, was bei einer Übung als Nächstes gemacht werden muss? Vielleicht spüren Sie auch, dass ein Sportler besser gewesen wäre, wenn er aus einer anderen Ecke gekommen, er den Ball anders angeschnitten oder besser abgespielt hätte? Es geht hierbei nicht um ein Entweder-oder, darum, ob Sie ein besserer »Kraftraumtrainer« oder ein besserer »Bewegungstrainer« sind. Es geht darum zu erkennen, warum Sie zu einer bestimmten Richtung tendieren, damit Sie lernen, diese spezifischen und ganz persönlichen Eigenschaften wirksam einzusetzen und zu stärken. Eine Methode, die ich entwickelt habe und die hilfreich sein kann, um diese Art der Selbstwahrnehmung zu fördern, besteht im Befolgen der drei Phasen der *internen Identifikation*.

Phasen der internen Identifikation

Reflexion: Sich zu *fragen*, wer man ist
Inspektion: Zu *überprüfen*, wer man ist
Progression: Darüber zu *verfügen*, wer man ist

Reflexion erfordert eine intensive Auseinandersetzung mit Ihrer Vergangenheit und das Erkennen von entscheidenden Veränderungsmomenten (so wie ich dies vorher getan habe). Diese Art kritischer Reflexion ist deshalb wichtig, weil Sie Ihnen dabei hilft, genau herauszufinden, was Sie antreibt und woher dieser Antrieb kommt. Wenn wir gefragt werden, was wir tun und warum wir dies tun, antworten manche oberflächlich »um anderen zu helfen«, oder »um etwas zu bewegen«. Wir geben solche vagen Antworten, weil wir nicht ernsthaft darüber nachdenken wollen, was uns antreibt. Wenn Sie glauben, dass dieses Buch Ihnen ein besseres Verständnis von der Psyche anderer vermittelt, ohne dass Sie daran arbeiten müssten, sich selbst besser zu verstehen, dann liegen Sie falsch. An irgendeinem Punkt werden Sie sich selbst einige reflektierende Fragen stellen müssen, wenn Sie entdecken wollen, warum Ihre Vergangenheit die Grundlage dafür ist, wer Sie heute sind.

Möchten Sie etwas bewegen? Super. Warum ist es für Sie wichtig, dies zu tun und welche Erfahrungen haben Sie in der Vergangenheit gemacht, die Sie dazu antreiben, sich auf diesen Pfad zu begeben? Sie möchten einer der Besten sein, damit Sie viel verdienen und es Ihnen und Ihrer Familie gut geht? Wunderbar! Was bedeutet es für Sie, ein guter Familienvater zu sein? Sie können sich schlecht die notwendigen Schritte überlegen und sie verwirklichen, wenn Sie sich nicht ein gutes Bild von Ihrem Vorhaben gemacht haben. Zwingen Sie sich also dazu, nicht oberflächlich zu antworten und packen Sie das Problem an der Wurzel. Wenn Sie Menschen wirklich beeinflussen wollen, sollten Sie sich selbst genau kennen und wissen, was Sie antreibt und was Sie verletzt. Diese Fragen stellte ich mir selbst vor vier Jahren während einer Zwischenlandung in Denver, wo ich auf den Anschlussflug nach Hause wartete, um dort die Feiertage zu verbringen. Zu dieser Zeit war ich sehr unschlüssig, was ich beruflich machen wollte. Es war unglaublich, wie viel Klarheit ich dadurch bekam, mein Handeln wieder auf meine grundlegenden Überzeugungen und Werte als Mensch und Profi auszurichten. Solche Überlegungen kann man nicht ignorieren. Eine eingehende Selbstreflexion ist nicht nur wichtig, um ein besserer Trainer zu werden, sondern auch, um ein besserer Mensch zu werden.

Inspektion bedeutet, die Erkenntnisse Ihrer Reflexion genauer zu untersuchen. Dies zu tun wird Ihnen dabei helfen, diese Erkenntnisse in Ihr tägliches Handeln als Trainer zu integrieren. Ich zum Beispiel weiß, dass meine Erfahrungen im Krankenhaus mich erkennen ließen, wie kurz das Leben sein kann und wie wenige Menschen da draußen anderen helfen möchten, geschweige denn, ihnen auch wirklich zu helfen, wenn sie in Schwierigkeiten sind. Vor diesem Hintergrund versteht man meinen intensiven Trainingsstil und den ständigen Handlungsdruck, den ich spüre, besser. Durch das passive und distanzierte Verhalten der Krankenhausangestellten erkannte ich, wie die Unfähigkeit, eine authentische Beziehung zu anderen aufzubauen, die Chancen eines Menschen, wirklich voranzukommen, zunichtemachen kann. Ich erkannte auch, wie die ganze Umgebung vergiftet werden kann, wenn einige Menschen eine schlechte und starre Haltung an den Tag legen. Das lehrte mich, meine eigenen Werte an die meiner Sportler und Klienten anzupassen. Ich muss sie dort abholen, wo sie gerade stehen, damit wir gemeinsam ihre Ziele erreichen können. Jemandem einfach nur zu sagen, was er tun soll, erzielt selten langfristig positive Ergebnisse. Wenn uns Reflexion dabei hilft, eine Beziehung zu uns selbst aufzubauen, kann Inspektion uns dabei helfen, eine Beziehung zu unserem idealen Ich aufzubauen und die Charaktereigenschaften zu entwickeln, die wir uns wünschen.

Progression ist der nächste natürliche Schritt, nachdem wir die Gründe dafür, wer wir sind (Reflexion) und wer wir sein wollen (Inspektion), verstanden haben. Progression bedeutet, sich demjenigen anzunähern, der wir werden wollen. Das ist der wohl schwierigste Teil dieses Drei-Phasen-Modells, denn er ist leichter gesagt als getan. Progression bedeutet, die Dinge zu tun, die wir tun müssen, um die Lücke zwischen dem, der wir sein möchten (basierend auf den Werten und Erkenntnissen unserer Reflexion und unserer Inspektion), und dem, der wir sind, zu schließen. Eins der größten Hindernisse, um das zu erreichen, was wir zu erreichen hoffen und uns in dieser dritten und letzten Phase zu verändern, bezeichnet man als *Hochstapler-Syndrom*, das wir im nächsten Kapitel genauer beleuchten werden. An dieser Stelle müssen Sie nur wissen, dass weder Reflexion noch Inspektion sinnvoll sind, wenn Sie die Lücke zwischen Ihrem heutigen und Ihrem zukünftigen Ich nicht schließen. Das ist das Prinzip der der Progression.

Das Hochstapler-Phänomen

Stellen Sie sich vor, jemand, der behauptet, Unfallchirurg zu sein und Sie operiert hat, hätte in Wahrheit überhaupt keine Ausbildung als Arzt. Oder Sie erzählen Ihre innersten Geheimnisse einem amtlich zugelassenen Psychologen und es stellt sich heraus, er wäre gar kein Psychologe und gebe nur vor, einer zu sein. Nun spinnen Sie den Faden weiter und stellen sich vor, dass diese Person sich als Gefängniswärter ausgibt oder als Mönch, als Krebsforscher und als Minister, der alle düpiert, denen er begegnet. Wie würden Sie sich fühlen, wenn Sie das herausfänden? Oder Sie stellen sich vor, wie Sie sich fühlen würden, wenn Sie eine der Rollen übernehmen sollten (und hiermit meine ich nicht im Karnevalskostüm oder im Spaß, wenn Sie mit Ihrem Partner ausgehen). Ich meine, wirklich in einem dieser Berufe zu arbeiten, ohne ihn je erlernt, eine Lizenz erworben oder irgendwelche Kenntnisse in diesem Bereich zu haben. Dieses absurde Szenario war die gängige Praxis von Ferdinand Waldo Demara Jr., der als der »große Hochstapler« bezeichnet wurde, nachdem er alle diese Berufe und weitere, wie zum Beispiel Bauingenieur und Rechtsanwalt, ausgeübt hatte. Demara hatte so viele Identitäten, dass über ihn sogar 1961 ein Film gedreht wurde: *Der charmante Hochstapler*. Es mag sich komisch anhören, aber seine Geschichte gleicht der vieler Trainer, die es nicht schaffen, ihre Identität zu finden oder echtes Selbstbewusstsein aufzubauen und sich darüber hinaus nicht die Zeit nehmen, die Phasen der internen Identifikation zu durchlaufen. Demara behauptete, dass sein Rollenspiel ein Mittel war, um nach seiner

Identität zu suchen. So erzählte er dem Magazin *People* im Jahr 1977: »Wirklichkeit wird für mich am besten durch das lateinische Sprichwort ›Esse quam videri‹ ausgedrückt. Das bedeutet, eher Sein als Schein. Das weiß ich heute auch, aber in meinen Jugendjahren hielt ich es anders herum.« Bei seinem Versuch, mehr zu scheinen als zu sein, spielte er eine Rolle nach der anderen und versuchte sich an einer Aufgabe nach der anderen in der Hoffnung, dass eine Rolle endlich zu ihm passte und ihm die Selbstvalidierung eines Experten gäbe, die ihm so wichtig war.

Den Terminus *Hochstapler-Syndrom* (das heute eher als *Hochstapler-Phänomen* bekannt ist, da es weder als eine medizinische Störung noch als Diagnose anerkannt ist) haben die Forscherinnen und Psychologinnen Pauline Rose Clance und Suzanne Imes geprägt. Sie deuten es als ein intensives inneres Gefühl der »Vortäuschung« und Angst, das Individuen erleben, die tatsächlich leistungsstark und hoch qualifiziert sind. Dieses Gefühl ist insbesondere von der Unfähigkeit gekennzeichnet, Erfolge zu verinnerlichen, und von der beständigen Angst, von einer Person, die Ahnung von der Materie hat, als »Betrüger« entdeckt zu werden (Clance und Imes, 1978). Clance und Imes erläutern, dass Menschen unter dem Hochstapler-Syndrom leiden, obwohl es eindeutige Nachweise ihrer Kompetenz in einem bestimmten Bereich gibt. Sie sind sich sicher, Hochstapler zu sein und die Anerkennung, die sie bekommen, nicht zu verdienen. Jeglichen Erfolg und jegliche Fähigkeit halten sie für das Resultat von Glück und gutem Timing oder für das Ergebnis der erfolgreichen Täuschung anderer darüber, dass sie in Wahrheit weit weniger intelligent und kompetent seien, als diese annehmen. Dies ist das genaue Gegenteil des sogenannten Dunning-Kruger-Effekts, einer kognitiven Voreingenommenheit, die darin besteht, dass Individuen, die ein niedriges Leistungsniveau oder geringe Kompetenzen haben, ihre eigenen Fähigkeiten als überragend einschätzen und deshalb anderen für überlegen halten. Einige Studien haben ergeben, dass das Hochstapler-Syndrom besonders stark bei gut ausgebildeten Frauen verbreitet ist – was man sich im Bereich Coaching gut vorstellen kann, weil diese Branche besonders von Männern beherrscht wird.

Wann also kann die Bereiche Reflexion und Inspektion zu ignorieren dazu führen, dass manche unter dem Hochstapler-Syndrom leiden? Die Antwort ist einfach: Wenn wir das, was uns antreibt, unsere Identität und unsere Wünsche, nicht genau definieren, wird es wahrscheinlich schwerer für uns sein, unsere Berufung zu finden oder einen Beruf, der uns erfüllt oder uns zu einer fachlichen Entwicklung unserer ganz besonderen Fähigkeiten führt. Wenn wir uns von unseren Unsicherheiten und Ängsten leiten lassen, statt uns selbst zu verwirklichen, passiert es leicht, zwischen dem Hochstapler-Syndrom und dem Dunning-Kruger-Effekt festzuhängen. Als Trainer in einem multidisziplinären und forschungsorientierten Bereich sollten wir es unbedingt vermeiden, uns mit anderen zu vergleichen. Psychologische Studien haben gezeigt, dass das Gefühl der »Hochstapelei« besonders oft in wissenschaftlichen und akademischen Kreisen zu finden ist, da hochintelligente Menschen auch gerne von anderen hochintelligenten Menschen umgeben sind. Sich in einem solchen Umfeld zu bewegen, verzerrt unsere eigene Wahrnehmung und erhöht unsere eigene Unsicherheit.

Reflexion hilft Ihnen dabei, sich zu fokussieren und das Rauschen in Ihrem Kopf zu stillen. Wenn Sie über ein bestimmtes Thema referieren, weil andere in Ihrer Branche dies tun, obwohl es Sie wenig interessiert, werden Sie an den Punkt kommen, sich zu fragen, ob Sie sich mit ihnen messen können. Oder Sie fragen sich, ob es nicht ein Fehler war, über Forschungsergebnisse zu referieren, mit denen Sie nicht vertraut sind. Dies trifft auf alle Trends in unserer Branche zu, die kommen und gehen. Jedes Jahr, so scheint es, gibt es neue Ansätze oder neue Übungen, die sich großer Beliebtheit erfreuen und die uns dazu verleiten, unsere »Bandbreite« zu erweitern – obwohl es eigentlich besser wäre, einfach nur abzuwarten, bis der Hype wieder vorbei ist.

Wir können alle von Zeit zu Zeit unter dem Hochstapler-Syndrom leiden, aber durch einen kontinuierlichen Reflexions- und Inspektionsprozess bleiben wir auf dem richtigen Weg, um unsere Ziele als Führungspersönlichkeiten, Trainer und Kommunikatoren zu erreichen. Tom Rath, *New York Times*-Bestsellerautor und leitender Berater der Forschungsfirma Gallup, hat es treffend formuliert: »Der Schlüssel zur Entwicklung ist es, denjenigen aufzubauen, der man ohnehin schon ist.« Rath hat recht. Um eine Identität aufzubauen und eine eigene Strategie zu entwickeln, müssen wir uns mit unserer Vergangenheit auseinandersetzen und die Kräfte, die dadurch freigesetzt werden, gewinnbringend für andere einsetzen. Wir alle besitzen ganz besondere Stärken und Fähigkeiten. Daher sollten wir versuchen, Strategien zu entwickeln, die als Identifikator und Multiplikator dieser Stärken dienen. Wichtig ist es daher, authentisch zu sein, weder andere zu imitieren noch Trends nachzulaufen, um eine gute Beziehung zu unseren Sportlern aufzubauen. Nur wenn wir authentisch sind, können wir im letzten Schritt der »»internen Identifikation« die Lücke zwischen dem, der wir sind und dem, der wir sein möchten, schließen.

Wir müssen vor allem ehrlich und aufrichtig zu uns sein, um *Conscious Coaches* zu werden. Wir kennen heute mehr Methoden als je zuvor, die uns dabei helfen, ehrlich und aufrichtig zu uns zu sein und uns selbst besser kennenzulernen. Nach den »Phasen der internen Identifikation«, Reflexion, Inspektion und Progression, werde ich Ihnen weitere dieser Methoden vorstellen.

Lernen Sie sich selbst besser kennen: Hilfsmittel

Es gibt eine große Bandbreite an Online-Persönlichkeitstests, die alle sehr detailliert und komplex sind. Diese Tests können grundsätzlich sehr hilfreich dabei sein, mehr über sich selbst zu erfahren und darüber, wie man mit anderen Menschen umgeht. Es sind jedoch so viele, dass ich an dieser Stelle nicht auf alle eingehen kann. Daher habe ich mir ein paar Klassiker herausgesucht und auch einige, die Sie vielleicht nicht kennen: den *Clifton StrengthsFinder*, das *DISC-Persönlichkeitsmodell*, den *Myers-Briggs-Typenindikator (MBTI)*, *Insights Discovery* und den *Hogan Persönlichkeitstest*. Diese Bewertungssysteme sind anerkannt und werden weltweit von Unternehmen eingesetzt, in jüngster Zeit sogar von Sportorganisationen. Es ist belegt, dass rund 80 Prozent der Fortune-Global-500-Firmen Persönlichkeitstests wie den Myers-Briggs-Typenindikator einsetzen. Die *American Society for Training and Development* berichtet, dass amerikanische Firmen circa 110 Milliarden Dollar pro Jahr für Trainingsprogramme ausgeben, 60 Prozent davon für Programme, die Tests zu interpersonellen Fähigkeiten enthalten!

Mir liegt es fern, eine Methode als die beste hervorzuheben. Alle können in unterschiedlichen Bereichen sehr effektiv sein. Mein Ziel ist es, Sie mit Mitteln auszustatten, die Ihnen tiefere Einblicke in Ihre Verhaltens- und Wahrnehmungsmuster geben, damit Sie Eigenschaften entdecken, die Sie vorher nicht wahrgenommen haben oder etwas darüber lernen, wie Sie auf Menschen zugehen. Hilfsmittel wie diese müssen nicht perfekt, aber praktisch anwendbar sein. Es sind Methoden, die Ihnen dabei helfen, mehr über Ihren Charakter herauszufinden. Wahrscheinlich ist es das Beste, sich Bruce Lees Einstellung zu eigen zu machen und »nur das aufzunehmen, was sinnvoll ist«, denn die Erkenntnisse dieser Tests sind keine Allheilmittel. Insgesamt sind es aber fantastische Methoden und es wäre unverantwortlich von mir, sie nicht in einem Kapitel zu erwähnen, in dem es darum geht, seinen Charakter besser zu verstehen. Genauso wenig, wie das Leistungsprofil eines Sportlers, das Informationen zu seinen physischen Fähigkeiten beinhaltet, ihn als Individuum definiert, sind auch Persönlichkeitstests dazu geeignet, Sie als Individuum zu definieren.

Nehmen Sie sich einen Moment Zeit, sich mit jedem dieser Tests auseinanderzusetzen. Damit Sie sich besser zurechtfinden, möchte ich sie im Folgenden kurz beschreiben. Online kann man unterschiedliche Abstufungen dieser Tests kaufen. Sie werden also kleine Unterschiede zu meiner Beschreibung feststellen. Ebenso habe ich zu jedem Testverfahren den entsprechenden Link zur Webseite angefügt, wenn Sie sich intensiver damit befassen wollen. Ich möchte betonen, dass die Kritikpunkte, die ich zu den jeweiligen Tests anführe, nicht meine persönliche Meinung widerspiegeln, sondern ich mich hierfür durch Nutzer-Bewertungen dieser Tests gearbeitet und die wichtigsten Punkte zusammengefasst habe. Natürlich gibt es Tests, die ich anderen vorziehe, aber meine Intention ist es vor allem, Ihnen dabei zu helfen herauszufinden, welcher Test für Sie und Ihre Situation am besten geeignet ist. Mir liegt es fern, Ihnen einen dieser Tests »verkaufen« zu wollen und ich möchte gerade vermeiden, dass Sie meiner Empfehlung folgen. Sie sollen selbst ausprobieren, welcher am besten zu Ihnen passt. Behalten Sie auch im Hinterkopf, dass diese Tests nur dazu dienen sollen, Ihre Reflexion anzuregen, nicht mehr. Nehmen Sie es deshalb sportlich, wenn ich einen Test, der Ihnen zusagt, hier nicht in dem Maße würdige, das Ihnen angemessen erscheint. Bedenken Sie auch, dass die Testergebnisse von konkreten Umständen abhängen und deshalb variieren können, und dass jeder Persönlichkeitstyp oder jede Eigenschaft nur Vorschläge sind, keine bindenden Diagnosen. Es kann Ihnen bei Ihrer Reflexion helfen und natürlich liegt die Entscheidung bei Ihnen, ob Sie einen solchen Test durchführen wollen oder nicht. Sie können, auch wenn sie nicht perfekt sind, auf jeden Fall Denkanstöße geben, wenn man weiß, wonach man sucht. Auf den folgenden Seiten stelle ich Ihnen nun die bekanntesten Persönlichkeitstests, die es auf dem Markt gibt, vor.

Clifton StrengthsFinder

Das Clifton StrengthsFinder System (www.gallupstrengthscenter.com) gibt es seit mehr als 50 Jahren und es wurde von Dr. Donald O. Clifton entwickelt. Der Fokus von Cliftons Test liegt darauf herauszufinden, was man richtig macht. Andere klassische Tests, wie der DSM-IV, konzentrieren sich eher darauf, was Menschen falsch machen. Dr. Clifton hat zahlreiche Auszeichnungen der American Psychological Association Presidential Commendation erhalten und gilt als »Urvater der kraftbasierten Psychologie«. Das StrengthsFinder System ist in 34 Themen unterteilt, die Testpersonen dabei helfen, ihre ganz spezifischen persönlichen Eigenschaften und Stärken und/oder Talente zu identifizieren.

Wesentliche Merkmale
- Sie haben 20 Sekunden Zeit, um jeden einzelnen Punkt des Tests zu beantworten.
- Der Test beinhaltet 177 Aussagen, wie »Ich träume oft von meiner Zukunft« oder »Menschen sind meine engsten Vertrauten«.
- Das Ziel des Tests ist es, Ihnen dabei zu helfen herauszufinden, welcher der 34 Themenbereiche am besten zu Ihnen passt. Auf der Basis spontaner Antworten werden Ihre Motivation und Überzeugung beleuchtet, die in Ihrem Charakter fest verankert sind und sich im Laufe des Lebens kaum verändern.
- Nachdem Sie den Test beendet haben, werden Ihnen sogleich fünf »charakteristische Merkmale« in einer Rangfolge angezeigt. Ebenso erhalten Sie Informationen zu jedem ausgeprägten Merkmal, damit Sie es besser verstehen.

Kritik
- Viele Merkmale, die aufgelistet werden, sind oft sehr allgemein und treffen daher auf viele Menschen zu. Dies nennt man in der Psycho-

logie den »Barnum-Effekt«. Er bezeichnet die Tendenz, vage Aussagen über die eigene Person so zu interpretieren, dass sie als zutreffende Beschreibung empfunden werden.
➤ Der Test stellt nur Ihre Stärken heraus, nicht aber Ihre Schwächen. Das kann problematisch sein, denn oft ist es sinnvoller, seine Schwächen zu kennen als seine Stärken.

DISC-Persönlichkeitsmodell

Das DISC-Persönlichkeitsmodell (https://career-test.de/einstellungstest/disc-persoenlichkeitsprofil.html) gibt es ebenso schon seit einiger Zeit. Es ist das geistige Produkt von Dr. William Marston, der die DISC-Theorie in den späten 20er-Jahren entwickelte. Seine Theorie konzentriert sich auf die psychosoziale Kombination folgender Fragen: 1. Wie sieht ein Individuum sich selbst in einer bestimmten Situation? 2. Welche Emotionen resultieren aus dieser Wahrnehmung? 3. Welches Verhalten oder welche Reaktionen folgen auf diese Emotionen? Interessant ist, dass Marston nie die Intention hatte, die DISC-Theorie als Test zu nutzen. Erst als sein Freund, der Arbeitspsychologe Walter Vernon Clarke, seine eigene Arbeit, die als Aktivitätsvektoranalyse bekannt ist, publizierte, wurde die DISC-Theorie als Testverfahren bekannt. Nach einigen Veränderungen wurde der eigentliche Test erst in den 70er-Jahren vorgestellt.

Die Buchstaben stehen für die Eigenschaften Dominanz (*dominance*), Einfluss (*influence*), Beständigkeit (*steadiness*) und Gewissenhaftigkeit (*conscientiousness*), die als Eckpfeiler der Charakterbeschreibung in Marstons Verhaltensprofil dienen.

Der Test dient dazu, seine Arbeitsproduktivität, seine Teamfähigkeit und seine Kommunikationsfähigkeit zu überprüfen und sich selbst besser zu verstehen. Ein weiteres Ziel ist es, dass die Testpersonen nach

Abschluss des Tests ihr Verhalten ihrem sozialen Umfeld besser anpassen können. Es ist eines der anerkanntesten Testverfahren auf dem Markt. Auf der DISC-Webseite wird betont, dass Ihre Persönlichkeit und Ihr Verhalten bewerten werden, NICHT aber Ihre Intelligenz.

(Kleine Anekdote am Rande: Ich musste diesen Test zum ersten Mal in der sechsten Klasse machen. Offensichtlich war mein Lehrer sehr fortschrittlich, aber ich fand es doch sehr komisch. Da saß ich nun, ein zwölf Jahre alter, magerer Schüler, der kaum wusste, wie man sich richtig kleidete – geschweige denn, wie man sich selbst analysiert – und der Computer spie Ergebnisse aus, die mich vermeintlich charakterisierten. Zu jener Zeit jedoch kreisten meine Gedanken fast ausschließlich darum, ob ich mir mit meinem selbst verdienten Geld einen Sega Mega Drive oder einen Super Nintendo kaufen sollte!)

Wesentliche Merkmale
- Der Test konzentriert sich hauptsächlich auf Verhaltensmuster.
- Bei den Antworten muss man entweder zwischen zwei Möglichkeiten entscheiden (»Welches Wort beschreibt Sie am meisten/am wenigsten?«) oder Aussagen auf einer Skala bewerten (»Stimme sehr zu/stimme nicht zu«).
- Der Test dauert im Durchschnitt 15 bis 20 Minuten.
- Die Punkte werden entweder elektronisch oder manuell ausgewertet und es wird ein Profilbericht erstellt, der Ihren persönlichen Verhaltensstil, Ihre Bedürfnisse, Ihre Neigungen und Ihre Strategien für effektives Verhalten beschreiben.
- Jeder Bericht enthält Informationen zu anderen DISC-Stilen, die es Ihnen ermöglichen, Profile anderer Menschen besser zu verstehen (also auch Menschen, mit denen Sie zusammenarbeiten).
- Angebote reichen von eher allgemeinen bis zu sehr spezifischen Tests, je nach Umfeld und Kontext (Führungsstile, bessere Beziehungen am Arbeitsplatz etc.).

Kritik
- ➤ Auswahl zwischen zwei Möglichkeiten: Die Art der Fragen zwingt die Teilnehmer zwischen konkreten, vorgegebenen Antworten zu wählen, auch falls keine der Antwortmöglichkeiten sie adäquat beschreibt. Dies birgt ein Risiko für Fehlentscheidungen.
- ➤ Der Test gibt vor, die Energie zu bestimmen, die man benötigt, um bestimmte Probleme zu lösen, sagt aber nichts darüber aus, wie erfolgreich man eine Aufgabe tatsächlich lösen würde.
- ➤ Der DISC ist ein sogenannter ipsativer Test, er vergleicht Sie mit sich selbst und kann deshalb ausschließlich feststellen, welche Charaktereigenschaften in Ihnen stärker ausgeprägt sind und welche schwächer. Das Gegenstück dazu ist der normative Test, der Ihre Charaktereigenschaften mit denen der restlichen Bevölkerung vergleicht.

Myers-Briggs-Typenindikator (MBTI)

Inspiriert von der typologischen Theorie Carl Jungs, die er in seinem Buch *Psychologische Typen* darlegt, wurde der Myers-Briggs-Typenindikator (www.opp.com/de) von einem Mutter-Tochter-Paar, Katharine Cook Briggs und Isabel Briggs Myers entwickelt. Jung postulierte, dass es vier wesentliche psychologische Funktionen gibt, durch die Menschen die Welt erleben: Empfindung, Intuition, Gefühl und die Gedanken, und dass eine dieser wesentlichen Funktionen bei jedem Menschen dominiert (Kaplan und Saccuzzo, 2009). Die zugrunde liegende Annahme des MBTIs ist, dass wir alle spezifische Präferenzen haben, die eng verknüpft sind mit unserem persönlichen Weg und mit der Art und Weise, wie wir unsere Erfahrungen beschreiben und dass diese Präferenzen die Grundlage für unsere Interessen, Bedürfnisse, Werte und Motivationen bilden. Trotz der Kritik an Jungs Philosophie und an ihrer Interpretation durch den MBTI ist dieser Test sehr beliebt und wird von vielen Organisationen verwendet.

Wesentliche Merkmale
- Der Test möchte Menschen dabei helfen zu verstehen, wie sie die Welt wahrnehmen und wie sie mit anderen Menschen interagieren.
- Die neuste nordamerikanische Version enthält 93 Fragen, die britische Version 88.
- Der Test benötigt in der Regel 30 Minuten Zeit.

Kritik
- Wie auch beim DISC, gibt es hier auf Fragen nur zwei Antwortmöglichkeiten. Wenn man jedoch Menschen in ihrer ganzen Komplexität erfassen möchte, sind zwei Auswahlmöglichkeiten bedenklich wenig.
- Obwohl er in der Geschäftswelt sehr populär ist, halten ihn Wissenschaftler für unzureichend, um die Persönlichkeit eines Menschen oder psychosoziale Verhaltensweisen zu erfassen. Wie bei anderen psychometrischen Methoden auch, führen seine Verteidiger an, dass der Test nie für Bewerbungstest oder die Messung von »Erfolg am Arbeitsplatz« konzipiert wurde und seine geringe Zuverlässigkeit deshalb auf falsche Anwendung zurückzuführen ist.
- Eine Studie der *National Academy of Sciences* aus dem Jahr 1991 ergab, dass die Skalen des Tests keine angemessene Validität haben und dass der Test für den Einsatz in Berufsberatungsprogrammen nicht sinnvoll ist. Diese Metaanalyse hatte sich mit 20 Studien über den MBTI befasst.
- Dr. Adam Grant, Professor für Psychologie an der Wharton School in Pennsylvania schrieb in einem Artikel aus dem Jahr 2013 in *Psychology Today*: »Wenn es um Exaktheit geht, befindet sich der MBTI ungefähr zwischen einem Horoskop und einem Herzfrequenzsensor.« Wie andere Tests auch und wie ich zu Beginn des Kapitels bereits erwähnte, ist der Test informativ, jedoch nicht perfekt. Man sollte ihn als Ratgeber sehen und nicht als exakte Messungen.

Insights Discovery

Der Insights-Discovery-Test (www.insights-group.de) basiert auch auf Jungs Philosophie und ist in vielen Bereichen dem Myer-Briggs-Test ähnlich. Jung behauptete, dass eine individuelle Persönlichkeit aus dem Zusammenwirken von vier Faktoren besteht (die weiter oben bereits aufgezählt wurden) und durch zwei wesentliche Merkmale, Introversion und Extraversion, bestimmt wird. Wenn diese miteinander verbunden werden, ergeben sich daraus acht verschiedene Persönlichkeitstypen. Jung glaubte, dass das individuelle Verhalten ein Ergebnis des Zusammenspiels dieser Faktoren und Merkmale miteinander ist. Diese Unterschiede werden in Insights Discoverys Vier-Farben-System mit den Bezeichnungen: »Feuer-Rot«, »Kalt-Blau«, »Erd-Grün« und »Sonnen-Gelb« dargestellt. Diese »Farbenergien« (wie sie bei Insights genannt werden) sind von den »vier Säften« des Hippokrates inspiriert und haben das Ziel, Ihnen zu erklären, warum Sie sich so verhalten wie Sie sich verhalten und warum andere sich anders verhalten. Nach Insights bestimmt unsere Vorliebe für eine oder zwei dieser Farbenergien unsere dominante und bevorzugte Denkweise, unseren Kommunikationsstil und unser generelles Verhalten.

Wesentliche Merkmale
- Es ist erforderlich, 25 Tests mit jeweils vier Multiple-Choice-Fragen zu bearbeiten. Die Ergebnisse werden dann in einem persönlichen Profil gespeichert.
- Der Test kategorisiert verschiedene Aspekte Ihrer Persönlichkeit in vier »Farbenergien«, die ausführlicher auf der Webseite von Insights beschrieben werden. Insgesamt gibt es 72 »Typen«, die auf Farbmischungen basieren.
- Als ich dieses Buch schrieb, wurde Insights gerade bei der British Psychological Society (BPS) und ihrem Testzentrum registriert.

Kritik

- Trotz der Behauptung einer »strengen Untersuchung der Gültigkeit und der Verlässlichkeit des Modells«, werden die Jung'schen Grundlagen und Theorien, auf denen der Test basiert, von Wissenschaftlern und der psychiatrischen Gemeinschaften heftig kritisiert. Das ist der Hauptkritikpunkt an dem Test, den er mit vielen anderen, die auf Jungs Einfluss basieren, teilt.
- Um den Test und die Testergebnisse zu verstehen, bedarf es einer Schulung durch zertifizierte Trainer von Insights.
- Die Sprache, die in der Farbtypisierung benutzt wird, kann zu Pauschalisierungen und daher zu Stereotypen führen. Insights hofft, diese »Benutzerfehler« in Zukunft eliminieren zu können. Insight versucht deswegen, die zertifizierten Trainer gezielt auf diese Probleme zu schulen oder es dadurch zu umgehen, dass der Test in Workshops vor Ort (bei Insights) ausgeführt wird.
- Da die Fragen einen hohen Grad an Selbstbeobachtung verlangen, eignet er sich nicht für Personen unter 18 Jahren.

Hogan Persönlichkeitstest

Dieser Test wurde im Jahr 1987 von Dr. Joyce Hogan und Dr. Robert Hogan an der University of Tulsa entwickelt und wird von mehr als der Hälfte der Fortune-Global-500-Unternehmen genutzt (www.metaberatung.com/loesungen/hogan-persoenlichkeitstest). Es existieren vier verschiedene Versionen, die jeweils unterschiedliche Themenbereiche abdecken. Die Tests untersuchen, wie wir uns anderen Menschen gegenüber verhalten, wenn es uns gut und wenn es uns schlecht geht (Hogan benutzt hier den Begriff »dunkle Seite der Persönlichkeit«) oder was wir uns wünschen und wie wir argumentieren. Laut Webseite hat Dr. Robert Hogan mehr als 300 Artikel und Bücher geschrieben und ist Mitglied der American Psychological Association (was betont werden muss, da die meisten Tests als unwissenschaftlich angesehen und daher nicht von Psychologen eingesetzt werden). Darüber hinaus lässt der Anbieter verlauten, dass der Hogan Persönlichkeitstest der erste Test ist, der den Einfluss der Persönlichkeit auf den Arbeitserfolg wissenschaftlich misst. Es wird eine beeindruckende Anzahl verschiedener Methoden angeboten, die einzelne Charaktereigenschaften intensiv beleuchten, anstatt wie andere Tests stark zu verallgemeinern und damit zu Ergebnissen zu kommen, die zu Beginn Sinn ergeben mögen, letztendlich jedoch weniger Einblick bieten in das, was uns antreibt und was uns möglicherweise zu Höchstleistungen motiviert. Ich habe mir ihre Philosophie bei meiner Recherche genau angesehen und es fällt positiv auf, dass große Anstrengungen unternommen werden, einen einfachen Zugriff auf die nationale und internationale Forschung zu ermöglichen, um die Grundlagen der Hogan Methode offenzulegen. Dies kann man auf ihrer Webseite (www.hoganassessments.co.uk) nachlesen. Auch an diesem Testverfahren wird Kritik geäußert, aber sie unterscheidet sich von der an anderen Testmethoden.

Wesentliche Merkmale
- Hogan bietet vier verschiedene Tests an, die taktische und strategische Argumentationsstile, Motivationen und »helle und dunkle« Persönlichkeitsmerkmale beleuchten.
- Die Testdauer beträgt jeweils 15 bis 20 Minuten und der Test kann in verschiedenen Sprachen durchgeführt werden.
- Die Testergebnisse führen die Stärken und Schwächen des Teilnehmers im Kontext des Tests auf. Ebenso bekommen die Teilnehmer ein Feedback, das ihnen dabei hilft, sich beruflich und persönlich weiterzuentwickeln.
- Die Testberichte bieten auch Vorschläge an, wie Manager oder Arbeitgeber ihren Mitarbeitern dabei helfen können, ihre Arbeit und ihre Karriere besser zu organisieren.

Kritik
- Anders als der StrengthsFinder und der DISC, aber ähnlich dem Insights Discovery Test bietet Hogan seine Dienste nur Arbeitgebern und Unternehmen an. Dies hilft denjenigen nicht weiter, die den Test aus persönlichen Gründen machen möchten. In diesem Fall schlage ich vor, mit Hogan direkt Kontakt aufzunehmen. Ich kann aus meiner persönlichen Erfahrung den Kundendienst sehr empfehlen.
- Ähnlich zu Insights können die Ergebnisse nur von Fachpersonal richtig ausgewertet werden. Das bedeutet, dass Sie jemanden finden müssen, der ein »Hogan Zertifikat« besitzt oder ein entsprechendes Training absolviert hat.
- Die Methoden sind zur Einschätzung der Arbeitsleistung gedacht und für Personen, die nicht Kraft- und Ausdauertrainer sind oder sich in Führungspositionen befinden, kaum geeignet.
- Da die Fragen sehr introspektiv sind, ist es nicht empfehlenswert, den Test unter einem Alter von 18 Jahren durchzuführen.

Wie geht es nun weiter? Erwecken Sie die Beurteilungsmethoden zum Leben

Nachdem Sie sich nun mit den verschiedenen Testmethoden vertraut gemacht haben, müssen Sie entscheiden, ob es sinnvoll ist, sie in Ihrer spezifischen Situation anzuwenden. Wenn ja, müssen Sie überlegen, wie. Diese Tests einfach nur online zu erwerben und sie alleine durchzuführen oder einen Profi damit zu beauftragen, Ihnen zu helfen, reicht nicht aus. Sie müssen eine Vorstellung davon haben, wie es danach weitergehen soll und eine Strategie mit einem klar formulierten Ziel entwickeln.

Grundsätzlich können die Tests Ihnen dabei helfen, sich selbst und Ihre Sportler besser zu verstehen. Ich habe einige der Tests so optimiert, dass sie ganz spezifisch auf mein Coaching-Umfeld zugeschnitten sind. Wie ich schon erwähnte, denke ich, dass diese Testmethoden kombiniert mit einem darauffolgenden Handlungsplan zu wenig im Sportbereich eingesetzt werden. Sicher, es gibt Firmen, die seit Jahren, wenn nicht seit Jahrzehnten, solche Methoden einsetzen. Aber sie sind immer noch die Ausnahme.

Diese Methoden sollten öffentlich intensiver diskutiert, implementiert und entwickelt werden, da eine solche psychologische Perspektive neben effektiver Interaktion die Grundlage jedweder Zusammenarbeit im gemeinschaftlichen und wettbewerblichen Bereich ist. Sie sind die Haupttreiber der menschlichen Leistung.

Dennoch dürfen Sie solche Testergebnisse nicht einfach nur sammeln um des Sammelns Willen. Sie sollten sich immer fragen, *warum* Sie solche persönlichen Daten für wichtig halten und *wie* Sie sie einsetzen wollen. In meiner jetzigen Position als Coach, Berater und Geschäftsinhaber wäre es vollkommen sinnlos, meine Mitarbeiter an diesen Tests teilnehmen zu lassen, nur um dann die Ergebnisse lediglich zu überfliegen und damit mein Gewissen zu beruhigen. Denn wird mir diese Vorgehensweise dabei helfen, meine Mitarbeiter oder Sportler genauer kennenzulernen und sie besser anleiten zu können? Seine Mitarbeiter nur darüber zu informieren, dass die Tests durchgeführt werden, statt mit ihnen darüber zu diskutieren, wie die Testergebnisse uns spezifisch dabei helfen, uns als Trainer und als Sportler zu verbessern, führt nur dazu, dass sich die Beteiligten unwohl fühlen oder die Testmethode skeptisch betrachten. Dies wiederum könnte dazu führen, dass sie sich schützen wollen und nicht ehrlich antworten, was wiederum die Testergebnisse verzerrt. Das ist also nicht zu empfehlen. Viel besser ist es, mit Ihren Kollegen (oder Sportlern, die Sie trainieren) eine Strategie zu entwerfen, in der klar benannt ist, *warum* diese persönlichen Informationen von Nutzen sein können und *wie* man sie benutzen kann.

Der Sinn von Tests: Schlussbetrachtung

Als Trainer diskutieren wir häufig, was Talent eigentlich bedeutet und welchen Einfluss es auf die sportliche Leistung und das Leben im Ganzen hat. Wenn das Talent eines Sportlers nicht angemessen gefördert wird und seine Fähigkeiten nicht entwickelt werden, kann sein Potenzial nicht ausgeschöpft werden. Leider wird nicht genug über eigene Talente nachgedacht und wenn darüber reflektiert wird, dann oft zu oberflächlich. Mark Twain thematisierte genau dies in einer Geschichte über einen Mann, der gerade verstorben ist und den Heiligen Petrus am Himmelstor trifft. Der Mann stellt Petrus eine Frage, die ihn schon sein ganzes Leben lang beschäftigt hat.

Der Mann fragt: »*Heiliger Petrus, seit Langem interessiere ich mich schon für Militärgeschichte. Wer war der größte General aller Zeiten?*«

Der Heilige Petrus antwortet: »*Oh, das ist eine einfache Frage. Der Mann dort drüben.*«

Der Mann antwortet: »*Da müssen Sie sich irren! Ich kannte diesen Mann schon auf Erden und er war nur ein einfacher Arbeiter.*«

»*Da hast du recht, mein Freund*«, antwortet der Heilige Petrus. »*Er wäre aber der größte General geworden, wenn er General gewesen wäre.*«

Axiome wie diese gefallen mir. Sie verfolgen mich regelrecht! Sogar vor meiner Zeit im Krankenhaus war ich mir immer der Endlichkeit des Lebens bewusst gewesen. Ich habe immer darüber nachgedacht, wie es wäre, diese Welt zu verlassen, ohne zu wissen, was ich besonders gut kann. Der Autor Todd Henry bezeichnet das als »unausgefüllt sterben«. Da andere Trainer, Lehrer und Führungskräfte dieses Buch lesen werden, erzähle ich Ihnen sicher nichts Neues. Vielen Menschen geht es so. Der einzige Grund, warum ich so viel Zeit auf meine Lebensgeschichte verwendet habe (und Sie auch ermutigt habe, Ihre eigene zu erforschen) und auf Persönlichkeitstests, ist der, dass es wichtig ist, von Zeit zu Zeit Bilanz zu ziehen und auf Ihre Vergangenheit und Ihre Gegenwart zu blicken. Entdecken Sie Ihre Stärken, um sie richtig einsetzen zu können. Auch wenn die Persönlichkeitstests nicht perfekt sind, können Sie durch sie doch herausfinden, wo, wie und warum Sie effektiver sein können, sei es im Aufbau von Beziehungen oder in anderen Bereichen Ihres Lebens.

Auf dem Weg unserer Selbstfindung, um bessere Trainer und Kommunikatoren zu werden, sollten wir nun aufs Pedal drücken und lernen, wie wir die Erkenntnisse aus unserer Selbstreflexion nutzen können, um uns zu verändern und zu verbessern. Mit hat schon immer folgendes Zitat von Viktor Frankl gefallen: *»Zwischen Reiz und Reaktion liegt ein Raum. In diesem Raum liegt unsere Macht zur Wahl unserer Reaktion. In unserer Reaktion liegen unsere Entwicklung und unsere Freiheit.«* Dies gilt besonders für unsere heutige Zeit und unsere immer komplexer werdenden zwischenmenschlichen und innermenschlichen Interaktionen. Unsere Persönlichkeit, unsere Gefühle und unsere eingeschliffenen Entscheidungsroutinen stehen uns ständig im Weg. Selbstreflexion alleine reicht hier nicht aus. Wir müssen lernen, wie wir das, was wir in unserem Leben gelernt haben, in eine Strategie umsetzen, wenn wir gewandter werden und mehr Einfluss auf unsere Sportler haben wollen. Im nächsten Kapitel werden Sie erfahren, wie Sie das erreichen können.

An unserer Kommunikation basteln: Wie unsere Identität unsere Strategie beeinflusst

Er hob die Hand und kreuzte damit den Lichtstrahl des Projektors. »Coach«, fragte er. »Wie können wir unsere Kommunikationsstrategien auf jeden einzelnen Sportler richtig anpassen, wenn wir nicht viel Zeit dazu haben?« Ich hatte gerade meine Präsentation darüber beendet, wie wir mit kleinen Variationen in der Art und Weise, wie wir neue Übungen erklären, die Wahrnehmung und das Verhalten unserer Sportler verändern können. Die Frage dieses Teilnehmers war fantastisch. Oft frage ich in dieser Situation etwa Folgendes zurück: »Was würden Sie sagen, was ist IHRE beste Kommunikationsstrategie? Oder haben Sie vielleicht eine, der Sie sich aber gar nicht bewusst sind?« Sie können sich nicht vorstellen, wie oft diese Gegenfrage Schweigen oder verwirrte Blicke hervorruft. Wenn doch einer sie beantwortet, frage ich oft zurück, warum er diese Strategie benutzt und ob er meint, dass es sinnvoll ist, sie bei diesem oder jenem Sportler oder einer Gruppe von Sportlern anzuwenden (ich nenne dann verschiedene Eigenschaften von Sportlern wie deren Alter, Trainingsstand oder sozioökonomischen Hintergrund). Auch hier bekomme ich selten Antworten. Der Grund ist, dass viele nicht intensiv genug darüber nachdenken, woraus ihre ganz spezifische Kommunikationsstrategie besteht und sich in diesem Bereich nicht weitergebildet haben. Ich will Sie oder irgendjemanden, dem es Mühe macht, eine klar formulierte Strategie zu entwickeln, nicht niedermachen. Es ist völlig normal, eine Anleitung zu brauchen, wenn man ein besserer Kommunikator werden will. Ich bin in solchen Situationen schon froh darüber, wenn mir überhaupt jemand eine Frage gestellt hat, denn dies zeigt, dass er sich der Notwendigkeit einer Veränderung und Verbesserung bewusst ist. Viele in unserer Branche denken, dass es nur eine einzige, allgemeingültige und »beste« Antwort gibt, so als erforschten sie die optimale Auslastung beim Training, um ihre Kraftentwicklung zu verbessern.

Ich habe schon viele nicht funktionierende Strategien der Trainingskommunikation beobachtet. Die klingen dann folgendermaßen:

- ➤ »*Genau das machen wir jetzt!*« *(Stellen Sie sich irgendeine Übung vor.)*
- ➤ »*Und GENAU so müsst ihr es machen.*« *(Die Übung wird viel zu ausführlich erklärt, was für den Trainer zwar plausibel ist, nicht aber für die Sportler.)*

- *»So, jetzt seid ihr dran!«*
- *»Und warum macht ihr es nicht, wie ich gesagt habe?!«*
- *Diese Frage wird dann wiederholt (aber mit lauterer Stimme und etwas eindringlicher).*

Etwas muss ich vorweg noch erklären. Früher (und in Ausnahmefällen gilt das auch noch heute), war der Begriff »Coach« ein Titel, dem Respekt gezollt wurde. Trainer mussten sich nicht erklären. Sportler stellten sich damals in Reih und Glied auf und hörten zu – und wenn sie dies nicht taten, mussten sie die Konsequenzen für ihr Fehlverhalten tragen. Heute läuft das ganz anders ab. Den Sportlern stehen viel mehr Ressourcen und viel mehr Informationen über andere Trainingsmethoden zur Verfügung. Dies betrifft nicht nur die Millennials, sondern spiegelt sich in unserer ganzen egozentrischen und mitteilsamen Gesellschaft wider. Ob es uns gefällt oder nicht, heutzutage fällt es den Menschen schwerer, Dinge anzunehmen und sie sind schneller dabei, Autorität infrage zu stellen.

Besonders der Zugang zu Informationen via Internet führt dazu, dass Menschen immer mehr selbst recherchieren und fragen: »Warum?« Daher müssen alle Führungskräfte lernen, wie sie besser mit anderen kommunizieren können, wie sie ihr Anliegen besser präsentieren, wenn sie möchten, dass sich jemand in einer bestimmten Weise verhält. Heute gehört eine gute Kommunikation zu einem guten Coaching unbedingt dazu. Trainer müssen ihre eigenen Philosophien und Ansätze heute intensiver überprüfen und beständig an der Beziehung zu ihren Sportlern arbeiten. Wenn wir anderen helfen wollen, müssen wir uns vorher selbst ganz genau informieren und wissen, wie man eine Situation analysiert und Hindernisse auf dem Weg zum Erfolg beseitigt. Daher müssen wir unsere Charaktereigenschaften sehr genau kennen und wissen, welchen Einfluss sie auf Ergebnisse haben und wann wir uns selbst verändern müssen.

Strategische Nutzung unserer eigenen Persönlichkeitsmerkmale

Wir wissen jetzt, dass wir zuerst bessere Kommunikatoren werden müssen und dass dies eine große Portion Selbstreflexion erfordert. Im Laufe dieser Introspektion werden Sie sich einigen Tatsachen stellen müssen. Einige davon werden Sie erfreuen und Ihnen Kraft und Selbstvertrauen geben, andere werden Ihre Schwächen zutage bringen und Sie vielleicht traurig stimmen. Lassen Sie sich aber nicht entmutigen, denn weder Ihre Stärken noch Ihre Schwächen definieren Sie als Mensch. Die meisten erfolgreichen Trainer, Lehrer oder Führungskräfte kennen ihre Stärken genauso gut wie ihre Schwächen und sie integrieren beides in ihre Strategien.

Manchmal entsprechen wir zwar dem einen oder anderen Archetypen, aber dennoch hängen wir damit nicht in der Luft. Wir alle haben psychosoziale Eigenschaften und besitzen eine Vielfalt an Lern- und Kommunikationsstrategien. Es gibt zahlreiche Führungsstrategien, das kann nicht oft genug betont werden. Kein Trainer gleicht dem anderen. Das trifft auch auf die zu, die man trainiert. Versetzen Sie sich vor allem zuerst in ihre Situation. Wenn man eine neue Übung oder ein neues Konzept erklärt, reagieren einige vielleicht positiv auf eine sehr ausführliche Beschreibung, die jedes kleinste technische Detail beleuchtet, während andere lieber visuell lernen, sich auf die Körpersprache konzentrieren oder auf die kinästhetische Kommunikation. Wieder andere müssen gleich zu Beginn wissen, »warum« sie dieses oder jenes erlernen sollen, weil sie Informationen in einem Kontext brauchen, um sie intellektuell besser verarbeiten zu können.

Diejenigen, die nach dem »Warum« fragen, hatten als Kinder oft Schwierigkeiten mit Mathematik. Damals wurde uns immer nur gesagt, dass es diese oder jene Regeln gebe, ohne dass einem erklärt worden wäre, war-

um. Auch ich hatte Schwierigkeiten damit, was auch meinen damaligen Drang erklärt, den Klassenraum unerlaubt zu verlassen und Football spielen zu gehen, statt mich mit mathematischen Problemen auseinanderzusetzen. Viele, die Schwierigkeiten mit Mathematik in der Schule hatten, verstehen die gleichen Aufgaben im späteren Leben viel besser, sobald sie anwendungsbezogen auftauchen und besonders dann, wenn sie in einem Kontext auftauchen, der einem selbst wichtig ist. Für Kraft- und Ausdauertrainer könnte das zum Beispiel das Fach Physik sein. Hier sind besonders Kraft und Schnelligkeit von Bedeutung, zwei Größen, denen wir im Training täglich begegnen. Andere quantitative Eigenschaften beziehen sich beispielsweise auf Belastungen und deren Wirkung auf die adaptiven Fähigkeiten beim Krafttraining. Daher kann man Fächer, die man früher nicht mochte, heute anders wertschätzen und besser begreifen. Das gilt besonders, wenn man Lehrer findet, die kreativere Beschreibungen benutzen, um einen Sachverhalt zu vermitteln und etwas problemorientiert erklären, so wie unsere Lehrer im Fach Arithmetik früher Geld oder Murmeln benutzten.

Lassen Sie uns nun zwei Beispiele anschauen, die ganz gegensätzlich sind. Das erste ist der abgebrühte, toughe Typ, wie der legendäre Basketballtrainer der Indiana Hoosiers, Bobby Knight. Zum anderen gibt es den Lehrertyp wie John Wooden, der von vielen als der beste Trainer aller Zeiten bezeichnet wird, auch außerhalb des Basketballs. Natürlich könnte man deutlich mehr als diese zwei Persönlichkeitstypen finden, aber diese beiden Extreme dienen mir zur Veranschaulichung zweier unterschiedlicher Trainingsstile.

Wenn Sie diese beiden Trainer betrachten, welcher Trainingsstil sagt Ihnen dann spontan mehr zu? Nächste Frage: Bezieht sich Ihre Antwort auf Ihren eigenen Trainingsstil, darauf, wie Sie sich während des Trainings verhalten? Oder bezieht sie sich auf Ihre Strategie, auf den Plan, den Sie Ihren Trainingseinheiten zugrunde legen? Wie verhält sich Ihre

Antwort zu dem, was Sie jeden Morgen als Erstes zu Ihren Sportlern beim Training, bei Workouts oder bei offiziellen Wettkämpfen sagen? In welcher Weise bezieht sie sich auf Ihre Tonlage? Die toughen Typen, wie Trainer Knight, haben einen eher autoritären Stil und beginnen Trainingseinheiten am frühen Morgen etwa damit, die Bedeutung von Schnelligkeit, Intensität, Kraft und Widerstandsfähigkeit zu betonen, um ihre Sportler abzuhärten. Trainer mit einem autoritativen Ansatz würden dagegen eher Geduld, Ausdauer und Präzision hervorheben und ihre Botschaft beispielsweise anhand von Metaphern oder Vergleichen vermitteln.

Welche Methode ist aber besser? Mittlerweile wissen Sie, dass es kein »besser« oder »schlechter« gibt. Was zählt, ist, welche Trainingsart in einer bestimmten Situation und in Bezug auf die Individuen, mit denen man zu tun hat, effektiver oder ineffektiver ist. Trainer, denen es um Leistungsoptimierung geht, können sich nicht einfach für den einen oder anderen Trainingsstil entscheiden und dann behaupten, dass die, die einen positiveren Trainingsstil haben, allgemein besser oder effektiver sind als Trainer, die einen strengeren Stil an den Tag legen. Die Wahrheit liegt wie immer in der Mitte oder eben in der Kombination beider und dem Verständnis dafür, dass es hilfreich ist, beide Trainingsstile zu kombinieren. Das ist es, was einen wahren *Conscious Coach* ausmacht. Ich möchte noch einmal betonen, dass es keine »schlechten« Charaktereigenschaften gibt. Es geht nur darum, sich selbst besser kennenzulernen, um dann die verschiedenen Facetten seiner Persönlichkeit strategisch einsetzen zu können.

Vielleicht ist es schwer, sich vorzustellen, dass auch eher negative Charakterzüge, wie Machiavellismus und Narzissmus, ebenso hilfreich oder gar hilfreicher sein können als positive, wie ein angenehmes, liebenswürdiges Wesen und emotionale Ausgeglichenheit zu besitzen. Studien von Arbeitspsychologen wie Judge, Piccolo und Kosalka (2009) und eine

Reihe anderer Arbeiten im Bereich der Evolutionstheorie, der Evolutionspsychologie, der Verhaltensgenetik und der sozioanalytischen Theorie haben gezeigt, dass im Bereich der Führung negative Charakterzüge auch eine positive Seite haben und umgekehrt positive Charakterzüge auch eine negative. Darauf werden wir etwas näher eingehen, indem wir kurz die Charaktereigenschaften emotionale Stabilität und Narzissmus näher betrachten.

Randbemerkung: Wenn Sie Näheres über diese verschiedenen Standpunkte erfahren und mehr darüber forschen wollen, empfehle ich, die oben genannten Artikel in Gänze zu lesen. Dieser Abschnitt beschreibt nur einen kleinen Teil dieses komplexen Paradoxons des Führungsverhaltens und der sie stützenden Wissenschaften.

Die Schattenseite des Narzissmus

Den meisten von Ihnen muss ich nicht erklären, was Narzissmus bedeutet, da Ihnen der Begriff und seine Bedeutung aus der Sphäre von Sportlern, Prominenten und sogar Politikern vertraut ist. Dennoch möchte ich ihn kurz beschreiben. Der Yale-Professor Seth Rosenthal und der Harvard-Professor Todd Pittinsky, die sich auf Humanpsychologie und Organisationsverhalten spezialisiert haben, erläutern, dass Narzissmus eine Charaktereigenschaft ist, die allgemein von Arroganz, Selbstabsorption, Anspruchsdenken und Feindseligkeit geprägt ist (2006). Narzissten haben typischerweise einen übertriebenen Stolz, Anspruchsdenken und eine große Eigenliebe, weshalb sie oft einen Führungsstil entwickeln, der nicht nur von selbstwertdienlicher Verzerrung geprägt ist, sondern auch von einer Unbekümmertheit darüber, welchen Effekt ihre Entscheidungen auf andere haben könnten. Narzisstischen Trainern geht es oft eher darum, »eine Show abzuziehen«, was nur bedingt sinnvoll und nicht für andere Trainer empfehlenswert ist. Solche Menschen sind schnell dazu bereit, die Schuld Athleten oder

Mitarbeitern zu geben, wenn Sportler sich nicht so entwickeln, wie sie es sollten, anstatt darüber nachzudenken, was sie selbst hätten besser machen können.

Die Sonnenseite des Narzissmus

Trotz der tief verwurzelten Abneigung, die wir diesem Begriff gegenüber empfinden, gibt es doch zahlreiche Komponenten des Narzissmus, die unter bestimmten Bedingungen für einen effektiven Führungsstil von Vorteil sein können. Eine Analyse des Archivmaterials über amerikanische Präsidentenpersönlichkeiten ergab zum Beispiel, dass ein ausgeprägter Sinn für Selbstständigkeit und ein narzisstischer Anspruch positiv empfunden wurden und höchste Bewertungen von Führungsleistungen und charismatischem Führungsstil zur Folge hatten (Deluga, 1997). Manche von Ihnen denken jetzt vielleicht, dass die Termini »Führungsleistung« und »charismatischer Führungsstil« Raum für Interpretationen zulassen, da es zahlreiche Führungskräfte in der Geschichte gab, die diesen Führungsstil effektiv dafür eingesetzt haben, Befehle zu erteilen und Ergebnisse zu erzielen, die, höflich ausgedrückt, als wenig ehrenwert bezeichnet werden müssen. Aber wir diskutieren hier den Begriff »effektiver« Führungsstil und nicht altruistischer Führungsstil. So waren auch in einer Studie von 300 Militärkadetten die am höchsten eingestuften Führungskräfte diejenigen, die in Tests sehr hoch im Bereich Egoismus und Selbstwertgefühl abgeschnitten hatten. Beide Eigenschaften gehören zu den positiven Aspekten eines narzisstischen Führungsstils, da solche Führungskräfte eher dazu bereit sind, selbstbewusst und mutig Befehle zu erteilen als diejenigen, die ein geringeres Selbstbewusstsein haben. Man könnte jetzt argumentieren, dass Befehle zu erteilen nicht unbedingt ein Zeichen für einen guten Führungsstil ist, was ich keinesfalls bestreite. Aber Fakt ist, dass Führungskräfte beim Militär oder in Unternehmen täglich schwierige Entscheidungen treffen müssen, die letztendlich proaktiv und entschlossen umgesetzt werden müssen, damit sich etwas verändert (Paunonen, Lönnqvist, Verkasalo, Leikas und Nissinen, 2006).

Schlussendlich ist es ebenso wichtig, dass narzisstische Führungskräfte in der Lage sind, ihre interpersonelle Kommunikation zu verändern, um den positiven Eindruck, den sie auf andere machen wollen, zu erhalten. Mit anderen Worten, sie sind eher dazu bereit, sich in einer bestimmten Situation anzupassen (Leary und Kowalski, 1990).

Die Sonnenseite emotionaler Ausgeglichenheit

Hier fange ich in meiner Analyse mit den positiven Aspekten dieser Charaktereigenschaft an, weil der Begriff positiv besetzt ist. Menschenführung ist ein emotionaler Prozess (Dasborough und Ashkanasy, 2002). Für uns ist jemand, der sehr ausgeglichen ist, ein Sinnbild für Gelassenheit, ein Fels, an den wir uns in schweren Zeiten anlehnen können, und jemand, auf den wir zählen können, weil er fest entschlossen ist, jede Arbeit zu erledigen. Emotional ausgeglichene Führungskräfte sind ruhig, stetig und zuverlässig im Ausdruck ihrer Emotionalität und sie haben wahrscheinlich weniger negative Emotionen und Ängste, als sie die meisten von uns plagen (Judge und LePine, 2007).

Emotionale Ausgeglichenheit wird allgemein als notwendige Charaktereigenschaft für einen effektiven Führungsstil angesehen (Northouse, 1997), da sie dazu befähigt, in stürmischen Zeiten das Schiff wieder in ruhiges Fahrwasser zu bringen und das ohne die Neigung, emotional statt logisch und daher wider besseren Wissens zu handeln.

Die Schattenseite emotionaler Ausgeglichenheit

Auch wenn es viele Vorzüge hat, wenn eine Führungskraft in Krisenzeiten eine ausgeglichene und ruhige Haltung an den Tag legt, wollen die meisten Menschen von jemandem geführt werden (und das betrifft besonders den Job als Trainer), der unterschiedliche Emotionen zeigt, statt jeden Tag die gleiche gute Laune. Oft ist jemand, der wirklich echte Gefühle wie Freude oder Ärger zeigen kann, effektiver, denn er kann mit Sportlern feiern, trauern, sich mit ihnen identifizieren und sie auch inspirieren. Wenn man Sportler trainiert, kann eine zu große emotionale Stabilität auch als emotionale Schalheit ankommen. Wenn man aber wahre Emotionen zeigt, werden diese zum psychologischen Leistungsverstärker und stellen eine Verbindung her zwischen der emotionalen Glaubwürdigkeit des Trainers und denen, die er zu beeinflussen hofft (Kouzes und Posner, 2003). Führungskräfte, die sich stattdessen auf die permanente Projektion von Ideen, Gedanken und eine zu objektive Kommunikation konzentrieren, werden eher als berechnend und distanziert wahrgenommen, statt vertrauensvoll und inspirierend zu wirken. Eine Studie aus dem Jahr 2005, die im *Journal of Applied Psychology* veröffentlicht wurde, hat gezeigt, dass Führungskräfte, die es nicht schaffen, positive oder negative Gefühle zu zeigen, insgesamt weniger Befriedigung im Job empfinden, weniger Vertrauen und weniger gute Beziehungen zu anderen haben, öfter fehlen und häufiger den Job wechseln (Farmer und Aguinis, 2005).

Einige dieser Ergebnisse und Beobachtungen, die sich auf emotionale Stabilität beziehen, werden noch interessanter, weil Forscher herausgefunden haben, dass einige der einflussreichsten und erfolgreichsten Führungskräfte aller Zeiten eindeutige Merkmale von Psychopathen trugen, also das krasse Gegenteil von emotional ausgeglichen waren!

Der ehemalige amerikanische Präsident Theodore Roosevelt dient als Aushängeschild für das, was die Autoren und Psychologen Todd Kashdan und Robert Biswas-Diener als »Teddy-Effekt« bezeichnen. Den Begriff »Teddy-Effekt« benutzen sie, um deutlich zu machen, wie eine eher negativ konnotierte Charaktereigenschaft wie die Psychopathie die Grundlage eines effektiven und anpassungsfähigen Führungsstils sein kann. Obwohl Roosevelt sehr emotional und sehr launisch war, gelang es ihm, eine gesunde Beziehung zu seiner Familie, den Soldaten unter seiner Führung und der amerikanischen Öffentlichkeit zu unterhalten und gleichzeitig einer der erfolgreichsten und richtungsweisendsten Präsidenten der amerikanischen Geschichte zu sein. Roosevelt ist ein hervorragendes Beispiel dafür, wie jemand, der ausdrucksstark ist und keine Angst davor hat, seine wirkliche Persönlichkeit offenzulegen, mit großer Effektivität eine Bandbreite von Charaktereigenschaften und Emotion bei der Führung anderer zeigen kann, statt seine Gefühle zu unterdrücken.

Kashdan und Biswas-Diener stellen in ihrem Buch *The Upside to Your Dark Side* ganz klar heraus, dass sie die Charaktereigenschaft der Psychopathie oder Psychopathen auf keinen Fall verherrlichen wollen. Sie wollen aber Aufmerksamkeit auf die Tatsache lenken, dass der Begriff Psychopathie, auch »Charaktereigenschaften beinhaltet, die sehr positiv sein können, wie zum Beispiel charmant zu sein, immun zu sein gegen die lähmende Wirkung von Angst und physisch furchtlos zu sein«.

Die Quintessenz der Charaktereigenschaften

Eines der Attribute, die einen *Conscious Coach* ausmachen, ist die Fähigkeit, aus den Sonnen- genau wie aus den Schattenseiten ihrer Charaktereigenschaften einen Vorteil zu ziehen. Trainer müssen sich bewusst machen, dass es keinen »idealen« Führungsstil gibt, denn der ist immer kontextabhängig.

Wie Uhl-Bien, Marion und McKelvey (2007) erwähnen, verändern sich Führungsvoraussetzungen oft schnell und drastisch. Eine biologiebasierte Perspektive, die Anpassung und Evolution einbezieht, scheint daher sinnvoll, wenn man über Charaktereigenschaften nachdenkt. Eine Charaktereigenschaft, die zu einem bestimmten Zeitpunkt die eigene Fitness unterstützt (zum Beispiel die Fähigkeit, eine Aufgabe erfolgreich zu Ende zu bringen) kann eher kontraproduktiv sein, wenn sich Umfeld und Situation verändern. Der britische Verhaltensforscher Daniel Nettle erklärt das anschaulich am Beispiel der berühmten Darwinfinken auf den Galapagosinseln. Nettle erläutert, dass die Galapagos-Finken mit ihren kleinen Schnäbeln keine Probleme haben, wenn das Klima günstig ist, weil sie dann schnell viele Körner aufpicken können. Bei Dürre jedoch haben Finken mit großen Schnäbeln einen Vorteil, weil sie den trockenen Boden besser durchdringen können (Nettle, 2006). Hier nimmt er Bezug auf Darwins Maxime »survival of the fittest«, die oft von Menschen missinterpretiert wird, die meinen, der Begriff »fittest« beziehe sich auf die Körperkraft. Er bezieht sich jedoch auf die Fähigkeit eines Organismus, sich den äußeren Bedingungen anpassen zu können.

Lernen Sie von Darwins Evolutionstheorie und passen Sie sich an, anstatt dogmatisch zu sein. Verbinden Sie Ihre positiven und negativen Charaktereigenschaften miteinander, um die beste Führungskraft und der beste Coach und Berater zu werden und um in unterschiedlichen Situationen flexibel handeln zu können. Eine Geschichte, die seit Menschengedenken kursiert, lautet, dass die effektivsten Anführer in der Lage sind, zwischen positiven und negativen emotionalen Zuständen umzuschalten. Dieses Bewusstsein der ganzen Bandbreite unseres Charakters und die Fähigkeit, der zu sein, der wir in einem Moment wirklich sind, hilft uns dabei, ein *Conscious Coach* zu werden und bestmögliche Ergebnisse in einer bestimmten Situation zu erzielen.

Bis jetzt haben wir die Bedeutung der Selbstwahrnehmung erörtert sowie zwei erfolgreiche Wege kennengelernt, diese zu verbessern. Zum einen sollten wir unseren Antrieb und unsere Motivation in unserer

Vergangenheit suchen, zum anderen sollten wir einen Persönlichkeitstest machen, der uns Aufschluss über unsere heutigen Stärken und unsere Charaktereigenschaften verschafft. Wir haben auch gesehen, dass es nicht nur einen Weg gibt, um andere erfolgreich zu lenken und zu leiten. Wir sollten viel eher flexibel sein und alle unsere Charaktereigenschaften sinnvoll einsetzen. Im Folgenden werden wir uns fragen, wie wir unser Umfeld analysieren können um herauszufinden, auf welche Teile unserer Persönlichkeit wir setzen sollten.

Das Paradoxon des Führungsverhaltens
Sonnenseiten und Schattenseiten der Charaktereigenschaften

gute Charakterzüge	positiv	negativ
Gewissenhaftigkeit	bedächtig, höflich, diszipliniert	vorsichtig, analytisch, perfektionistisch
Extrovertiertheit	durchsetzungsstark, energisch, optimistisch, gesprächig	kühn, aggressiv, vorschnelle Entscheidungen
Charisma	stimulierend, vertrauensvoll	manipulativ, ausnutzend
Intelligenz	autark, seriös, rechtmäßig	abweichend, abstrakt, zögerlich
dunkle Charakterzüge	*positiv*	*negativ*
Narzissmus	ichbezogen, selbstbewusst, autark	arrogant, anspruchsvoll, feindselig
Selbstüberschätzung	selbstbewusst, autoritär, vertrauensvoll, autark	übermäßig stolz, defensiv, rechtfertigend
Soziale Dominanz	autoritär, leistungsstark, kompetent	statusgetrieben, machthungrig, manipulativ
Machiavellismus	führungsmotiviert, facettenreich, antreibend, flexibel	listig, manipulativ

Wie eine sich verändernde Landschaft den Weg bestimmt, den wir gehen wollen

Aufgrund des ständigen Wechsels emotionaler und physischer Umstände beim Coachen ist es sinnvoll, sich die Faktoren, die sich verändern, genauer anzusehen, damit wir wissen, welche Charaktereigenschaft wie am sinnvollsten eingesetzt werden kann. Wie wir von Tag zu Tag mit anderen kommunizieren, hängt von vielen Faktoren ab: zum einen von ganz offensichtlichen, wie zum Beispiel von unserer Laune und von den Menschen, mit denen wir zu tun haben (und der Qualität unserer Beziehung, ihrem Alter, ihrem Geschlecht und ihrer Herkunft etc.). Es gibt aber auch weniger offensichtliche Faktoren, wie die Schlafqualität eines Sportlers in der vorherigen Nacht, seine Hormonschwankungen, die Umgangskultur in der Organisation, für die er arbeitet, oder der Einfluss seines Privatlebens auf seine Gefühle. Wenn man andere anleitet oder trainiert, muss man zwar eine Situation aus der eigenen Perspektive betrachten, sich aber in den anderen hineinversetzen können. Es ist extrem wichtig, auf der gleichen Wellenlänge zu sein wie die Menschen, mit denen wir zu tun haben. Die Bedürfnisse und Wünsche unserer Sportler müssen für uns oberste Priorität haben und wir müssen uns deshalb Schritt für Schritt an unsere Athleten herantasten. Dabei sollte man immer bedenken, dass sich ihre Wertvorstellungen nicht unbedingt mit unseren decken, weil sie andere Einstellungen zu Themen haben, noch sehr jung sind, möglicherweise andere langfristige Ziele verfolgen oder einen anderen Background haben als wir. Jeder Kontext, und sogar jeder Moment, erfordert den Einsatz bestimmter Charaktereigenschaften, um ein gewünschtes Ergebnis zu erzielen. Nicht jede Trainingssituation macht es möglich, Vertrauen und Beziehungen langsam aufzubauen, manchmal ist der Zeitdruck dafür einfach zu groß. Ein guter Weg, uns auf andere einzustellen, ist es, in uns selbst nach Eigenschaften zu suchen, die zu denen unseres Gegenübers passen. Wir können zum Beispiel ihre Körpersprache subtil imitieren, reflektierend zuhören oder versuchen, in der gleichen Art und Weise wie unsere Sportler zu sprechen.

Ihr Ziel sollte es sein, dass die Sportler Ihre Ideen verstehen und umsetzen, sie aber letztlich für ihre eigenen halten. Bedenken Sie, dass Bindungen zu stärken bedeutet, zuerst die Aufmerksamkeit eines Menschen auf sich zu ziehen, ihm dann dabei zu helfen, seine Ziele zu erreichen und schließlich sein Vertrauen zu gewinnen. Diese drei Schritte sind untrennbar miteinander verbunden.

KAPITEL 3

Verschiedene Archetypen verstehen

»Es gibt drei Wege, um Wissen zu erlangen … Naturbeobachtungen, Reflexionen und Experimente. Durch Beobachtungen sammelt man Fakten; durch Reflexionen verbindet man sie miteinander; durch Experimente überprüft man das Ergebnis dieser Verbindungen.«

Denis Diderot

Erst der Mensch, dann der Sportler

Sie haben bereits verschiedene Methoden zur Erforschung Ihrer Persönlichkeit und Ihres Trainings- und Kommunikationsstils kennen- und verstehen gelernt. Jetzt ist es an der Zeit, uns den Sportlern genauer zu widmen, die wir zu beeinflussen hoffen. Sportler sind zuerst einmal Menschen und wie alle Menschen führen sie ihr eigenes Leben. Sie haben Wünsche, verschiedene Antriebe und sind Ablenkungen nicht abgeneigt. Wir sind nun einmal emotionsgesteuerte Wesen und Emotionen kommen immer vor der Ratio. Auch Ihnen ist sicher schon einmal einem geliebten Menschen, einem Freund oder Kollegen gegenüber der Geduldsfaden gerissen und Sie mussten Ihren Emotionen freien Lauf lassen, sei es, weil Sie einen schlechten Tag hatten, zu wenig geschlafen haben oder Sie sich »angegriffen« gefühlt haben. Mit anderen Worten, Emotionen sind zumeist sehr stark und können durch unsere Umgebung noch verstärkt werden. Das zeigt sich zum Beispiel daran, wie verschiedene Arten von Musik unsere Gefühle in einem bestimmten Augenblick beeinflussen können.

Antrieb und menschliche Natur

Der Antrieb eines Sportlers ist geprägt von Emotionen, der Ratio und tief verwurzelten Verhaltensmustern. Aber was versteht man eigentlich unter Antrieben? Antriebe sind internale Mechanismen, die bewusst oder unbewusst ablaufen und unsere Entscheidungen beeinflussen und damit letztlich unser Verhalten bestimmen. Da Sie gerade dieses Buch lesen, haben Sie offenbar den Antrieb, etwas lernen zu wollen. Und dass Sie Ihren Vorgesetzten um eine Gehaltserhöhung bitten, entspringt Ihrem Antrieb, mehr verdienen zu wollen.

Das Konzept der Antriebe wurde von Paul Lawrence und Nitin Nohria, Professoren für organisatorisches Verhalten an der Harvard Business School, in ihrer »Four-Drive-Theorie des menschlichen Verhaltens« festgehalten. In diesem Modell gehen sie davon aus, dass das menschliche Verhalten auf einen oder mehr Hauptantriebe zurückzuführen ist: den Aneignungstrieb, den Bindungstrieb, den Lerntrieb und den Verteidigungstrieb. Das Modell wurde von Lawrence und Nohria im Jahr 2002 eingeführt und soll ein ganzheitlicher Ansatz sein, um die Arbeitnehmermotivation zu bewerten und zwar über einen »Zuckerbrot-und-Peitsche-Ansatz« hinaus, der von vielen Arbeitgebern gerne eingesetzt wird.

Auch wenn Antriebe und Motivationen sich ähneln, unterscheiden sie sich dennoch voneinander. Der Unterschied ist minimal, aber wichtig. Eine Motivation zeigt sich zeitlich begrenzt und ist daher nicht langfristig. Ein Antrieb hingegen ist im Charakter tief verwurzelt und beständig. Antriebe sind in unserem Nervensystem sozusagen eingebrannt. Man könnte es so formulieren, dass Antriebe unsere Motivation füttern, die uns den Impuls zum Handeln gibt. Die Wissenschaft rund um Antriebe stammt aus der aktuellen interdisziplinären Forschung in den Fachbereichen Evolutionspsychologie, Biologie und Neurowissenschaft.

Wie entsteht Antrieb?

Unser Körper und unser Gehirn haben sehr komplexe Strukturen. An dieser Stelle auf den vielschichtigen biologischen Vorgang genauer einzugehen, der unsere Antriebe regelt, würde den Rahmen dieses Buches sprengen. Jedoch ist es wichtig zu wissen, dass Antriebe die unterbewusst arbeitenden Teile unseres Gehirns, die sich im limbischen System befinden (z. B. der Hippocampus, die Amygdala und der Nucleus Accumbens) mit jenen Teilen verbindet, die unser Bewusstsein steuern, wie der präfrontale Kortex. Das limbische System ist vor allem für Emotionen und ihre Verarbeitung zuständig und obwohl es einst als »reptilischer«, olfaktorisch orientierter oder sogar ruhender Teil unseres Gehirns bezeichnet wurde, konnte gezeigt werden, dass das limbische System eine bedeutende Rolle dabei spielt, unser Verhalten durch die Stimulation des Hypothalamus und seiner Verbindung zum präfrontalen Kortex zu beeinflussen. Das emotionale Zentrum des Gehirns wirkt mit dem präfrontalen Kortex zusammen, der auch denkendes Gehirn genannt wird und komplizierte Prozesse steuert, wie zum Beispiel Entscheidungen zu treffen, unsere Persönlichkeit zu definieren oder unser Sozialverhalten zu steuern. Dieses Zusammenspiel bestimmt, was wir tun, wie wir es tun und warum wir es tun und ebenso wie wir etwas wahrnehmen, wie wir uns erinnern und wie wir Ereignisse interpretieren. Dr. Robert Sapolsky, Professor der Biowissenschaften, der Neurologie und der Neurowissenschaften an der Stanford University, und seine Kollegen haben in jüngster Zeit neue Erkenntnisse über die Funktionen des limbischen Systems gewonnen. Sie fanden heraus, dass das Zusammenspiel des emotionalen und des denkenden Teils unseres Gehirns mit dem, was unser Körper in einem gegebenen Augenblick erlebt, beeinflusst, wie wir etwas wahrnehmen und wie wir uns verhalten. António Damásio, Professor der Neurowissenschaften an der University of Southern California, hat sich ebenso über die Rolle der Antriebe für unser Verhalten geäußert: »Ein Antrieb hat seinen Ursprung im Gehirnkern, durchdringt dann andere Ebenen des Nervensystems und kommt entweder als Gefühl oder als unterbewusste Neigung zum Vorschein und lenkt damit unsere Entscheidungsfindung.«

Eine der wichtigsten Erkenntnisse für ein besseres Verständnis von Antrieben und wie sie unser Verhalten steuern, ist, dass man das Verlangen eines Menschen, an einer bestimmten Aktivität teilnehmen zu wollen, nicht künstlich erzeugen kann. Dabei ist es egal, ob es sich um Training oder Sparen handelt. Man mag jemanden kurzzeitig dazu motivieren können, aber um sein langfristiges Verhalten zu ändern, muss man einem Menschen dabei helfen herauszufinden, was ihn wirklich antreibt. Ziele sind Leistungsverstärker und es ist unsere Aufgabe als Trainer, Sportlern dabei zu helfen, ihre Ziele zu entdecken. Wenn Sie tiefer in das Thema Antriebe und das limbische System einsteigen wollen, empfehle ich Ihnen das Werk von Dr. Sapolsky und das Buch *Driven: Was Menschen und Organisationen antreibt* der Harvard Professoren Paul Lawrence und Nitin Nohria.

Konflikt

Niemand hat den Ursprung von Konflikten besser zusammengefasst als die Autorin und Psychologin Brenda Shoshanna: »Alle Konflikte auf der Welt sind Konflikte in uns selbst.«

Unsere Fähigkeit, logisch zu denken, wird von unseren Emotionen beeinflusst und solange wir direkt mit Menschen zu tun haben, entwickeln sich im täglichen Leben, privat und auch beruflich, Konflikte. Konflikte entstehen durch ein Zusammenspiel von Faktoren wie mangelnder Kommunikation, Stolz, persönlichen Unsicherheiten und sozialen Vergleichen. Sie werden den Zusammenhang zwischen diesen Begriffen auf einen Blick erkennen und sollten im Hinterkopf behalten, wie sie in unseren privaten Beziehungen Chaos anrichten und Auswirkungen auf die Effektivität unserer Arbeit haben können. Trainer haben nicht nur Konflikte mit den Sportlern, die sie trainieren, sondern oft auch mit der Administration, mit Assistenten und anderen Trainern – und zwar in ihrer eigenen Organisation und in der Branche insgesamt. Dass man Konflikten nicht ganz aus dem Weg gehen kann, liegt an unserer Neigung zur Egozentrik. Diese wird davon gesteuert, dass unsere Gehirnchemie uns zu Sklaven unserer tief verwurzelten Antriebe und Emotionen macht. Unsere Gefühle sind immer dann besonders stark, wenn wir uns mit etwas beschäftigen oder uns auf etwas konzentrieren, für das wir uns sehr begeistern. Die Bereiche, für die wir uns sehr begeistern, sind mit großer Wahrscheinlichkeit auch diejenigen Bereiche, in denen wir uns schnell bedroht fühlen, unsicher und ehrgeizig, sobald dort wir auf einen Mitbewerber oder eine potenzielle Gefahr stoßen. Dieses Gespür für Freund oder Feind und seine negativen Auswirkungen sind der Forschungsgegenstand des Buches *Friend or Foe* der Autoren Dr. Adam Galinsky und Maurice Schweitzer. Sie befassen sich vor allem mit sozialen Vergleichen, Wettkampf und Kooperation.

Um Ihnen ein einfaches und ganz allgemeines Beispiel davon zu geben, wo genau emotional geführter sozialer Austausch und Bewertungen stattfinden, muss man nur einen Blick auf die sozialen Medien werfen. In diesen Medien kann eine einfache Aussage zu einem bestimmten Thema, das andere auch interessiert, bei Hunderten, Tausenden oder Zehntausenden Menschen eine virale Überreaktion auslösen, die sich durch diese eine emotionale Aussage genötigt fühlen, ihre Meinung zu etwas zu äußern, das sie nicht selten noch nicht einmal direkt betrifft. Genau hier kommt unser evolutionär ausgebildeter Drang nach Anerkennung und Bestätigung zum Ausdruck und wir äußern unsere Meinung öffentlich in den sozialen Medien, ohne darüber nachzudenken, wie andere unsere Botschaft vielleicht verstehen. Wie schon kurz in Kapitel 1 erwähnt, unterscheiden wir uns von anderen Lebewesen auf diesem Planeten dadurch, dass wir sozial miteinander interagieren und oft wollen, dass jeder über unsere Sorgen, unsere Themen und unsere Gefühle informiert ist. Manche Forscher argumentieren deshalb, dass Konflikte in persönlichen Beziehungen (LaVoi, 2007) notwendig und ganz normal sind.

Unsere biologische Neigung, uns in Wettkämpfen und auch sozial zu vergleichen, geht sogar so weit, dass es uns freut zu sehen, wie andere, die wir beneiden, die uns ärgern oder die unsere Rivalen sind, versagen, schlecht abschneiden oder in Ungnade fallen. Der Begriff hierfür ist Schadenfreude. Stellen Sie sich Schadenfreude als einen vorübergehenden Mangel an Mitgefühl und Empathie vor, die so ausgeprägt sein kann, dass man sie mithilfe einer Kernspintomografie des Gehirns sichtbar machen kann. Wenn jemand, den wir auch nur als geringfügig überlegen wahrnehmen, in Schwierigkeiten gerät, dann ist das ventrale Striatum, ein Teil des Gehirns, der für Belohnungen zuständig ist, heller, was einen gewissen Grad an Befriedigung oder Freude verdeutlicht (Takahashi, Kato, Matsuura, Mobbs, Suhara und Okubo, 2009).

Konflikte, ob man sie nun direkt oder passiv-aggressiv angeht, wird man nie verhindern können. Und das sollte man auch nicht. Trotz der emotionalen und psychologischen Konsequenzen, die Konflikte auf unsere persönlichen Beziehungen und unsere Leistung – im Team oder individuell – haben können (Rahim, 2002; Carron, Colman, Wheeler und Stevens, 2002; Holt, Black, Tamminen, Mandigo und Fox, 2008; Ntoumanis und Duda, 2005), sind Konflikte an sich nicht nur negativ oder schädlich. Oft führen sie zum Beispiel zu Gesprächen, die zum Katalysator für organisatorische, teambezogene oder persönliche Weiterentwicklungen werden können, weil verschiedene Meinung deutlich und offen ausgesprochen werden. Ein Mangel an Konflikten erzeugt Selbstzufriedenheit und führt dazu, dass wir einmal eingeschlagene Wege weiter gehen, weil sie uns für den Moment sicher erscheinen, die langfristig jedoch weniger lohnend, ehrlich und effizient sind. Mit anderen Worten, erst Konflikt macht uns zu ehrlichen Menschen.

Aus negativen Erfahrungen lernen wir, unser volles Potenzial zu entfalten. Ich weiß nicht, wie oft ich schon einem meiner Sportler die Stirn bieten musste, um eine bestimmte Trainingskultur zu verteidigen, bei der es um Verbesserungen des Kollektivs und nicht des Individuums ging. Solche Dinge können im privaten wie auch im Team-Coaching passieren. Man kann zum Beispiel auf Spieler stoßen, die denken, sie hätten es nicht nötig, gewisse Aufgaben zu erledigen. Im privaten Coaching-Bereich haben Sie Klienten, die viel Geld für Ihre Dienste bezahlen und daher annehmen, sie könnten die Art und Weise des Trainings bestimmen.

Eine bestimmte Episode, die mir hierzu einfällt, ist, dass ich einst einen Profisportler in der *Off-Season* unterstützen sollte. Er tauchte damals mit einem Filmteam während unserer allmorgendlichen Gruppen-Trainingseinheit auf. Er hatte vorher angekündigt, dass ein großer Nachrichtensender eine Dokumentation über ihn und seinen Bruder drehen wollte und dass es keine Unannehmlichkeiten geben würde, da das Filmteam ganz klein wäre. Ich muss dazu sagen, dass dies eine Ausnahme der Regel war und so etwas selten genehmigt wird, weil es die anderen Sportler ablenkt und von denjenigen, die nicht gefilmt werden wollen, als Eindringen in ihre Privatsphäre empfunden wird. Die von der Öffentlichkeit ausgeschlossenen Trainingseinheiten umfassen 15 bis 25 Sportler und sind zeitlich eng getaktet, um alle wichtigen Trainingsbestandteile der Trainingseinheit absolvieren zu können. In dieser Zeit ist es mir ein großes Anliegen, eine Atmosphäre herzustellen, bei der der Ablauf der Trainingseinheit nicht nur optimal und effizient ist, sondern auch dynamisch. Wenn Sie daran teilnehmen würden, würden Sie laute Musik hören und die Jungs an den Geräten trainieren, sprinten oder Fragen stellen sehen. Die Atmosphäre ist mit der in der Umkleidekabine zu vergleichen. Aber nicht an jenem Tag. Circa zehn Minuten vor Trainingsbeginn stürmten sechs Kameraleute und ihr Tross von Ton- und Lichttechnikern in den Raum und bauten ihr Equipment mitten im Trainingsraum auf. Ich ging zu ihnen, um mich vorzustellen, aber alles was ich bekam, war ein müdes, desinteressiertes Händeschütteln ohne Blickkontakt. Der Produzent fragte mich, oder eigentlich klang es eher wie eine Forderung, »Läuft die Musik hier die ganze Zeit?«

»Ja«, antwortete ich mit Nachdruck und teilte ihnen mit, dass wir sie zwar willkommen hießen, sie jedoch das Trainingsumfeld unserer Sportler würdigen müssten und sie so wenig wie möglich bei ihrem Training unterbrochen werden dürften. Der Produzent seufzte, schaute mich missbilligend an und trollte sich. Ich ahnte schon, dass dies ein interessanter Morgen werden würde. Als die Sportler kamen, schauten sie sich um und bemerkten die Kameras und die Galgenmikrofone, die überall aufgestellt waren. Ich sah sofort die Frustration in ihren Augen und auch ich war frustriert. Die Trainingseinheit begann und mir fiel sofort auf, dass der Sportler, wegen dem das Fernsehteam hier war, mit sehr schlechter Technik trainierte, während er gefilmt wurde. Da die

Kamera auf ihn gerichtet war, bemühte er sich, bei den Übungen gut auszusehen und achtete nicht mehr auf die korrekte Ausführung seiner Bewegung. Also korrigierte ich ihn und erntete dafür einen frustrierten Blick, weil ich ihn vor laufender Kamera gerügt hatte. Drei Minuten vergingen und als er seine Übungen wiederholte, musste ich ihn abermals korrigieren und dann noch ein drittes Mal. Ich spürte deutlich, dass er meine Kritik nicht annahm und nur in Ruhe gelassen werden wollte. Ich sah mich um und stellte fest, dass auch andere durch ihre Übungen hetzten. Ich spürte, wie die Situation aufgrund der Ablenkung außer Kontrolle geriet. Ich wünschte mir einfach nur, die Kameras würden verschwinden, weil ich sonst mit dieser Trainingsgruppe keine Probleme hatte. Einige Minuten später stellte ich die Musik ab und sagte: »Hört mal zu, ich verstehe, dass dies ein außergewöhnlicher Tag ist und dass die Kameras einen ablenken. Mich lenken sie auch ab. Aber das heißt nicht, dass ihr durch die Übungen hetzen sollt und jegliche Technik vergesst. Geht wieder an die Geräte und lasst uns den letzten Teil der Übungen ganz in Ruhe beenden. Es wird noch weitaus größere Ablenkungen in eurem weiteren Leben geben als die paar Kameras!« Dann drehte ich mich zu einem der Produzenten um und bat ihn freundlich, sich mit seinem Team mehr in den Hintergrund zu verziehen, damit wir unseren Job machen konnten und die Sicherheit unserer Sportler gewährleistet war. Ich hatte den Satz noch nicht beendet, als der Sportler, über den die Doku gemacht werden sollte, mich anschrie.

»Wenn du etwas zu meckern hast, dann kannst du es mir auch direkt ins Gesicht sagen!«, rief er. »Ich weiß doch, dass du mich meinst, also warum sprichst du mich nicht direkt an?« Ich sah ihn fragend an und verstand nicht, wie er meine Ansprache so missverstanden haben und auf sich beziehen konnte. Mich frustrierten die Geschehnisse des ganzen Morgens sehr. Ich antwortete ihm, dass ich ihn direkt angesprochen hatte, als ich ihn korrigierte, dass aber meine Worte in die Halle hinein der Sorge galten, dass alle doch die Trainingseinheit bestmöglich nutzen und fokussiert bleiben sollten, er inbegriffen. Zu diesem Zeitpunkt hatte ich schon einen gehörigen Adrenalinausstoß. Jeder, der mich kennt, weiß, wie leidenschaftlich ich bin und dass ich leicht über das Ziel hinausschieße, wenn ich nicht achtgebe. Er blieb wütend und feuerte weitere Kommentare in meine Richtung. Es wurde klar, dass ich eine Entscheidung treffen musste. Ich konnte ihm entweder antworten oder ich musste durchgreifen. In einer solchen Situation finde ich es am besten zu antworten und seine eigenen Emotionen in Hinblick auf eine langfristige Zusammenarbeit und höhere Ziele zu zügeln. Meine Emotionen zu kontrollieren ist nicht gerade eine meiner Stärken, wenn ich herausgefordert werde, aber ich habe mich in den letzten sieben Jahren bemüht, ein besserer Zuhörer und Kommunikator zu werden. Ich holte tief Luft und schaute ihn direkt an, als er sprach. Ich wusste, dass ich ihm so angemessener antworten konnte. Mein ganzes Team und der Rest der Gruppe schauten uns zu und ich wusste aus Erfahrung, dass ein Sportler einen wiederholt respektlos behandeln wird, wenn man nachgibt. Wenn man jedoch überreagiert, gewinnt man zwar den Respekt einiger Sportler, man bekommt aber auch leicht das Etikett aufgedrückt, jemand zu sein, der Konflikte nicht mit Würde handhabt. In manchen Situationen kann Flüstern effektiver sein als Schreien. Dies war so eine Situation. Während er sprach, schaute er wiederholt nach rechts zum Kamerateam. Die Kameras liefen noch und das wusste er. Er hatte sich von meinen Kommentaren in Bezug auf seine Technik angegriffen und unter Druck gesetzt gefühlt und sah sich jetzt genötigt, sich zu verteidigen, falls dieser Teil gesendet würde. Er wollte nicht in Verlegenheit gebracht werden oder schlecht dastehen. Da ich das verstand, wiederholte ich nur, dass es meine Aufgabe wäre, dafür zu sorgen, der bestmögliche Trainer zu sein und dass ich auf die Sicherheit meiner Sportler achten wolle.

Ich stellte die Musik wieder an und wartete, bis das Kamerateam seine Sachen gepackt hatte, bevor ich erneut mit ihm sprach. Zuerst reagierte er wieder heftig, woraufhin ich meine Hand auf seine Schulter legte. Ich sagte, es täte mir leid, falls ihn meine laute Ansprache an die Gruppe in Verlegenheit gebracht hätte. Ich hätte damit sicherstellen wollen, dass das Kamerateam ihn von seiner Schokoladenseite zeigte, damit seine Sportlichkeit und seine Fähigkeiten in Bestform präsentiert werden konnten. Und ich informierte ihn darüber, dass es mir wichtig wäre, genauso wie er, der Beste in meinem Beruf zu sein und dass ich, wenn ich seine Fehler ignoriert hätte, meinen Job schlecht gemacht hätte. Er schaute mich an und sagte: »Das respektiere ich, danke.« Weiterhin erklärte er mir, dass er nicht gewusst hätte, dass so viele Kameras aufgestellt würden und dass er gespürt hätte, wie es die anderen behinderte. Er gab zu, dass er Angst gehabt hatte, als die anderen Sportler ihm deswegen das Leben schwergemacht hatten. Am Ende schüttelten wir uns die Hände und gingen in dem Bewusstsein auseinander, dass unsere Beziehung sich dadurch verbessert hatte, dass wir unser Ego nicht in den Vordergrund gestellt und unser Temperament kontrolliert hatten.

Ein Konflikt ist nicht das eigentliche Problem, sondern das fehlende Konfliktmanagement. Der Grad an Kompetenz, mit dem ein Konflikt identifiziert und gehandhabt wird, kann den Ausgang einer Meinungsverschiedenheit oder eines Missverständnisses direkt beeinflussen – und wird es auch tun (Knowles et al., 2015). Menschen sind deshalb unterschiedlicher Meinung, weil sie ihre Ziele und Werte als nicht kompatibel mit den Zielen und Werten anderer ansehen, mit denen sie in direktem Kontakt stehen oder von denen sie beeinflusst werden. Alles läuft darauf hinaus, *Buy-In* und Vertrauen aufzubauen. Wenn wir unsere Wertvorstellungen und Ansichten als Trainer und Führungskräfte nicht kommunizieren, ist die Brücke, die wir überqueren möchten, um eine Beziehung zu anderen aufzubauen, auf Sand gebaut und wichtige Fragen bleiben unbeantwortet. Wenn Individuum A glaubt, dass Individuum B verständig ist und einen guten Grund dafür hat, in einer bestimmten Weise zu reagieren, und wenn Individuum A seine Anliegen respektiert fühlt, können beide Parteien weiter freundschaftlich zusammenarbeiten. Wenn nicht, dann ist irgendetwas im Kommunikationsprozess schiefgelaufen. Oder, wie Sie noch erfahren werden, wurde der Konflikttyp nicht richtig identifiziert.

Konfliktarten

Als ich für dieses Kapitel recherchierte, wurde mir schnell bewusst, dass es zahlreiche Begriffe gibt, um verschiedene Arten von Konflikten zu beschreiben. Ich tat deshalb bei der weiteren Recherche mein Bestes, die aktuelle Forschung hierzu so zu komprimieren, dass man ihr folgen kann. Die beiden häufigsten Konfliktarten sind aufgabenbezogene und persönliche Konflikte (Jehn und Mannix, 2001). *Aufgabenbezogene Konflikte* beziehen sich auf Unstimmigkeiten über eine bestimmte Aufgabe oder auf Meinungsunterschiede darüber, wie man eine bestimmte Aufgabe lösen sollte. Im Trainingsbereich treten aufgabenbezogene Konflikte oft dann auf, wenn zwei Trainer unterschiedliche Ansichten über Lehrmethoden haben, wie zum Beispiel über Sprinttraining, besondere Lifts oder darüber, wie man Daten einer Trainingseinheit am besten aufzeichnet und interpretiert. *Persönliche Konflikte* beziehen sich auf interpersonelle Auseinandersetzungen zwischen zwei oder mehr Personen, auf konträre Meinungen und eventuelle Unvereinbarkeiten. Diese können genauso zwischen den Mitgliedern eines oder mehrerer Coaching-Teams auftreten, wie auch zwischen Sportlern und ihren Teamkollegen.

In der Trainingsbranche (und in zahlreichen anderen Branchen) ist ein aufgabenbezogener Konflikt das beste Beispiel für einen positiven Konflikt. Wie zuvor schon erwähnt, dienen aufgabenbezogene Konflikte oft als Katalysator für individuelles oder organisatorisches Wachstum. Sie zwingen uns dazu, unsere Ansichten neu zu definieren und querzudenken, um unsere Trainings- und Kommunikationspraktiken ansprechender zu gestalten. Beispiele sind unsere Aufzeichnungen über Trainingsfortschritte, unsere Übungsdatenbasis und unsere jährliche Planungsschablone, die uns sagt, was wir in Zukunft machen sollen, falls »Plan A« nicht funktioniert oder auf eine bestimmte Person nicht anwendbar ist. Auch die motorischen Fähigkeiten, die wir schon in der Kindheit erwerben und die uns dabei helfen, uns leichter, effizienter und fließender zu bewegen. Wenn Sie ein Kleinkind beim Laufenlernen beobachten, erkennen Sie sofort den »aufgabenbezogenen Konflikt«. Mit anderen Worten, ein aufgabenbezogener Konflikt und eine positive Entwicklung gehen oft Hand in Hand.

Was auf der anderen Seite tief sitzende persönliche Konflikte so gefährlich macht, ist oft die Sturheit beider Parteien. Menschen allen Alters scheinen »übertriebenes Abrechnen« zu lieben und opfern bereitwillig einen langfristigen Nutzen für die kurzfristige Freude, in einem Streit recht gehabt zu haben. Als Trainer ist es immer mein Job, dies sofort zu unterbinden. Als Führungskraft liegt es an Ihnen, derjenige zu sein, der den ersten Schritt zur Versöhnung macht und eine Lösung sucht, egal, wer recht oder unrecht hatte. Ein persönlicher Konflikt sollte nie von unserem Ego dominiert werden. Die Energie, die in einem persönlichen Konflikt verbraucht wird, kann viel besser beim Training eingesetzt werden, um auf hohem Niveau zu unterrichten. Dasselbe gilt für das Konfliktmanagement bei Sportlern. Es ist sicher schon vorgekommen, dass Sie bei einem Streit unter Sportlern eingreifen oder eine Meinungsverschiedenheit schlichten mussten. Das Wettkampfklima, das geprägt ist von Gewinnen und Verlieren, Erfolgen und persönlichen Enttäuschungen, ruft oft genug Angst, Wut und Schmerz hervor und verstärkt damit unsere Reaktionen und Emotionen. Als ich als wissenschaftliche Hilfskraft gearbeitet habe, mischte ich mich einmal in eine Rangelei zwischen einem Offensiv- und einem Defensivspieler ein. Dabei drehte sich einer der beiden um, holte aus und schlug mir direkt aufs Kinn, weil er so in Rage war. Um diese unausweichlichen Konflikte zu lösen, benötigen Sie proaktive und reaktive Herangehensweisen (das heißt nicht, dass Sie zurückschlagen sollten) sowie andere Beziehungsmanagementstrategien.

Proaktive Konfliktmanagementstrategien

Proaktive Strategien eines Konfliktmanagements beinhalten zum Beispiel Diskussionen über die Erwartungen an den Trainingsablauf und über Konsequenzen, wenn diese Erwartungen nicht erfüllt werden. Alltägliche Situationen sind zum Beispiel, dass ein Sportler zu spät kommt oder gar nicht zum Training erscheint, Drogenmissbrauch, allgemeine Faulheit oder eine andere respektlose Einstellung. All das kann sich wie ein Virus auf die ganze Teamkultur ausbreiten. Sie als Trainer können ebenso in diese Falle tappen. Eine Pfeife um den Hals zu tragen oder irgendwelche Auszeichnungen machen Sie nicht unfehlbar. Setzen Sie für sich selbst die richtigen Maßstäbe und verkörpern Sie das, was Sie von anderen erwarten und Sie werden sehen, dass sich dies auf die Sportkultur, die Sie erschaffen möchten, positiv auswirkt.

Reaktive Konfliktmanagementstrategien

Reaktive Strategien sind dazu da, einen Streit zu schlichten, nachdem er entstanden ist (Knowles et al., 2015). Jetzt ist es wichtig zu erörtern, warum der Konflikt überhaupt entstanden ist und was getan werden kann, um den Konflikt zu lösen und in Zukunft zu vermeiden. Nicht sinnvoll ist es, den Übeltäter wie ein Kind zu behandeln und ihm zu verbieten, dieses oder jenes wieder zu tun. Wenn Sie so reagieren, werden Ihre Sportler nur nicken und lächeln, aber kaum haben sie ihr Büro verlassen haben, werden sie sich wieder genauso benehmen oder sogar noch schlimmer, um ihrer Wut und Aggression Ausdruck zu verleihen. Stattdessen sollten Sie ein Vier-Augen-Gespräch mit dem

Übeltäter führen und die Themen Offenheit, Bewusstsein, klare Kommunikation und Trainerunterstützung diskutieren. Bedenken Sie bei allen Gesprächen, dass Sie Ihre Sportler dazu bringen wollen, Sie als jemanden zu betrachten, zu dem sie gehen WOLLEN und mit dem sie sich verbunden fühlen und nicht als jemanden, der nur autoritär Befehle erteilt. Reaktive Strategien, die langfristig erfolgreich sind, beruhen auf Mediation und Kompromissen und nicht auf Macht oder Vermeidung. Seien Sie entschieden, aber bedenken Sie, dass ein guter Kompromiss die Qualität der Beziehung erhält und verbessert.

Auch hier ist Vertrauen der Schlüssel. Sportler sind clever. Manche verhalten sich zum Schein korrekt, nur um doch ihre eigene Agenda zu verfolgen oder Sie loszuwerden. Das glauben Sie mir nicht? Befragen Sie einmal Ihre Assistenztrainer oder Ihre Praktikanten, was hinter Ihrem Rücken so alles über Sie erzählt wird. Eine der wichtigsten Lektionen, die ich als junger Coach gelernt habe, ist es, sich unter die Sportler zu mischen, damit man sieht, wie sie während des Trainings miteinander interagieren, wenn zum Beispiel der Cheftrainer nicht da ist. Während meiner ersten Teamtreffen fiel mir auf, dass alle zu Beginn noch aufmerksam waren, als der Trainer Details des Tagespensums erklärte. Sie nickten verständnisvoll und lächelten devot, aber direkt nach der Ansprache drehten sich viele um, beschwerten sich und maulten darüber, was ihnen am Trainingsprogramm nicht gefiel. Manche ließen sich darüber aus, dass die Übungen keinen Sinn ergäben und sie nicht verstünden, warum sie sie machen sollten (und das waren noch die netten Kommentare). Athleten merken auch sehr schnell, wenn ein Trainer manche Sportler bevorzugt. Sie beobachten sehr genau, wie man mit anderen Sportlern und Teamkollegen umgeht, die sich im Kraftraum oder im Praxisalltag positiv hervortun oder die einen höheren Status haben, und merken deshalb, wenn Sie sie selbst anders behandeln. So etwas passiert täglich. Überlegen Sie sich vorher Strategien, wie Sie mit solchen Situation umgehen, statt sich in Plattitüden zu ergehen,

Sportlern einfach nur auf die Schulter zu klopfen oder zu hoffen, dass sie Ihre Ideen dennoch umsetzen. Konfliktmanagement ist mit Schachspielen vergleichbar, nicht mit Dame. Wenn man nicht vorausschauend denkt und den Überblick behält, verliert man den Respekt und das Vertrauen, die man aufbauen wollte. Um beim Vergleich zu bleiben, lassen Sie uns nun überlegen, wie wir die Schachfiguren aufstellen und diskutieren wir die besten Schachzüge, mit anderen Worten, lassen Sie uns überlegen, wie Sie einen guten ersten Eindruck machen können.

Wahrnehmung und der erste Eindruck

Um jemanden wirklich zu »kennen«, benötigt man viel Zeit und viele gemeinsam geteilte Erfahrungen aus verschiedenen Situationen. Ich glaube auch, dass man jemanden nicht wirklich kennt, wenn man nicht weiß, was er in seinem Leben erlebt hat und was seine Ziele sind. Das Geheimnis des ersten Eindrucks ist, dass er uns so viel zu erzählen scheint, obwohl wir in Wahrheit so gut wie nichts über eine Person wissen.

Der erste Eindruck ist die perfekte Gelegenheit, Vertrauen, Respekt und Sympathie aufzubauen. Jede weitere Begegnung basiert hierauf. Viele Karrieren oder auch Beziehungen konnten sich aufgrund des ersten Eindrucks nicht richtig entwickeln, während andere gerade wegen eines guten Auftritts floriert sind. Als Trainer, Lehrer oder Manager arbeiten wir im Laufe unseres Lebens in vielen verschiedenen Positionen, aber letztendlich stehen wir immer wieder vor einer Gruppe von Sportlern oder Mitarbeitern, die uns innerhalb von wenigen Sekunden, nachdem wir den Raum betreten haben, bewerten. Manche Wissenschaftler sind der Ansicht, dass wir nur sieben Sekunden Zeit haben, um einen guten Eindruck zu hinterlassen und dass wir daher lernen müssen, selbstbewusst aufzutreten. Aber was steckt hinter den sieben Sekunden? Dies ist der sogenannte Primäreffekt. Der Primäreffekt ist eine kognitive

Verzerrung, das heißt, dass sich Menschen leichter und intensiver an Informationen erinnern, die sie früher erhalten haben, als an Informationen, die später eingehen. Dies trifft nicht nur zu, wenn wir jemandem zum ersten Mal begegnen, sondern auch beim ersten Händeschütteln, in Bezug auf unsere Reaktion auf seine Kleidung, seinen Geruch, seine Körpersprache, seinen Augenkontakt und andere nichtverbale Formen der Kommunikation. Diese Informationen lassen uns blitzschnell entscheiden, ob wir jemanden für vertrauensvoll, nützlich und attraktiv halten oder ob wir ihn als bedrohlich empfinden.

Die Anatomie der emotionalen Beurteilung

Wenn man bedenkt, dass alle unsere Sinne beim ersten Eindruck involviert sind, darf man hierbei die Bedeutung der Amygdala nicht vergessen. Da sie zu dem Bereich des Gehirns gehört, der für die sensorische Verarbeitung zuständig ist, reagiert sie sehr sensibel auf soziale und emotionale Stimuli. Wir haben vorher schon die Rolle der Amygdala in Bezug auf unsere Antriebe diskutiert (und in Bezug auf unser Verhalten). Aber ein anderer faszinierender Teil des Gehirns und sozusagen der Kopilot der Amygdala ist der posteriore, cinguläre Kortex. Neben vielen anderen Funktionen ist er intensiv an unserer autobiografischen Erinnerung beteiligt (besonders am erfolgreichen Abruf von Erinnerungen) und vermittelt zwischen Emotionen und Erinnerung. Der posteriore, cinguläre Kortex ist auch dann aktiv, wenn wir Wetten abschließen oder etwas bewerten, zum Beispiel das neuste Smartphone oder ein neues Set Golfschläger.

Was will ich damit zum Ausdruck bringen? Wenn man zum ersten Mal mit anderen interagiert, muss man authentisch sein, damit man einen guten Eindruck hinterlässt. Wir können nicht davon ausgehen, dass wir das Verhalten anderer in unserem Sinne verändern, wenn wir nicht in der Lage sind, ihre kurz-, mittel-, und langfristige Aufmerksamkeit zu bekommen. Wie Sie sich bewegen, wie Sie mit Ihren Sportlern sprechen, Ihre körperliche Präsenz, Ihre Gewohnheiten und Vorlieben – das alles wird vom ersten Moment an geprüft und bewertet werden, ob Sie es wollen oder nicht. Nehmen Sie dies nicht zu ernst und vor allem nicht persönlich und betrachten Sie diese Musterung und Bewertung aus einer psychosozialen und evolutionären Perspektive. Wenn der erste Eindruck nicht gelingt, dann seien Sie beruhigt, denn auch der schlechteste Eindruck wird mit der Zeit in Vergessenheit geraten. Das Beste in so einem Fall ist es, über das nachzudenken, was man eventuell falsch gemacht hat. Vielleicht können Sie einen guten Freund um konstruktive Kritik bitten. Nutzen Sie sein Feedback, um sich weiterzuentwickeln. Hilfreich können auch Videoaufzeichnungen während des Coachings, Sprechens und Interagierens sein. Sie werden sich wundern, wie sehr Sie mit den Händen sprechen, stammeln und stottern oder über Ihre Gesichtsmimik erstaunt sein. Mir persönlich fällt es schwer, mich in Podcasts oder anderen Medien zu betrachten, weil ich dazu neige, sehr kritisch mit mir selbst zu sein. Das ist aber völlig normal, genau wie die unangenehmen Gefühle, die es hervorruft. Wenn man seine Schwachpunkte entdeckt hat, sollte man die Fehler korrigieren und ganz ruhig weitermachen, anstatt beim nächsten Mal überzukompensieren. Überkompensation geht immer nach hinten los und macht alles nur noch schlimmer. Einen schlechten ersten Eindruck zu korrigieren ist nicht leicht, aber wenn Sie es schaffen, dass Menschen verstehen, wer Sie wirklich sind, verlieren erste Eindrücke langfristig an Bedeutung. Der erste Eindruck ist zwar wichtig und kann einem zu einem guten Start verhelfen, aber er ist nicht alles.

Manchmal versuchen uns Menschen zu täuschen, wenn wir sie kennenlernen. Der sogenannte »Halo-Effekt« ist eine bekannte kognitive Verzerrung, bei der ein Hype um eine bestimmte Person unsere Gedanken und Beobachtungen beeinflusst. Das heißt nicht, dass der Halo-Effekt per se schlecht ist, sondern nur, dass er unser Urteilsvermögen beeinflussen kann. Stellen Sie sich vor, Sie nehmen an einer Konferenz teil und der Gastgeber stellt gerade den nächsten Redner vor. Sie haben Respekt vor dem Gastgeber und der Redner und er scheinen sich gut zu verstehen. Der Gastgeber hält zunächst eine Lobeshymne auf seinen Freund und sobald der Redner das Podium betritt, werden sich die Zuhörer auf seine Präsentation freuen – egal, ob sie etwas über diese Person wissen oder an das glauben, was sie sagt. Der Redner hat einfach aufgrund der Vorrede des Gastgebers und allein weil er zu dieser Konferenz eingeladen worden war, einen Vertrauensvorschuss.

Sich dieser Vorgänge bezüglich der ersten Bewertung, Beurteilung und Interaktion mit anderen bewusst zu sein, kann einem dabei helfen, sich selbst besser zu managen und sich mit den Augen anderer zu sehen. Ein gutes Selbstmanagement ist unerlässlich dafür, die Wahrnehmung anderer zu steuern, egal ob Sie nun einen Vortrag vor Sportlern, Mitarbeitern oder Vorständen halten. Diese Kenntnisse sind zum Beispiel dann hilfreich, wenn Sie zum ersten Mal mit einem komplizierten Sportler zu tun haben. Sich dessen bewusst zu sein ist nicht nur wichtig, wenn man einen guten ersten Eindruck machen will, sondern auch, wenn man bestimmte »Persönlichkeitsarchetypen« identifizieren will.

Die Archetypen

Erfolgreiche Kommunikation basiert auf der Identifizierung der individuellen Antriebe und Wünsche unseres Gegenübers. Sobald wir diese kennen ist es viel leichter, sich auf gemeinsame Ziele und den Weg dorthin zu einigen. Eine Möglichkeit hierfür ist es, psychologische Tests durchzuführen (wie schon erläutert) und die Sportler genau zu beobachten. Eine andere Möglichkeit – die die erste anzuwenden nicht ausschließt – ist es zu versuchen, Menschen, mit denen Sie zusammenarbeiten (Sportler und andere Trainer) bestimmten Archetypen, kalkulierbaren Persönlichkeitsmustern, zuzuordnen. Obwohl die nun folgende Auflistung von Archetypen nicht vollständig ist und manche Menschen mehr als einem Archetyp zugeordnet werden können, ist sie doch hilfreich im Umgang mit unterschiedlichen Menschen.

Bevor wir uns den einzelnen Archetypen zuwenden, möchte ich einige Worte dazu sagen, wie ich die nächsten Abschnitte strukturiert habe.

Bezeichnung des Archetyps

Die Bezeichnungen (und die darauffolgenden Unterteilungen) beschreiben weitaus nicht alle sportlichen Archetypen, sondern nur die, die mir am häufigsten begegnen und die für Sie am nützlichsten sind. Obwohl ich weiß, dass die Termini für manche Archetypen, die ich verwende, in der Kraft- und Ausdauerbranche umstritten sind, möchte ich Sie doch bitten, aufmerksam weiterzulesen, denn es geht um die Informationen über jeden Archetyp.

Überblick & Stärken

Dieser Abschnitt gibt einen Einblick in Charaktereigenschaften, in die Neigungen und Verhaltensmuster des jeweiligen Typs. Er beschreibt auch, wie man diese sozial, physisch und psychisch für einen Wettkampfvorteil nutzen kann.

Schwächen

Hier werden besondere Problembereiche in Bezug auf die Charaktereigenschaften eines jeden Archetyps hervorgehoben. Bedenken Sie, dass fast jede Charaktereigenschaft zwei Seiten hat: Mut und Intelligenz halten alle für hervorragende Eigenschaften, aber wenn jemand allzu selbstbewusst in Hinblick auf seine Fähigkeiten ist oder über eine bestimmte Situation zu lange nachdenkt und zu langsam reagiert, kann sich selbst die beste Eigenschaft in ihr Gegenteil verkehren.

Wie man mit diesem Archetyp eine Verbindung aufbaut

Dieser Abschnitt lehrt uns, wie wir am besten mit Sportlern eines bestimmten Archetyps umgehen. Wie äußern sie sich verbal und nonverbal? Woher kommen sie und in welcher Familienstruktur sind sie aufgewachsen? Sind sie zuverlässig oder eher zögerlich? Wie reagieren sie auf Kritik? Fragen wie diese beantworten zu können und zu wissen, warum die unterschiedlichen Archetypen so handeln, wie sie handeln, hilft uns, mit unseren Athleten eine Verbindung aufzubauen und die Beziehung in die richtige Richtung zu lenken. Denn wie Sie wissen, ist Vertrauen das höchste Gut eines *Conscious Coaches*.

Coaching-Lehrgang

Jede Aufschlüsselung eines Archetyps wird anhand eines praktischen Beispiels aus dem Leben eines ehemaligen oder aktiven Trainers illustriert. Diese Experten respektiere ich nicht nur, weil sie die Besten in ihrer Branche sind, sie sind auch wunderbare Menschen, die sich Zeit für langfristige Beziehungen zu ihren Sportlern und anderen Menschen nehmen. Gute Führungskräfte lehren nicht einfach, sondern erzählen Geschichten, die ihre Methodik anschaulich machen. Sie alle haben sich die Zeit genommen, um über ihre Erfahrungen zu berichten, wie man am besten Theorie und Praxis miteinander verbindet. Und wichtiger noch, sie werden Ihnen zeigen, dass es immer eine Möglichkeit gibt, egal wie widrig die Umstände zu sein scheinen. Diese Mikro-Coaching-Lehrgänge werden Ihnen wichtige Einblicke geben und Methoden präsentieren, die einige der besten Trainer und Praktiker, die ich kenne, nutzen, um mit einem bestimmten Archetyp richtig umzugehen. Wenn

Sie sich diese Erkenntnisse und andere Methoden, die in diesem Buch Erwähnung finden, zu eigen machen, wird aus Ihnen nicht nur ein guter Coach, sondern Sie werden ein bleibendes Vermächtnis hinterlassen.

Der Techniker

Überblick & Stärken

Techniker gehören zu den intellektuellen Archetypen. Sie haben große Kenntnisse über den Bewegungsapparat und über Aufgaben, die damit im Zusammenhang stehen. Sie haben einen Hang zum Perfektionismus und rühmen sich, auf Feinheiten bei Übungen zu achten, was andere nicht tun. Oft gelingt es ihnen beim Training auszusehen, als falle ihnen jede Übung in den Schoß. Jede Übung ist für sie wie ein Puzzle, das sie mit Körper und Geist zusammensetzen. Während einer Trainingseinheit führen sie Bewegungen nicht nur aus, sondern verleihen ihnen Glanz, Stil oder eine besondere Note, die ihr Können betonen. Wenn sie Probleme mit einer Übung oder einer Aufgabe haben, üben sie so lange, bis sie zufrieden sind und sie sie perfekt können. Es gibt Techniker, die introvertiert sind und solche, die fast extravagant zu nennen sind. Ihr Freundeskreis ist meist klein und sie bleiben gerne nach Trainingsende noch im Kraftraum. Oft sieht man sie mit anderen Sportlern zusammen trainieren, um ihre Kenntnisse weiterzugeben. Andere Sportler trainieren gerne zusammen mit Technikern, da sie sie um ihre Fähigkeiten und ihr Können beneiden. Mehr als alle anderen Archetypen versuchen Techniker Dinge zu verstehen, zu beherrschen und zu perfektionieren.

Schwächen

Trotz ihrer offensichtlichen physischen Kompetenz, ihrer Athletik und ihrer Körperbeherrschung arbeitet ihr Verstand oft gegen sie. Übungen in einem kontrollierten Umfeld perfekt auszuführen ist nämlich etwas ganz anderes, als beim Wettkampf zu brillieren. Während einer Trainingseinheit werden wenige oder gar keine Entscheidungen getroffen, die ungewohnt sind oder auf den Sportler bedrohlich wirken könnten. Wenn sie bei einer Übung einen Fehler machen, dann wiederholen sie sie eben, auch wenn der Coach sie vorher angebrüllt hat oder ihre Teamkollegen über sie gewitzelt haben. Angesichts eines echten Gegners, des Geschreis der Menge und Konsequenzen in Echtzeit sieht die Situation jedoch anders aus. Wenn Techniker die Kontrolle über eine Situation haben, sind sie nicht zu bremsen, aber wenn eine Situation nicht so läuft wie gedacht, dann überanalysieren sie sich und fühlen sich unter Druck gesetzt. Dies kann dazu führen, dass sie von Gefühlen überwältigt werden, weil es für sie ungewohnt ist, mit Fehlern umzugehen. Wenn dieser Kreislauf nicht unterbrochen wird, werden sie zwar das nötige Werkzeug zum Erfolg haben, es jedoch oft nicht schaffen, es abzurufen und in Wettkämpfen zu bestehen. Mit anderen Worten, sie haben die Neigung, Trainingschampions, aber keine Wettkampfchampions zu sein.

Wie man mit diesem Archetyp eine Verbindung aufbaut

Techniker benötigen für jede Übung ausreichend Informationen und müssen den Zusammenhang zwischen Übung und Nutzen sehen. Sie verstehen alle Aspekte der Bewegungstheorie und lernen gerne dazu, um ihre Fertigkeiten zu verbessern. Würdigen Sie ihr Interesse und zeigen Sie ihnen bessere Methoden oder wie sie effizienter trainieren können. Wenn Techniker bemerken, dass Sie auch technisches Know-how besitzen, fällt es ihnen leichter, Sie als Autoritätsperson anzuerkennen und sich Ihrer Führung zu überlassen, da sie Sie nicht nur als Trainer ansehen, der ihnen zeigt, wie man Gewichte stemmt. Zuerst sollten Sie über Bekanntes mit ihnen reden, bevor Sie ihnen neue Informationen geben, damit sie sich in ihrem Ego angesprochen fühlen und für Ihre Trainingsmethoden empfänglicher werden. Jeder Techniker lässt sich anders coachen, aber haben Sie erst sein Vertrauen gewonnen und identifiziert er sich einmal mit Ihren Methoden, kann er einer Ihrer loyalsten Sportler werden.

Coaching-Lehrgang:

Beitrag von Coach Anthony Donskov, CSCS (Certified Strength and Conditioning Specialist)

Im Sommer 2013 begann unser Club damit, Freistilringer zu trainieren. Zu jener Zeit hatten wir drei der Top-Sportler aus dem Team USA in unserem physischen Vorbereitungskurs. Nach einer Trainingseinheit am Ende einer Woche fragte einer der Ringer, ob er einen Freund und Teamkollegen mitbringen dürfte, der mich und die Einrichtung kennenlernen wollte. Dieser überlegte, ob er mit uns trainieren wollte. Nach einigem Nachfragen fand ich heraus, dass er einer der besten Schwergewicht-Ringer der Welt war, den Trainingsprozess wie ein Meister des Schachspiels analysierte, zu dieser Zeit alleine trainierte, ein kleines soziales Netzwerk hatte und immer auf der Suche nach Puzzleteilen war, um sich zu perfektionieren. Mit anderen Worten, er war ein Techniker: ein Meister seiner Kunst mit der von Gott gegebenen Fähigkeit, Schwieriges einfach aussehen zu lassen, ein lebenslanger Student mit der geistigen Tiefe eines Universitätsprofessors.

Kurz nach unserem ersten Treffen offenbarte sich seine Persönlichkeit, während wir eine gemeinsame Trainingsauswertung durchführten. In meiner ganzen Laufbahn als Kraft- und Konditionstrainer hatte ich noch nie einen 124 Kilogramm schweren Mann sich mit so viel Anmut und Geschick bewegen sehen. Er hatte die Größe eines Wasserbüffels, bewegte sich aber wie ein Weißwedelhirsch. Wenn man Effizienz als die Relation zwischen Ausgaben und Einnahmen bezeichnet, könnte man ihn mit einem brandneuen Mac-Computer vergleichen. Über seine physischen

Fertigkeiten hinaus war er stets wissbegierig und fragte immer nach dem Warum: Warum machen wir das? Warum ist das für mich wichtig? Warum ist das generell wichtig? Mir hat noch nie zuvor jemand so viele »Warum-Fragen« in so kurzer Zeit gestellt. Mein Instinkt sagte mir, dass er nicht nur wissbegierig war, sondern auch ganz eigene Vorstellungen von allem hatte und jeden Prozess analysierte. Mit der Zeit war diese Überanalyse aber eher hinderlich als leistungsfördernd. Der Verstand ist ein kräftiger Muskel und wenn er mit ständigen Wiederholungen überstimuliert wird, wird er überreizt und seine Funktion eingeschränkt.

Mein wichtigstes Anliegen als Trainer war es, Vertrauen aufzubauen. Coaches, die nach der Idee transformationaler Führung arbeiten, haben ein persönliches Interesse am Charakter und den individuellen Qualitäten ihrer Sportler, an deren Persönlichkeit und ihrem Familienleben. Bei dem Techniker war das nicht anders. Es war wichtig für mich, ihn als Mann und nicht nur als Ringer kennenzulernen. Wie die Kraft- und Ausdauer-Legende und Trainer Johnny Parker einst sagte: »Ich trainiere Menschen, nicht Gewichte. Was ich in 27 Jahren gelernt habe, ist, dass Sportler einen Trainer möchten, der sich um sie kümmert und sie verbessert. Es interessiert sie nicht, wie viel er weiß, bevor sie nicht sehen, wie sehr ihm an ihnen gelegen ist.« Nach und nach wurde unsere Beziehung immer enger und vertrauensvoller. Während dieser Zeit beantwortete ich mehr »Warum-Fragen« als manche Trainer während ihrer ganzen beruflichen Laufbahn. Seine Fragen bezogen sich aufs Training, die Physiologie, die Sporttaktik, die Psychologie und die Wettkampfvorbereitung. Wenn ich ehrlich sein soll, machten mich seine Fragen zu einem besseren Trainer. Ich habe ihm nie Blödsinn erzählt. Wenn ich die Antwort nicht gleich wusste, dann recherchierte ich sie. Als Zweites hatte ich mir vorgenommen, seine Leidenschaft für seine Sportart besser kennenzulernen. Also begleitete ich ihn zu mehreren Übungseinheiten und Wettkämpfen, um ihn live zu erleben und um zu beobachten, wie Ringer sich vorbereiten, wie sie ihre Fertigkeiten trainieren und welchen Einfluss dies auf unsere gemeinsame Arbeit im Kraftraum hat. Ich stellte fest, dass wenn ein Techniker Ihr Interesse an seiner Sportart spürt, er dieses Interesse während des Trainings im Kraftraum erwidern wird. Mit anderen Worten, echtes Interesse an ihrer Sportart und ihrer Arbeit zu zeigen, stärkt das Vertrauen von Technikern ungemein!

Nachdem wir ein vertrauensvolles Verhältnis zueinander etabliert hatten, stellte sich ein schöner Coach-Sportler-Rhythmus ein. Wir widmeten uns gemeinsam dem Trainingsprozess, was nicht heißt, dass es nicht auch manchmal Probleme gab. Beim Ringen gibt es viele schlechte Trainingsangewohnheiten: Leiden als Ritual, eine hohe Lautstärke und ein viel zu intensives Training ohne ausreichende Regenerationsphasen. Dies ist leider oft bei Kampfsportarten zu beobachten, aber ein solches Training ist längst überholt. Unsere minimale, aber effektive Trainingsdosis stand diesen veralteten Vorstellungen diametral entgegen. Ich gab ihm Artikel, Forschungsstudien und andere wichtige Informationen zu lesen, denn der Techniker blüht auf, wenn er etwas lernen kann. Wir wollten ihm begreiflich machen, dass Training ein Mittel zum Zweck ist, in seinem Fall, ein guter Ringer zu sein. Wir wollten nicht, dass er 230 Kilogramm stemmte, sondern wir wollten, dass er gesund blieb und kontextbezogen Kraft aufbaute. Der Techniker liebt Wissen und Erkenntnis, denn das gibt seinem überstimulierten Gehirn Nahrung und stärkt seinen Glauben an den Trainingsprozess. Wenn dieses Wissen einmal vorhanden ist, kann seine mentale Energie kanalisiert und für andere Trainingsarten oder auch außerhalb des Trainings genutzt werden. Mit anderen Worten, wenn ein Techniker das Warum versteht, denkt er nicht mehr so viel über das Wie nach und wird Vertrauen zu Ihnen haben, den Prozess richtig zu leiten.

Der Techniker ist ein Persönlichkeitstyp, der es Trainern erlaubt, sich weiterzuentwickeln, zu lernen, sich anzupassen und sich zu verändern. Ich glaube fest daran, dass die besten Trainer eine hohe emotionale Intelligenz haben oder die Fähigkeiten besitzen, verschiedene Persönlichkeiten auf ein Ziel hin zu trainieren. Solche Trainer können das Leben anderer und das Lernumfeld verändern, indem sie sich kümmern und unterstützen, aber auch Disziplin fordern – und all das unter Berücksichtigung des spezifischen Kontexts. Es gibt keine Landkarten, keinen Atlas und kein Handbuch, das wichtiger für den Beruf des Trainers sein könnte als seine Fähigkeit, mit Menschen umzugehen und zu kommunizieren. Der Techniker ist eine Persönlichkeit, die geradezu danach schmachtet, trainiert zu werden!

Der Königliche

Überblick & Stärken

Der Königliche ist ein Archetyp, den eine Aura von Macht und Überlegenheit umgibt. Typisch für ihn ist, dass er in der Vergangenheit – in seiner Kindheit und Jugend, von seinen Freunden und Gleichgesinnten, durch die Medien, oder vielleicht in allen drei Bereichen – viel Lob und Aufmerksamkeit erhalten hat, was bei ihm dazu führt, sich unbezwingbar zu fühlen oder gerne möchte, dass andere seine ganz besonderen Talente erkennen. Ein Bereich, in dem diese pseudo-narzisstischen Eigenschaften dem Königlichen dienlich sind, ist sein Selbstvertrauen bei Wettkämpfen. Auch während der Hitze eines Wettkampfs glaubt er fest an sich und an seinen Sieg. Dieser Glaube an sich selbst kann für sein Leistungsvermögen in Krisenzeiten, in denen andere an sich zweifeln, förderlich sein.

Schwächen

Wenn Sie genug Zeit mit dem Königlichen verbringen, werden Sie feststellen, dass er ein sehr verwöhntes Verhalten an den Tag legt. Dies zeigt sich darin, dass er seine Komfortzone nicht gerne verlässt, oder dass er subtile Strategien entwickelt hat, um an Aktivitäten nicht teilnehmen zu müssen, die er für nicht sinnvoll hält. Er ist sich immer dessen bewusst, wie andere ihn wahrnehmen und er verteidigt seinen Ruf, indem er seine Kraft und sein sportliches Talent in großem Maße präsentiert, während er über Schwächen am liebsten nicht spricht. Sportler, die diesem Archetyp entsprechen, neigen dazu, für Trainer etwas problematisch zu sein, es sei denn, sie kennen sie schon seit vielen Jahren.

Wie man mit diesem Archetyp eine Verbindung aufbaut

Mit dem Königlichen eine Verbindung aufzubauen, erfordert einiges an Finesse und Selbstbeherrschung vonseiten des Trainers. Man ist geneigt, ihn »abhärten« zu wollen oder ihn gar zu demütigen, um ihn zu erden. Bedenken Sie, dass er ein Sportler ist, für dessen Entwicklung Sie verantwortlich sind und man Demut am besten aus eigener Erfahrung lernt. Es ist nicht sonderlich effektiv, ein demütiges Verhalten zu erzwingen oder künstlich herbeizuführen. Zu Beginn sollte man das Spiel des Königlichen ruhig mitspielen. Stellen Sie ihm Fragen, denn er redet im Allgemeinen gerne über sich selbst. Je mehr er redet, desto besser und entspannter wird er sich fühlen, was Ihnen die Gelegenheit gibt, ihn auf subtile Weise zu beeinflussen. Wenn Sie Aufgaben oder Übungen erklären, dann binden Sie ihn ein, sobald er etwas beitragen könnte, das seinen Fertigkeiten entspricht. Dadurch wird Ihr Verhältnis persönlicher, da der Königliche immer gerne sein Können zur Schau stellt. Wenn er sich jedoch scheut, eine bestimmte Übung zu machen, dann suchen Sie sich einen anderen Sportler, der diese besonders gut kann. Loben Sie diesen Sportler, aber bleiben Sie dabei authentisch. Das wird die Aufmerksamkeit des Königlichen erregen. Wenn er nicht sofort darauf reagiert, wird er es später tun, solange Sie nur beharrlich bleiben. Das ist das Prinzip der sozialen Bewährtheit in Reinkultur. Soziale Bewährtheit bedeutet, dass jemand das Verhalten eines anderen mit großer Wahrscheinlichkeit übernehmen wird, wenn er erkennt, dass der andere für dieses Verhalten gelobt wird.

Coaching-Lehrgang:

Beitrag von David Joyce, Bphty/Hons. (Bachelor of Physiotherapy/ Honour), MPhty (Master of Physiotherapy/Sports), MexSC/S&C (Master of Exercise Science/Strength and Conditioning Coach)

Der Königliche ist ein Archetyp, den es wahrscheinlich in Zukunft noch öfter geben wird, denn in der heutigen Gesellschaft ist Anspruchsdenken weit verbreitet. Aus meiner Erfahrung kann ich sagen, dass Königliche oft Sportler sind, die Glück hatten mit ihrer Genetik oder den finanziellen Mitteln, die ihnen zur Verfügung standen. Als Kinder hatten sie oft Privilegien, die andere Kinder nicht hatten, zum Beispiel waren sie oft die schnellsten und größten Jungs in der Schule, hatten die besten Trainer und durften die besten Trainingsprogramme in den Sommerferien absolvieren. Dadurch waren sie anderen in technischer und sportlicher Hinsicht überlegen. Dies ist bei den vielen Königsfamilien auf der Welt ähnlich, deren Kinder schon mit Privilegien zur Welt kamen. Hier muss ich schnell hinzufügen, dass sie dies auf keinen Fall zu schlechten Menschen macht. Sie standen eben immer am Anfang der Schlange und zwar entweder wegen ihres Talents oder weil sie seit ihrer Kindheit die besten Trainer hatten. Andere hingegen müssen hart dafür arbeiten.

Das Problem, das sich dem Königlichen stellt, ist, dass er, sobald er in höhere Ligen aufsteigt, nicht mehr der Hecht im Karpfenteich ist. Dort gibt es ebenso große oder größere Hechte und wenn der Königliche nicht den Mut und die Entschlossenheit hat, die nötig sind, um im Leben und vor allem im Sport Erfolg zu haben, kann es passieren, dass er kläglich versagt.

Das Verhalten des Königlichen dient ihm, so wie es oft ist bei weniger guten Charaktereigenschaften, nicht selten dazu, seine innere Unsicherheit oder seine Selbstzweifel zu überdecken. Er gibt sich lieber arrogant und kühn, um sein wahres Ich nicht zu zeigen. Er musste nie sein Sparschwein schlachten, um zu bekommen, was er wollte; alles war immer vorhanden. Wenn man aber immer das bekommen hat, was man wollte, und dann auf einmal etwas nicht bekommt (sei es bei der Mannschaftsaufstellung oder in Bezug auf eine persönliche Leistung), irritiert, verwirrt und beunruhigt einen das.

Oft haben diese Sportler jedoch so viele positive Erfahrungen gemacht, dass sie davon zehren können, da sie schon in frühen Jahren an ihren Rivalen einfach vorbeigezogen sind. Aber wenn sie einem Gegner gegenüberstehen, der ihnen an Kraft oder Witz in nichts nachsteht, irritiert es sie, dass ihre »königlichen Ressourcen« sie nicht zum Sieg führen. Daher werden sie nicht gerne vor anderen vorgeführt. Die Aussicht auf eine Niederlage ist schon schlimm genug, ganz zu schweigen von den anschließenden Blicken ihrer Teamkollegen. Daher lehnen sie oft Aufgaben ab, die sie aus ihrer Komfortzone zwingen würden, und das wird ihnen oftmals als mentale Schwäche ausgelegt.

Der Königliche braucht so viel Zuneigung und Verständnis wie jeder andere Archetyp, der hier beschrieben wird. Oft fällt er Trainern zum Opfer, die nicht gewillt sind, genug Zeit und emotionale Energie in ihn zu investieren, um den Grund für seine vermeintliche Arroganz herauszufinden. Dies isoliert ihn dann noch mehr von seiner Gruppe, die, vor allem im Teamsport, Wert auf Gleichheit und eine gewisse Teamethik legt. Im schlimmsten Fall erzeugt das einen Teufelskreis und der Königliche wird von seinen Teamkollegen noch weniger akzeptiert.

Einmal gab es einen Football-Spieler in dem Team, das ich trainierte. Ein riesengroßer Kerl, der als bester Nachwuchsspieler des Landes galt.

Er war immer schon größer als seine Mitschüler gewesen und als er in unseren Club kam, war er rein körperlich ein fertiger Spieler. Durch das Nachwuchssystem hatte er sich hindurchgeprügelt und war in unser Team gekommen, ohne dabei seine Ressourcen wirklich ausschöpfen zu müssen.

Er hatte sich schon als junger Profi einen Kreuzbandriss zugezogen und sich das Band ein Jahr später wieder verletzt (damals war er zwischen seinen Verletzungen einer der besten Spieler der Liga). Als ich ihn im Club kennenlernte, schien er ein störrischer und launischer Typ zu sein, der ein hohes Anspruchsdenken hatte, was ganz und gar nicht zu seinen dürftigen Leistungen auf dem Spielfeld passte.

Wie auch andere Archetypen muss man den Königlichen erst genau kennenlernen und seinen Hintergrund, seine Ängste und Motive verstehen. Als wir am Ende seiner zweiten Rehabilitationsphase in der Gruppe einige gymnastische Übungen machten, weigerte er sich eigensinnig, an einer Übung teilzunehmen, bei der man von einem Trampolin aus einen Salto auf eine Matte machen sollte. Er schmollte, machte aus seiner Abneigung gegen diese Übung kein Geheimnis und bezeichnete sie als kindisch und nicht relevant für seine Laufbahn als Football-Spieler. Dann stürmte er aus der Halle und trat dabei einen Mülleimer um. Sein Verhalten war bockig und unreif, aber ihn deshalb an Ort und Stelle maßzuregeln hätte ihm nichts gebracht und auch die Situation zu keiner befriedigenden Lösung geführt.

Ich wusste, dass ihm dieser Ausbruch schon bald peinlich sein und wütend machen würde. Daher wartete ich, bis er sich wieder etwas beruhigt hatte und ging zu ihm hin, als er alleine im Kraftraum war. Ich bat ihn, mit ihm trainieren zu dürfen und fing ebenso an, Gewichte zu stemmen. Damit waren wir auf demselben Niveau und nach ungefähr zehn Minuten sprach ich ihn auf die Übung von zuvor an. Er sagte, dass er diese für »dumm und erniedrigend« hielte. Das zweite Adjektiv gab mir schon den Hinweis auf seine Beweggründe. Eigentlich wollte er mir mitteilen, dass er sich erniedrigt gefühlt hätte, wenn er die Übung vor den anderen nicht geschafft hätte.

Alle Königlichen halten sich für die geborenen Führungskräfte. Oft waren sie im Schulsport die Besten und infolgedessen Mannschaftskapitäne. Ich musste mich also nun an sein Ego wenden und teilte ihm mit, dass er mich in Zukunft unter vier Augen ansprechen sollte, wenn er eine Übung als »erniedrigend« ansähe, weil ich dann eine Alternative finden würde, aber dass er keine Szene mehr vor den anderen machen sollte. Ich sagte ihm freundlich, aber direkt, dass sein Verhalten nicht das Verhalten einer Führungskraft wäre und dass ich so etwas nicht tolerieren könnte. So erkannte er, dass ich auf seiner Seite war und dass ich ihm einen Ausweg anbot. Hätte ich ihn vor der Gruppe zurechtgewiesen oder auch nur unter vier Augen, wäre die Gelegenheit, sein Verhalten zu korrigieren, verschenkt gewesen.

Wir stemmten weiter unsere Gewichte und ich sprach ihn noch einmal auf die Salto-Übung an und er erzählte, er hätte so eine Übung zuvor noch nie gemacht. Es war mein Fehler gewesen, ihm nicht erklärt zu haben, dass man von ihm keinen Salto wie im Cirque du Soleil erwartete, sondern eine Vorwärtsrolle ausgereicht hätte. Ich teilte ihm mit, dass ich ihm nach unserer Gewichte-Session eine narrensichere Methode für einen Salto beibringen würde, aber wir beide würden das alleine machen, nur er und ich. Er vertraute mir und hatte keine Angst davor, sich vor mir zu blamieren – er hatte nur Angst davor gehabt, sich vor seinen Teamkollegen zu blamieren.

Innerhalb von zehn Minuten machte er Vorwärts- und Rückwärtssalti auf dem Trampolin und das auch noch ganz ohne Matte! Doch wichtiger war, dass er Vertrauen zu mir gewonnen hatte, was hilfreich für unsere künftige Zusammenarbeit war. Und wann immer seine »königlichen« Neigungen zum Vorschein kamen und er sich in irgendeiner Weise bedroht fühlte, konnte ich mich an unsere Situation zurückerinnern und mich dementsprechend verhalten.

Im Laufe des Jahres konnte er seinen Ruf verbessern und korrigierte ein derartiges Diva-Verhalten sogar bei anderen. Wenn ein Schüler zum Lehrer wird, kann man sich befriedigt zurücklehnen und darüber nachdenken, wie viel Einfluss man doch als Trainer haben kann. Seine Rolle ist es nicht, den Weg für einen Sportler zu bereiten, sondern den Sportler für seinen Weg vorzubereiten.

Der Soldat

Überblick & Stärken

Der Name dieses Archetyps ist gleichermaßen wörtlich und metaphorisch gemeint. Er ist wörtlich gemeint, weil einige von Ihnen vielleicht das Glück haben, mit Soldaten aus der ganzen Welt zu arbeiten. Ich kann gar nicht oft genug betonen, welche Ehre es für mich war, diese Chance in meiner beruflichen Laufbahn gehabt zu haben. Nichts relativiert unser Privatleben und unser Berufsleben schneller, als von Menschen umgeben zu sein, die einem höheren Zweck dienen, nämlich ihr Leben für den relativen Frieden und die Freiheit, die wir täglich genießen, zu riskieren. Wenn Sie mit diesen Menschen in der Vergangenheit gearbeitet haben, benötigen Sie eigentlich keinerlei weiteren Informationen.

Die metaphorische Bedeutung dieses Archetyps trifft auch auf Sportler zu, die nicht nur das tun, was man sagt, sondern dies auch mit besonders großem Elan, mit Nachdruck und mit einer Aufmerksamkeit fürs

Detail. Unabhängig von den Fertigkeiten, die sie besitzen oder auch nicht besitzen, arbeiten sie hart und sind bereit, alles zu geben, um das Gruppenziel zu erreichen. Der Soldat ist besonders ausgeglichen, was es ihm ermöglicht, auch nach Rückschlägen weiterzumachen und nach Lösungen zu suchen, die es ihm erlauben, so effizient wie möglich weiterzumachen.

Schwächen

Im Wettkampf- oder Trainingsumfeld ist die größte Schwäche des Soldaten ein Resultat seiner Stärke: sein unbezwingbarer Wille. Es ist bereit, immer weiter zu marschieren, zu jedem Preis, auch auf Kosten seiner Gesundheit. Als Trainer müssen wir sie aufmerksam beobachten. Sie wissen nicht, wann sie aufhören sollen und daher müssen wir es ihnen sagen. Für sie sind Regenerationsphasen ein Ausdruck von Schwäche. Es ist unsere Pflicht, ihnen zu zeigen, dass Regenerationsphasen ihre Fertigkeiten letztendlich verbessern.

Wie man mit diesem Archetyp eine Verbindung aufbaut

Der erste Schritt in diese Richtung beginnt damit, ihn wissen zu lassen, dass man seinen Antrieb anerkennt und ihn nicht zurückhalten möchte. Über Erwartungen muss man mit ihm respektvoll, aber offen sprechen. Was der Soldat am meisten braucht, ist Klarheit. Wenn er erkennt, wie eine »Mission« zu seinen persönlichen Zielen passt, ist er in der Lage, seine mentalen und physischen Ressourcen voll und ganz auf eine Sache einzustellen. Ihre Bemühungen als Trainer zahlen sich dann am meisten aus, wenn Sie seine ungewöhnliche Detailverliebtheit und sein Engagement so lenken können, dass er selbst sieht, wie Pausen und restaurative Mittel langfristig seine Leistung steigern. Da der Soldat Arbeit und Anstrengung nicht meidet, macht es keinen Sinn, ihn darüber belehren zu wollen. Soldaten können gut führen, stehen aber nicht gerne im Mittelpunkt. Als Trainer übersieht man sie gerne, denn sie sind sozusagen Selbstläufer. Versuchen Sie, diesen Fehler zu vermeiden. Genauso wie andere Sportler legt der Soldat Wert auf Interaktion. Er benötigt nur keine Aufsicht. Wenn Sie Zeit in eine gute Beziehung zu einem Soldaten investieren, werden Sie eine bereichernde Verbindung zu ihm aufbauen, die bis zum Ende Ihrer Karriere bestehen wird.

Coaching-Lehrgang:

Beitrag von Coach Victor Hall, CSCS, FMS 1 & 2 (Functional Movement Screen Level 1 & 2)

Es ist ein großes Kompliment, wenn ein Trainer einen Sportler für »einfach zu trainieren« hält. Um dieses Kompliment zu erhalten, muss ein Sportler hart arbeiten, Anweisungen und Feedback aufmerksam verfolgen, sein eigenes Trainingsprogramm verinnerlichen und denjenigen dankbar sein, der ihn unterstützen. Meiner Erfahrung nach kommen die am leichtesten zu trainierenden Sportler vom Militär, was zum Teil mit ihrem intensiven Training und ihrem intrinsischen Wertesystem zu tun hat. Diese Sportler sind der wahr gewordene Traum eines jeden Trainers. Stellen Sie sich vor, niemanden motivieren, die Aufmerksamkeit nicht durch eine Pfeife auf sich ziehen oder sich fragen zu müssen, ob man überhaupt Einfluss auf einen Sportler hat. Alle diese Aspekte, die beim Coaching immer eine Rolle spielen, sind bei Soldaten nicht nötig. Die größte Herausforderung besteht darin, sie vor sich selbst zu beschützen. Das habe ich aus eigener Erfahrung gelernt, als ich mit Sportlern vom Militär zusammengearbeitet habe.

Wenn man als Leistungscoach mit einer militärischen Einheit arbeitet, ist es meist so, dass einige der Soldaten, die im aktiven Dienst sind, nicht an dem Trainingsprogramm teilnehmen. Sie dürfen stattdessen ihr eigenes Programm absolvieren und Trainingspläne auf ihre Vorlieben ausrichten. Diese Freiheit erwerben sie im Laufe der Zeit beim Militär. Es gab viele Augenblicke, in denen ich im Kraftraum diese selbst gewählten Trainingsprogramme beobachtet habe. Ein Soldat mit einer eindrucksvollen Statur ist mir ganz besonders in Erinnerung geblieben. Er wiederholte immer wieder die gleiche Trainingseinheit – er trainierte nach dem Prinzip »Viel hilft viel«. Da er einen hohen Rang in seiner Einheit hatte und es vorzog, alleine zu trainieren, war es mein primäres Ziel gewesen, so viel Vertrauen aufzubauen, dass ich mit der Zeit seine Übungsauswahl korrigieren konnte. Ich begann, mich mit ihm zu unterhalten und stellte ihm viele Fragen zum Militär und zu seinem physischen Trainingshintergrund. Aber wir sprachen auch über ganz alltägliche Dinge, wie Kindererziehung, Sport, seine Kindheit in einer Kleinstadt und so weiter. Erst als wir uns nähergekommen waren, ging ich zum nächsten Schritt über und bat ihn, ihm beim Workout Gesellschaft leisten zu dürfen. Als er sah, dass ich neben ihm trainierte (wenn auch nur für einen Satz), wusste ich, dass er mir genug Vertrauen entgegenbrachte, um ihn beraten zu dürfen. Zuerst machte ich ihm einige simple Vorschläge. Ich erwähnte, dass einige kleine Ergänzungen zu seinem Trainingsprogramm ihm dabei helfen könnten, ein physisches Ungleichgewicht, das zu seinen chronischen Schmerzen beitrug, auszugleichen. Im Laufe der Zeit wurde unsere Beziehung immer intensiver und wir trainierten öfter zusammen. Schließlich vertraute er mir genug, um ihm ein komplettes Trainingsprogramm erstellen zu dürfen.

Ich bin sicher, dass wenn ich einen Alles-oder-Nichts-Ansatz gewählt und gleich zu Beginn drastische Veränderungen vorgeschlagen hätte, alles ganz anders gelaufen wäre. Ich wusste, dass ein gemäßigter Trainingsansatz mit einer gesunden Dosis an Regeneration besser für ihn war, aber mir war gleichzeitig auch bewusst, dass er sich sehr anstrengen und die Kontrolle über sein Training behalten wollte.

Der Spezialist

Überblick & Stärken

Mit diesem Archetyp zu arbeiten, ist etwas ganz Besonderes, obwohl seine Wünsche ganz offensichtlich sind. Wie der Name schon sagt, geht es dem Spezialisten nur um eins: seinen Sport zu machen. Dies ist Teil seiner Identität. Der Sport selbst ist nicht nur ein Spiel für ihn, sondern eher eine Zuflucht. Er interessiert sich nicht sonderlich fürs Training. Zeigen Sie ihm nur den Platz, das Spielfeld, das Oval, den Diamanten, den Rasen oder die Laufbahn und er wird einfach loslegen. Seine Leidenschaft für das, was er tut, lässt ihn jede Herausforderung annehmen. Während des Spiels ist er wie in einer anderen Welt. Egal ob er introvertiert oder extravertiert ist, auf dem Spielfeld wächst er über sich hinaus. Aufgrund seiner Liebe zum Spiel ähnelt er dem Techniker in Bezug auf die Spielnuancen. Seine Bewegungen führt er als Spieler von hohem Niveau ganz intuitiv aus, was andere, die auf einem weniger hohen Niveau spielen, eventuell entmutigt. Er konzentriert sich darauf, sein Ziel zu erreichen, das Training sieht er hierfür nicht unbedingt als notwendiges Mittel an.

Schwächen

Das Schlimmste für einen Hochleistungssportler ist ein eingeschränkter Fokus. Das mag widersinnig klingen, da uns immer wieder eingeschärft wird, wir sollten uns mehr konzentrieren, bei einer Sportart bleiben, Ablenkungen vermeiden und so weiter. Die Wahrheit ist aber, dass unser Gehirn dann am besten funktioniert, wenn wir scheinbar zusammenhanglose Ideen miteinander verbinden, um ein komplexes Ganzes zu erschaffen. Oft wird ein sehr junger oder ein jugendlicher Multisportler dann erst zu einem guten Sportler, wenn er den Sport gefunden hat, den er ausüben will. Sein Bewegungsspeicher ist deutlich größer als der anderer, weil er jahrelang viele verschiedene Techniken und Bewegungen trainiert hat.

Wie man mit diesem Archetyp eine Verbindung aufbaut

Der Spruch »kenne dein Publikum« trifft beim Spezialisten den Nagel auf den Kopf. Vor allem muss ein Trainer verstehen, was ihn am meisten umtreibt. Das ermöglicht es, ihn dort abzuholen, wo er steht, sodass die Botschaft, die man vermitteln will, nachhaltigen Einfluss hat. Ein Spezialist möchte vor allem spielen. Diese Information sollten Sie nutzen, wenn Sie während des Coachings Beispiele und Vergleiche heranziehen, aber auch bei Gesprächen außerhalb des Trainingsumfelds. Lassen Sie uns einen Basketballspezialisten als Beispiel nehmen. Stellen Sie sich vor, Sie trainieren einen Basketballspieler, der sehr stolz auf seine Fertigkeit ist, tolle Slam Dunks zu machen. Sich das auszumalen, sollte Ihnen nicht schwerfallen, da sich während der NBA-Saison ein regelrechter Wettkampf um Slam Dunks entwickelt. Diesem Sportler zu vermitteln, dass *Hang Cleans* mit der Langhantel ihn »dynamischer« machen, ergibt für ihn keinen Sinn, weil er keinen Zusammenhang sieht. Er hält sich ja schon für dynamisch. Es fällt einem Basketballspieler, der so gut wie keine Probleme damit hat, Slam Dunks zu machen, schwer zu verstehen, dass es ihm helfen kann, seine Fertigkeiten besser einsetzen zu können, wenn er *Hang Cleans* macht. »Gib mir einfach einen Ball und lass mich mein Ding machen«, denkt er stattdessen. Als Leistungstrainer sehen wir jedoch den Zusammenhang, weil wir die nötigen Kenntnisse im wissenschaftlichen Bereich und in der Physik haben und Ausbildungsmodule und Anpassungsprozesse effektiv einsetzen können. Der Sportler denkt jedoch nur daran, dass er noch mehr trainieren muss, was ihn davon abhält, das zu tun, was er eigentlich tun möchte: Basketball spielen.

Das Beste wäre es, ihm zuerst zu erklären, warum er *Hang Cleans* machen sollte und wie sie ihm helfen und das nicht mit dem Vokabular eines

Leistungstrainers, sondern mit Begriffen aus dem Basketball. Sagen Sie zum Beispiel, »*Hang Cleans* zu machen kann deine vertikale Sprungkraft erhöhen, was heißt, dass du noch dynamischere Slam Dunks machen und damit deine Gegner wie Statisten aussehen lassen kannst.«

Sich des richtigen Vokabulars zu bedienen hilft dem Sportler, seinen Vorteil zu erkennen und erhöht damit die Wahrscheinlichkeit, dass er im Anschluss Übungen zielgerichtet ausführt. Wir vermitteln den Sportlern dann ein Konzept sinnvoll, wenn wir ihnen einen anderen Bezugsrahmen geben. Diese Kunst besprechen wir noch an späterer Stelle. Im Augenblick müssen Sie sich nur merken, dass wenige Sportler (und besonders keine Spezialisten) detailliebte Wissenschaftsvorträge hören möchten; sie möchten nur wissen, wie das, was sie tun, sie in ihrer Sportart besser macht.

Coaching-Lehrgang:

Beitrag des Trainers Adam Feit, MS (Master of Science), CSCS*D (Distinguished Certified Strength and Conditioning Specialist), RSCC (Registered Strength and Conditioning Coach)

Die Bezeichnung Spezialist hat in der Sportwelt eine ganz neue Bedeutung erlangt. Da die Zahl der Verletzungen stetig steigt und die Nachfrage nach spezifischen Privattrainern die Konten von Eltern plündert, hat ein Trainer heute gegen Widerstände anzukämpfen. Statt Sportler dazu zu ermutigen, in ihrer Jugend viele verschiedene Sportarten auszuüben, wird heute dazu geraten, sich auf eine Sportart zu konzentrieren, die ihren Fähigkeiten entspricht. Zahlreiche Einladungen zu Camps und Trainingslehrgängen bestätigen junge Sportler in ihrem möglichen zukünftigen Erfolg. Es wird ihnen geraten, sich so früh wie möglich auf einen Sport zu fokussieren, um Trainern auf Club-Ebene gerecht zu werden und garantiert rekrutiert zu werden.

Aber was passiert, wenn die Reise zu Ende ist?

Wenn das Licht ausgeht, packen die Leute ihre Sachen zusammen und jeder geht nach Hause.

Können junge Sportler aber einfach so weiterleben nach all dem Trubel und der harten Arbeit, bei der sie ihr Bestes gegeben haben? Oder noch spezifischer, können Trainer sie auf ein erfolgreiches Leben vorbereiten, wenn das letzte Spiel gespielt worden ist?

Ich hatte das Vergnügen in meiner über zehnjährigen Zeit als Trainer mit Tausenden Sportlern zu arbeiten. Es waren MVPs, zum wertvollsten Spieler gewählte Footballer aus der NFL dabei, aber auch Sportler, die direkt von der Schule zu uns kamen. Ich hatte die Chance, ihre Fertigkeiten in allen möglichen Sportarten zu entwickeln und zu verfeinern. Das hat mir bewusst gemacht, dass Spezialisten, egal auf welchem Niveau sie spielen, für ihren Sport leben. Für Spezialisten ist ein Spiel nicht nur ein Spiel. Es bringt ihnen Erfolg, sie können ihre Fähigkeiten verbessern und sich hervortun. Aber irgendwann kommt der Punkt und ihre Karriere ist vorbei. Dann müssen sie sich ihrem Leben stellen. Genau dann werden wir mehr gebraucht denn je.

Mir ist aufgefallen, dass es schwierig ist, zwischen Mensch und Sportler zu unterscheiden. Es gibt keine klare Trennung zwischen der Identität eines Menschen und der eines Sportlers. Spezialisten stellen sich als Spieler vor, sie bezeichnen Sport als ihr liebstes Hobby und ziehen grundsätzlich Training und Wettkämpfe ihrem Privatleben vor. Sie vermischen beide Bereiche so sehr miteinander, dass es Freunden und der Familie schwerfällt, sie auseinanderzuhalten. Und wenn sich dieser Prozess Jahr für Jahr wiederholt, werden die Sportler zur tickenden Zeitbombe, wenn sich die Frage stellt: »Und wie geht es jetzt weiter?« Sie kann aufgrund einer Verletzung aufkommen, die die Saison beendet, beim Wechsel in ein neues Team oder bei der Aussicht auf ein vorzeitiges Karriereende. Dann kann sich der Spezialist auf nichts mehr spezialisieren und Panik bricht aus.

Ich war einst der jüngste Kraft- und Konditionstrainer im Division I-Football. Mit 24 Jahren betreute ich damals 21 verschiedene Universitätssportarten und insgesamt über 400 Sportler. Mir standen zwei Krafträume zur Verfügung, die auf dem Campus verteilt waren, sowie nicht gerade sehr kooperative olympische Sporttrainer zur Seite, und es gab ein Football-Team, das seit über 20 Jahren nichts mehr gewonnen hatte. Mit anderen Worten, ich hatte alle Hände voll zu tun.

Nach einem (nicht unerwartet) etwas verunglückten Start in meiner ersten Football-Saison als Leiter des Kraft- und Konditionstrainings verletzte sich einer unserer besten Spieler. Er war der einzige Spieler im Team, der ausreichend Talent besaß, um Profispieler zu werden. Dieser junge Mann war in einem Trainingsumfeld groß geworden, hatte aber ebenso die Bibel und sein Spielzugbuch studiert. Er war ein Spieler, den jeder gern in seinem Team gehabt hätte. Er vereinte Sportkultur mit Engagement. Aber ein Defensivspieler zerstörte während einer Trainingseinheit an einem kühlen Herbstabend den Körper und den Willen dieses jungen Mannes, seine fünfte Saison zu Ende zu spielen.

Als ich, während der Sporttrainer irgendetwas zurechtbastelte, um ihn zu stabilisieren, neben ihm saß, war ich voller Emotionen und Mitgefühl. Auch ich hatte in meiner Highschool-Zeit eine Verletzung erlitten, die meine Saison beendete und wusste, wie sich das anfühlt. Aber trotz meiner eigenen Erfahrung brachte ich keinen Optimismus und keine bessere Bestärkung über die Lippen als das übliche »Es wird alles wieder gut, du wirst wieder gesund«. Mich schmerzte der Gedanke, dass ich als junger Coach »meinem« Spieler gegenüber meinen Gefühlen keinen angemessenen Ausdruck verleihen konnte.

Ich tat, was ich konnte, drehte mich um und brachte das Training zu Ende. Aber die Frage, warum ich nicht mehr für ihn getan hatte, ließ mich nicht los. Im weiteren Verlauf der Saison schaute ich ab und zu nach ihm, beim Frühstück oder im Kraftraum. Ich wollte ihn gerne sehen.

Ich wusste, dass er litt. Er kämpfte damit, im Team verbleiben zu können, zum Unterricht gehen zu können und im Strudel seiner Angst und seiner Depression nicht unterzugehen. Und ich hatte keinen gesunden Menschenverstand bewiesen und war nicht an seiner Seite geblieben, weil ich so beschäftigt gewesen war. Für diesen jungen Mann war Football seine ganze Welt und diesen Sport aufgrund eines Unfalls nicht mehr ausüben zu können, kam für ihn einer Katastrophe gleich.

Wenn so etwas wieder passiert ...

Ich werde engagierter sein. Ich würde die Situation aus drei Blickwinkeln betrachten: einmal den größeren Zusammenhang, einmal detailgetreu, und einmal aus der Perspektive des Sportlers. Wenn ich meine berufliche Laufbahn seit dieser Zeit betrachte, weiß ich, dass ich mich entwickelt habe. Heute vertrete ich einen Ansatz, der sich mehr auf den Sportler konzentriert statt auf mich selbst. Ich sehe in ihm heute mehr den Menschen und nicht nur den Leistungssportler und verbringe mehr Zeit mit ihm. Im Evaluationsprozess stelle ich ihm heute drei Fragen, damit wir beide wissen, was unser Ziel ist.

Was ist deine Identität? Wer bist du?

Oft definieren wir uns selbst als Spieler, Trainer, Väter, Mütter, Ehemänner oder Ehefrauen. Aber was wäre, wenn es keine Wettkämpfe, keine Kinder oder Ehepartner gäbe? Würde sich unsere Identität dann verändern? (Hinweis: Das sollte sie nicht). Die Identität ist das Fundament unseres Seins. Sie bestimmt, wie wir mit Menschen umgehen, wie wir unsere Gefühle ausdrücken, welche Verantwortung wir übernehmen und welche Chancen wir nutzen. Eine Identität ist kein beruflicher Titel. Wir können sie nicht einstellen oder feuern, rekrutieren oder absolvieren, finden oder verlieren. Sie ist das, was unser Innerstes ausmacht, wenn alles andere verloren scheint.

Was sind deine Werte? Was ist dir wichtig?

Für den Spezialisten ist es oft am wichtigsten, der Beste in seiner Sportart zu sein. Dies wird deutlich, wenn man sieht, wie viel Zeit er auf seinen Sport im Vergleich zu anderen Aktivitäten aufwendet. Für das, was uns wichtig ist, haben wir immer Zeit in unserem Leben. Ob es nun unser Ziel ist, ein besserer Spieler zu werden, bis spät in die Nacht zu arbeiten, um ein Projekt fertigzustellen, oder am Sonntagnachmittag einfach nur faul sind. Immer tun wir das, was uns in diesem Moment am wichtigsten ist. Wenn ein Spezialist seine ganze Zeit darauf verwendet, der Beste in seiner Sportart zu werden, hat er keine Möglichkeit, in anderen Bereichen seines Lebens zu wachsen. Einem Spezialisten begreiflich zu machen, dass auch andere Dinge in seinem Leben wichtig sind und Zeit erfordern, wird ihm den Übergang in den Alltag nach dem Sport erleichtern.

Was sind deine Ziele? Was willst du erreichen?

Das Ziel eines jeden Sportlers ist es, auf dem höchstmöglichen Niveau Erfolg zu haben und auf dem höchsten Podest zu stehen und die Früchte seiner Arbeit zu ernten. Jedoch sind manche Spezialisten so zielorientiert, dass sie andere Bereiche ihres Lebens dabei außer Acht lassen. Das haben wir alle schon in Zeitungen gelesen, im Fernsehen gesehen und als Trainer selbst erlebt. Aber wie schon John Maxwell in seinem Buch *The 17 Indisputable Laws of Teamwork* schreibt, wenn Spezialisten glauben, dass sie schon perfekt sind, haben sie den Überblick verloren. Ziele sollten nicht nur KLUG sein (spezifisch, messbar, erreichbar, realistisch und zeitgemäß). Sie sollten auch ZBE sein (zweckmäßig, beeindruckend und erfreulich). Ziele, die die Gesamtsituation erfassen, berücksichtigen nicht nur, was uns am Ende unseres Weges erwartet, sondern auch den Weg selbst.

Obwohl die meisten Trainer solch tiefgehende und direkte Fragen nicht gerne stellen, möchte ich Sie dazu dennoch ermutigen. Tun Sie dies, bevor es zu spät ist und Sie fassungslos die Hand eines jungen Mannes halten, der vor Schmerz schreit. Fragen Sie nicht, was Ihre Sportler fürs Team tun können, fragen Sie sie, was sie tun, wenn sie kein Team mehr haben.

Wenn Sie mit einem Spezialisten zusammenarbeiten, können Sie Folgendes tun:

Finden Sie heraus, was ihn außerhalb des Kraftraums und des Sportplatzes interessiert. Sie werden sich wundern, wie authentisch Ihr Coaching wird, wenn Sie mehr wissen als nur seinen Namen, seine Telefonnummer und wo er wohnt.

Helfen Sie ihm dabei, herauszufinden, wer er als Mensch ist und nicht nur als Sportler. Kann er zu irgendetwas im Kraftraum oder zu den Übungen beitragen? Kann er als Spieler-Trainer an Entscheidungsfindungsprozessen mitwirken?

Nehmen Sie jede Möglichkeit wahr, ihn darauf zu trainieren, dass es ebenso wichtig ist, ein guter Mensch zu sein, wie ein guter Teamkollege. Einige der besten Spieler sind von Grund auf gute Menschen. Integrieren Sie die Prinzipien Gemeinschaftssinn, Verantwortungsbewusstsein und Einsatzbereitschaft in Ihr Trainingsprogramm. Zu helfen und zu geben ist wichtiger als zu bekommen und zu nehmen.

Machen Sie ihm klar, dass jeder Abschnitt des Lebens seine Zeit und seinen Sinn hat und dass das auch gut so ist. Verbringen Sie Zeit mit dem Spezialisten, um mit ihm private oder berufliche Ziele herauszuarbeiten, die darüber hinaus gehen, wie er sein Körperfett verringert, wie er mit 40 Jahren noch schnell laufen kann oder ob er sich eine breitere Hantelbank kaufen soll. Am wichtigsten ist es, sich Zeit dafür zu nehmen, ihm beim Übergang ins wahre Leben zu helfen, wenn seine Zeit als Spezialist abgelaufen ist.

Denn auch wenn ihr Sportler Jahre damit verbracht hat, in seinem Feld zum Spezialisten zu werden, wird ihn die Möglichkeit, Dinge in seinem Sinne zu beeinflussen, weiter bringen, als eine Trophäe in seinen Händen oder eine Medaille um seinen Hals zu tragen.

Der Politiker

Überblick & Stärken

Die meisten Trainer erinnern sich sicher an einen Sportler, dessen Mundwerk genauso groß wie seine sportlichen Leistungen war. Diesen Archetyp bezeichne ich als Politiker, weil er oft charismatisch, humorvoll und sehr redselig ist, aber auch allzu gut weiß, was er will und wie er es bekommt. Der Politiker wird oft versuchen, Sie mit Fragen zu bombardieren, die den Trainingsablauf betreffen, damit Sie denken, er sei konzentriert bei der Sache, nur um dann doch durchs Netz zu schlüpfen (um Wiederholungen und ganze Sätze auszulassen oder sich kaum anzustrengen). Der Politiker ist allgemein ein selbstsicherer Typ, aber er findet auch Wege, sich in der Menge zu verstecken, wenn er nicht bemerkt werden will. Er ist aber längst nicht so störend wie das Sprachrohr (mehr dazu weiter unten). Das Sprachrohr möchte jederzeit beachtet werden, wohingegen der Politiker das nur möchte, wenn es seinem Vorteil dient. Ansonsten bevorzugt der Politiker, unter dem Radar zu bleiben und zu hoffen, damit durchzukommen.

Schwächen

Menschen, die es bevorzugen, bestimmte Arbeiten nur zu verrichten, wenn es ihnen gerade passt, verlassen nicht gerne ihre Komfortzone und können daher schlecht mit Unannehmlichkeiten umgehen. Sie werden nicht gerne mit etwas belästigt, das für sie im Augenblick nicht wichtig ist und nehmen nicht an, dass dieses Verhalten negativ auf sie zurückfällt. Ein Politiker macht sich das Leben gerne leicht und merkt nicht, dass er sich damit auf lange Sicht Probleme schafft. Wenn ein Politiker je eine Führungskraft werden will, muss er lernen, dem Trainingsprogramm zu vertrauen und Dinge zu tun, die er im Augenblick nicht tun möchte.

Wie man mit diesem Archetyp eine Verbindung aufbaut

Politiker lieben es, ihre Meinung zu äußern und die Freiheit zu haben, tun zu können, was sie wollen. Sie sind nicht grundsätzlich ungewillt, eine Aufgabe hinter sich zu bringen, aber sie möchten sie auf ihre Art und Weise, zu ihren Bedingungen und nach ihrem Zeitplan erledigen. Der einfachste und effektivste Weg, mit diesem Archetyp klarzukommen, ist, ihm klarzumachen, dass Sie sein Spiel durchschauen. Wenn der Politiker mit Smalltalk Zeit schinden will, so machen Sie das einen Moment lang mit und lassen ihn dann wissen, dass wieder gearbeitet werden muss. Wenn man mit einer dynamischen Person wie dem Politiker zu tun hat, ist es wichtig, die Interaktion sehr persönlich zu gestalten, um ihm die Gelegenheit zu geben, viele Facetten Ihrer Persönlichkeit kennenzulernen. Zeigen Sie ihm, dass er nicht der Einzige ist, der gerissen und anpassungsfähig ist. Aggressivität und Autorität hasst der Politiker am meisten, sie werden Ihnen bei ihm nicht weiterbringen.

Vielleicht befolgt er Ihre Anweisungen kurzfristig, aber bei nächster Gelegenheit wird er Ihre Bemühungen untergraben und rebellieren.

Bieten Sie dem Politiker so viele Alternativen wie möglich an. Wenn beispielsweise die Übung aus einer Hocke mit einer Langhantel besteht, lassen Sie ihn entscheiden, wie er diesen Satz ausführen möchte, jedoch basierend auf den von Ihnen zuvor aufgestellten Möglichkeiten. Damit schlägt man zwei Fliegen mit einer Klappe: Zum einen handeln Sie ethisch richtig, weil Sie dem Sportler erlauben, die Übung so zu machen, wie er es will, was ihm ein Gefühl der Kontrolle vermittelt. Und da er mitbestimmen durfte, wird er sich weniger darüber mit Ihnen streiten, wie der Satz im Einzelnen auszuführen ist. Sicher gibt es auch Übungen, die dies nicht zulassen, weil sie sich auf einen bestimmten Trainingsablauf beziehen oder eine bestimmte Ausführung erfordern (Übungen mit Bändern oder Ketten, exzentrisches Krafttraining, Anwendung der Kontrastmethode). In einem solchen Fall lassen Sie ihn bei einer der folgenden Übungen entscheiden, wie er sie ausführen möchte. Erinnern Sie sich an das, was ich in Kapitel 1 schon erwähnte: Es gibt viele Möglichkeiten der Anpassung, wichtig ist allein, dass wir unser Ziel auf effiziente und sichere Art erreichen. Beim Politiker ist es ganz besonders wichtig, den Programmablauf offener zu gestalten, Ihre Pläne zu überdenken und vielleicht einen anderen Weg zu beschreiten.

Coaching-Lehrgang:

Beitrag von Dave Puloka, MEd (Master of Education), CSCS

Innerhalb der NFL gibt es viele Politiker und zwar in jedem Team. Sie neigen dazu, clever und sympathisch zu sein. Sie sind zumeist erfahrene Spieler und daher haben sie großen Einfluss auf andere. Wenn sie Teil eines Teams sind, das auf eine hohe Integritätskultur und auf harte

Arbeit großen Wert legt, sind sie relativ harmlos. Sie können aber wie ein Krebsgeschwür für ein Team sein, das seine Identität noch sucht. Da ich schon beide Arten von Teams trainiert habe, kann ich Ihnen sagen, dass es im zweiten Fall viel schwerer ist, mit Politikern umzugehen – oder wenigstens birgt die Situation ein höheres Risiko, weil Sie sich nicht nur um den Politiker kümmern müssen, sondern auch um seine jungen, leicht zu beeindruckenden Teamkollegen. In dieser Situation müssen Sie sich seiner Taktik bewusst sein, sonst erweisen Sie ihm einen Bärendienst, weil Sie ihn nicht dazu bringen werden, sein Potenzial zu maximieren. Sie müssen sich dem Verhalten des Politikers direkt stellen, sonst folgen seine Teamkollegen seinem Beispiel.

Folgendes müssen Sie über einen Politiker wissen: Er mag es nicht, direkt konfrontiert zu werden und für gewöhnlich ist es ihm wichtig, was Sie von ihm denken. Wenn Sie also die Möglichkeit haben, sich alleine mit ihm zu unterhalten, sollten Sie in der Lage sein, Ihr Verhältnis voranzubringen. Er wird Ihnen außerdem dankbar dafür sein, wenn Sie ihn nicht vor versammelter Mannschaft zurechtweisen.

Aus meinen neun Jahren als NFL-Trainer fällt mir in diesem Zusammenhang ein Spieler ein. Ironischerweise sprach dieser immer wieder davon, sich irgendwann für ein öffentliches Amt bewerben zu wollen, und ich würde mich auch nicht wundern, wenn er es eines Tages täte. Ich habe ihn einige Jahre trainiert, sodass wir uns gut kennengelernt haben. Schon auf dem College war er in einem HIT-Programm (ein hochintensives Krafttraining) gewesen und daher hatte er nun Probleme, sich unserem System und unserer Philosophie unterzuordnen. Er hatte eine hohe Meinung von sich selbst und wurde außerdem vor anderen nicht gerne zurechtgewiesen, weil er sich sicher war, den Weg bisher alleine bewältigt zu haben. Warum also etwas reparieren, was gar nicht kaputt war? Es war eben doch etwas kaputt, was er zu diesem Zeitpunkt jedoch noch nicht wusste.

Er hatte eine hyperlordotische Körperhaltung, ein Hohlkreuz, mit steifen Hüften und Fesseln. Er entwickelte selbst viel Kraft, konnte sie aber nicht auffangen. Einen Basketball in den Korb zu dunken war einfach für ihn, aber wieder gut auf dem Boden aufzukommen war ein Problem. Unsere Übungen zur Verbesserung seiner Sprungkraft hielt er für reine Zeitverschwendung in einem sowieso schon »langweiligen« Aufwärmprogramm. Im Kraftraum hatte er Probleme bei Übungen auf einem Bein, vor allem, wenn sie die Hüfte beanspruchten, wie zum Beispiel einbeiniges Rumänisches Kreuzheben. Aber anstatt an seinen Problemen zu arbeiten, versuchte er, die entsprechenden Sets zu umgehen. Konfrontierte man ihn damit, machte er sich über die Übungen lustig und bezeichnete sie als dumm und irrelevant. Nicht, dass er den Kraftraum nicht mochte, er verbrachte sogar sehr viel Zeit dort, auch wenn er eher Bodybuilding betrieb. John Woodens Zitat, »Verwechseln Sie Betriebsamkeit nie mit Leistung«, traf hier den Nagel wirklich auf den Kopf.

Obwohl er meistens eine absolute Nervensäge war, besaß er doch auch gute Qualitäten. Er hatte einen wundervollen Humor und viele Interessen außerhalb des Footballs. Wenn es im Umkleideraum hitzige Debatten gab, so hatte er sie entfacht. Er hatte zu allem und jedem eine Meinung, sei es Politik, Beziehungen, Geld oder Religion und er gab jedem Ratschläge, ob einer sie hören wollte oder nicht. Für mich bestand die Herausforderung darin, ihn zum Zuhören zu bewegen und letztlich dazu, etwas zu verändern. Ich wusste, er würde nicht mehr zuhören, wenn ich wütend würde. Ich wollte, dass er zwei Dinge verstand: erstens das Warum unserer Trainingsphilosophie und wie sie ihm helfen konnte, und zweitens, dass sein Verhalten, besonders seine mangelhafte Regelbefolgung und sein mangelnder Fokus, Einfluss auf seine Teamkollegen hatte. An diesem Punkt in seiner Karriere waren seine Verletzungen eher orthopädischer Natur (gebrochene Knochen), aber sein generelles Bewegungsprofil deutete darauf hin, dass es nicht mehr lange dauern würde, bis er sich eine Muskelzerrung zuzog.

Und so kam es auch. Später in der Saison begann er unter Schmerzen im unteren Rücken zu leiden und bekam Probleme mit seiner Achillessehne. Und obwohl er bei keinem Spiel aussetzen musste, hatte sich seine Leistung im Vergleich zum Vorjahr verschlechtert. Nun war er frustriert, besonders, da in dieser Zeit Vertragsgespräche anstehen sollten.

Als er im März des darauffolgenden Jahres zum Trainingsauftakt in der *Off-Season* zurückkam, ergriff ich die Gelegenheit und verabredete mich mit ihm. Statt eines Gesprächs hinter verschlossenen Türen lud ich ihn in ein Restaurant ein, das ihm, wie ich wusste, gefiel. Ich glaubte, dass ein neutraler Ort und eine nette Atmosphäre positiv zum Gesprächsverlauf beitragen würden. Ich begann das Gespräch damit, ihm zu erklären, dass ich wusste, dass er alles hätte, was einen guten Spieler in seiner Liga ausmacht und dass er sogar Kapitän werden könne, wenn er wollte und dass, ob es ihm nun gefiel oder nicht, all die jungen Spieler (und davon hatten wir in diesem Jahr viele), zu ihm aufsahen. Ich sagte ihm auch, dass ich mir nicht die Mühe gemacht hätte, mich mit ihm zu treffen, wenn er mir gleichgültig wäre. Ich erinnere mich, dass ich ihn fragte, »Was ist der Unterschied zwischen deinem Vertrag und meinem?«

»In meinem Vertrag stehen mehr Nullen«, witzelte er.

»Das ist wahr, aber meiner ist langfristig abgesichert«, antwortete ich. »Deiner nicht. Und es ist viel leichter, deine Leistung zu beurteilen als meine. Ich kann mir mehr Fehler erlauben als du. Wenn du nicht gesund bleibst, wirst du nicht mehr lange einen Job haben. Du wirst als verletzungsanfällig abgestempelt werden und das war's. Aber bevor meine Arbeit infrage gestellt wird, müssen erst viele Sportler Muskelzerrungen bekommen. Das ist vielleicht nicht fair, aber wahr.«

»Was willst du mir damit sagen?«, fragte er mich defensiv.

»Ich will sagen, dass mein Job viel leichter wäre, wenn ich dich einfach tun lasse, was du willst. Dann verletzt du dich möglicherweise oder auch nicht. Mein Gehalt ist so oder so gesichert. Aber so bin ich nicht. Ich mag dich und ich mag auch das Team. Wenn du Erfolg hast, hat auch das Team Erfolg und umgekehrt.«

»Und was soll ich, deiner Meinung nach, tun?«

»Ich möchte, dass du deinen Stolz begräbst und geduldig bist und Vertrauen in mein Training hast.«

Er stimmte mir zu und wir besiegelten unseren Deal mit einem Handschlag. Ich schlug vor, dass er die Rechnung begleichen sollte, da er ja einige Nullen mehr auf dem Konto hatte, aber er teilte mir mit, dass er in diesem Restaurant nie bezahlen müsste, weil der Besitzer ein Dolphins-Fan war. Unglaublich.

Ich wünschte, ich könnte berichten, dass er in diesem Jahr ein vorbildlicher Schüler war, aber das war er nicht. Ich musste ihn immer noch von Zeit zu Zeit daran erinnern, sich auf seine Übungen zu konzentrieren. Aber dennoch verbesserten sich seine Fähigkeiten Gewichte zu heben und er blieb gesund.

Ebenso schloss er einen weiteren lukrativen Vertrag ab und, was noch wichtiger war, durch sein Verhalten wurde das Interesse vieler Teamkollegen geweckt. Daraus folgten diverse Einzelgespräche, die schließlich das Wesen des Trainings ausmachen.

Diese Philosophie erinnert mich an ein Zitat von Mike Sherman, mit dem ich zwei Jahre lang gemeinsam coachen durfte. »Fordere die Wahrheit. Erzähle die Wahrheit. Lebe die Wahrheit«, sagte er immer. »Wenn es keine Wahrheit gibt, gibt es auch kein Vertrauen. Wenn es kein Vertrauen gibt, gibt es keine Beziehung. Wenn es keine Beziehung gibt, haben alle deine Bemühungen keinen Sinn.«

Der Anfänger

Überblick & Stärken

Irgendwann ist jeder Archetyp mal Anfänger. Dann steht er mit aufgerissenen Augen da, ist überwältigt und übereifrig und Sie müssen mit ihm wirklich ganz am Anfang anfangen. Ob er nun erst spät mit dem Sport begonnen, kein gutes Training genossen, erst spät einen Wachstumsschub erlebt hat oder einfach keinen Trainer hatte, der sich für ihn Zeit genommen und ihn gut instruiert hat, der Anfänger benötigt viele Anweisungen und noch mehr Geduld.

Einer der größten Vorteile eines Anfängers ist, dass er physisch und psychisch noch geformt werden kann. Er hat keine fest verankerten Vorstellungen vom Training. Ebenso stellt sich schnell eine Leistungssteigerung ein, da er zuvor fast nie ernsthaften Stressfaktoren eines ordentlichen Trainings ausgesetzt war. Wenn man richtig mit ihm umgeht, durchlebt er eine Metamorphose und besitzt die Qualitäten eines Soldaten, einer Führungskraft oder eines Kreuzritters (die beiden Letzteren werden wir noch kennenlernen).

Schwächen

Will man den Anfänger verbessern, muss man Geduld haben. Wie alle jungen Schüler ist er für gewöhnlich begierig darauf, sich zu verbessern oder wenigstens mitzukommen und mit seinen schon erfahreneren

Teamkollegen zu wetteifern. Genauso wie man ein großartiges Essen damit zerstören kann, dass man es nicht auf der richtigen Temperatur zubereitet oder zu schnell vom Herd nimmt, kann die Entwicklung eines Anfängers irreparabel zerstört werden, wenn man versucht, zu viel zu früh zu erreichen. Wichtig ist es, ihn langsam zu entwickeln, weil das am produktivsten ist.

Wie man mit diesem Archetyp eine Verbindung aufbaut

Um eine Verbindung zum Anfänger aufzubauen, muss man sich an die Zeit erinnern, als man selbst Anfänger war. Wie hat es sich damals angefühlt, Anfänger zu sein? Wie haben Sie reagiert, als Sie zum ersten Mal eine bestimmte Übung nicht richtig ausgeführt haben? Was würden Sie sich selbst heute raten? Diese Fragen sind hilfreich, wenn Sie sich in einen Anfänger hineinversetzen möchten. Mit ein wenig Empathie können Sie Ihre Trainingsbotschaft besser vermitteln und den Anfänger da abholen, wo er steht sowie ihm gleichzeitig dabei helfen, sich vorzustellen, dass eine langsame Entwicklung ihn ultimativ zum Erfolg führt. Ein Bild, das dies verdeutlicht, ist Wasser, das über Felsgrund fließt – gleichmäßig und beständig, langsam aber sicher bahnt es sich seinen Weg und formt dabei die Landschaft.

Coaching-Lehrgang:

Beitrag von Trainer Fred Eaves, MEd, CSCS, RSCC

Das Schönste am Training mit Highschool-Schülern ist es, in einer für sie prägenden Zeit ein wichtiger Bestandteil ihrer physischen, psychischen und emotionalen Entwicklung sein zu dürfen. Dies ist nicht nur eine Ehre, sondern auch ein Privileg und etwas, das mir sehr am Herzen liegt. Meine Highschool-Schüler sind in jeder Hinsicht Anfänger. Daher nennen wir unseren Ansatz gerne »Langzeitbraten« und beziehen uns dabei auf ihre Entwicklung, denn wir wollen ja nichts überstürzen. Dieser Ansatz steht leider allem, was diese jungen Menschen täglich erleben, diametral entgegen.

Die größte Belohnung auf diesem Niveau ist es, einen jungen Sportler dabei zu beobachten, wie er dem Entwicklungsprozess aus vollem Herzen zustimmt, und, als Ergebnis, sein größtes Potenzial nicht nur als Sportler, sondern auch als Mensch ausschöpft. Als Trainer an einer Schule, die von der Vorschule bis zur Abschlussklasse alle Altersstufen umfasst, hatte ich das Vergnügen, Schüler schon als Fünfjährige trainieren zu dürfen und sie zu jungen Erwachsenen heranreifen zu sehen. Es ist wirklich etwas Besonderes, Schüler in so einem jungen Alter kennenzulernen, und hat zu langjährigen Freundschaften geführt. Momentan arbeite ich mit Kindern, die in der zweiten Klasse der Battle Ground Academy (BGA) waren, als ich sie übernommen habe.

Den jungen Mann, den ich als Beispiel eines Anfängers anführen möchte, ist auf dem rechten Weg, sein Potenzial auf ganzheitliche Art zu nutzen. Potenzial ist grundsätzlich eine individuelle Sache, besonders im sportlichen Bereich. Unser Entwicklungsprozess an der BGA bezieht sich auf individuelle Verbesserungen und beinhaltet, sich mit früheren Versionen seiner Selbst zu vergleichen. Dieser junge Mann wird nicht in der Division I spielen, wenn seine Zeit an der BGA zu Ende ist, aber ich glaube, dass er ein erstklassiger Mensch, Ehemann und Vater werden wird. Wir möchten zuerst den Menschen entwickeln und glauben, wenn das erfolgreich gelingt, ergibt sich alles andere von selbst.

Ich traf diesen jungen Mann in meinem ersten Jahr an der BGA. Damals war er in der achten Klasse und kam damit gerade aus der Middle School. Der erste Tag in einer neuen Highschool kann für einen Achtklässler ganz schön einschüchternd sein. Unsere Kultur hier ist zwar sehr positiv und gastfreundlich, aber sie unterscheidet sich sehr von dem

Umfeld, das unsere Schüler in der Middle School erleben. Dieser junge Mann lief mit weit aufgerissenen Augen herum und er hatte große Angst. Ich spürte sofort, dass ich eine Verbindung zu ihm herstellen musste, damit er weiterhin an unserem Programm teilnahm. Hierbei kann es sehr hilfreich sein, Körpersprache und Gesichtsausdrücke der Sportler genau zu beobachten.

Er war einer der wenigen Sportler, der an der Middle School nicht an einem Sport, der im Frühjahr gespielt wird, teilgenommen hatte und seine Eltern hatten daher darum gebeten, dass er schon früher als seine Mitschüler am Nachmittagsprogramm der Schule teilnehmen konnte. Ich ging auf ihn zu und verwickelte ihn sofort in ein Gespräch über seinen Tag, seinen sportlichen Hintergrund und seine Hobbys. Was ich am ersten Trainingstag mit neuen Sportlern gerne tue, um mit ihnen eine Beziehung herzustellen, ist, eine angenehme Atmosphäre zu schaffen. Normalerweise reiße ich Witze und versuche, wenn möglich, das Eis zu brechen. Ich glaube, dass es wichtig ist, sich nicht zu ernst zu nehmen, wenn man mit Highschool-Sportlern zusammenarbeitet. Am Ende üben sie den Sport doch nur aus, weil er ihnen Spaß macht. Es ist wichtig zu verstehen, dass sie keine Profis sind und ihr Umfeld daher spielerisch und unterhaltsam sein muss. Alles, was wir tun, tun wir für unsere Sportler und bei Kindern gibt es keinen Platz für ein übergroßes Ego.

Ich nehme auch gerne über kurze Einzelgespräche Kontakt zu meinen Athleten auf, die nichts mit Sport oder dem Training zu tun haben. Diese Technik ist sehr hilfreich, wenn die Sportler die Einrichtung oder das Training an sich noch nicht kennen. Das hört sich nach einer herausfordernden Aufgabe an, wenn man an die Menge von Kindern denkt, mit denen wir jeden Tag zusammenarbeiten, aber eigentlich gehört dies zu den täglichen Begegnungen mit den Kindern. Tägliches positives Miteinander ist wichtig, um Beziehungen aufzubauen. Diese Technik wandte ich also bei dem jungen Mann an, um eine engere Beziehung zu ihm aufzubauen. Der Prozess einer Beziehungsbildung verläuft stetig und ist auch sehr anfällig. Coach und Sportler müssen sorgsam damit umgehen, Vertrauen aufzubauen und es zu bewahren. Wir bemühen uns täglich um den Aufbau und den Erhalt einer Beziehung zu unseren Athleten und erklären ihnen, dass dies ein wechselseitiger Prozess ist. Es ist wichtig, dass die Sportler wissen, dass wir sie zuerst als Menschen sehen. Ich möchte nicht, dass meine Sportler denken, dass ihr Wert nur daraus besteht, dass sie einen bestimmten Sport ausüben.

Ich möchte ebenso durch mein Verhalten ausdrücken, dass sie mich jederzeit ansprechen können. Ich mache sogar Witze über mich selbst, um die Atmosphäre aufzulockern. Ich glaube, dass es wichtig ist, dass man seine Sportler wissen lässt, wer man wirklich ist. Jeder Trainer muss jeden einzelnen seiner Sportler ganz persönlich kennenlernen, damit der sein wahres Potenzial entfalten kann. Mir gelang es damals, diesen jungen Mann bei unserer ersten Unterredung zu entspannen. Ich stellte ihm einige persönliche Fragen und machte ein paar Witze auf meine eigenen Kosten. Es ist schon erstaunlich, wie viel man als Autoritätsperson mit Selbstironie bei einem jungen Mann mit einem geringen Selbstvertrauen erreichen kann.

In unserem ersten Gespräch vertraute er mir an, dass der Campus ihm sehr groß erschien. Veränderung kann für junge Sportler sehr überwältigend und auch furchteinflößend und frustrierend sein. Ein wenig Empathie zu zeigen ist dann oft hilfreich dabei, eine Beziehung aufzubauen. Ich versuche immer, mich an Zeiten in meinem Leben zu erinnern, in denen mir eine große Veränderung bevorstand, zum Beispiel eine neue Gruppe von Sportlern trainieren zu müssen. Ich kann sehr gut nachempfinden, was ich damals empfand und das hilft mir, mich in die Gefühle anderer hineinzuversetzen. Ich erzählte dem Sportler von meinem ersten Tag in der Highschool und wie eingeschüchtert ich war, als ich zum ersten Mal das Gebäude betrat, um ihm zu zeigen, dass ich wüsste, was er gerade empfand. Ich glaube, wir müssen unsere Sportler an unseren Ängsten, Sorgen und Gefühlen teilhaben und sie wissen lassen, dass es völlig in Ordnung ist, so zu empfinden. Wichtig ist dabei, dass wir diese Emotionen richtig kanalisieren, wenn wir mit jungen Sportlern zu tun haben.

Ich merkte, wie er sich von Jahr zu Jahr immer mehr entspannte und wohler fühlte und wie er immer selbstbewusster wurde, als er die Technik zu meistern begann. Er hat sehr viel an sich gearbeitet und sich beständig in allen Bereichen des Trainings weiterentwickelt. Dieser Sportler hat sich in den vier Jahren, in denen er an unserem Programm teilnahm, total verändert. Seine Arbeitsethik ist unvergleichlich und er hat die meisten seiner Ziele und Erwartungen sogar übertroffen. Aufgrund seiner harten Arbeit und seiner großartigen Einstellung mussten wir seine Ziele immer wieder neu definieren. Ich habe ihm dabei zugesehen, wie er sich von einem blutigen Anfänger zu einem jungen Mann entwickelte, der mit seiner Technik einer der Besten seiner Schule wurde.

Es war sehr wichtig gewesen, ruhig zu bleiben und ihn immer wieder zu ermutigen. Geduld ist wirklich extrem wichtig bei Anfängern. Wenn sie die Dinge raushaben, entwickeln sie sich schnell, aber sie dahin zu bringen, ist nicht immer leicht. Ihnen ist das Trainingsumfeld sehr fremd und daher ist es wichtig, dass der Trainer das anerkennt. Ruhig, aber konsequent zu sein, ist für beide von Vorteil. Vor allem müssen wir mit gutem Beispiel vorangehen. Wenn wir Geduld und Konsequenz von ihnen erwarten, müssen wir ebenso geduldig und konsequent sein. Allein die neurologischen Veränderungen werden bedeutende Verbesserungen bewirken. Es ist wichtig, diese Veränderungen schon früh zu erkennen und gut mit ihnen zu arbeiten, wenn man mit Anfängern zu tun hat.

Ein Anfänger wird gute und schlechte Tage haben, aber beim Training müssen wir konsequent sein und dafür sorgen, dass er in seiner Einstellung, seinen Bemühungen und seiner Bereitschaft auch konsequent bleibt. Es ist wichtig, seinen Sportlern ein Bewusstsein für diesen Prozess zu vermitteln, am besten, indem man sich über ihre Fortschritte mit ihnen freut. In sportlicher Hinsicht zeigte sich das harte Training des jungen Mannes durch Erfolge auf dem Spielfeld. Es ist immer schön zu sehen, wie ein Sportler, an den andere Trainer nicht geglaubt hätten, auf dem Spielfeld brilliert.

Es gibt viele Momente als Coach, in denen man sich fragt, ob sich die Mühe und all die Stunden, die man investiert, lohnen, wenn man selbst wenig verdient und keine Jobsicherheit hat. Wenn man in unserem Beruf erfolgreich sein will, muss man eine Dienstleistungsmentalität haben und selbstlos sein. Sie werden mehr Zeit mit den Sportlern, die Sie trainieren, verbringen als mit Ihrer eigenen Familie. Und es wird viele Fälle geben, in denen Sie nicht die Früchte Ihrer Arbeit ernten werden, besonders, wenn Sie es mit jungen Sportlern zu tun haben. Wenn Sportler nach Jahren das Programm abbrechen, habe ich oft gedacht, »Der Junge hat nicht das Zeug dazu«, denn ich war frustriert und glaubte, nicht genug für die Sportler zu tun und sie nicht zu erreichen. Als ich älter wurde, habe ich gelernt, solche Schlüsse nicht zu ziehen, weil der Reifeprozess immer weitergeht. Von Zeit zu Zeit begegnete ich später einem Sportler, der nicht »das Zeug« dazu gehabt hatte, aber ich fand heraus, dass das, was wir ihm beigebracht hatten, doch sein Leben verändert hat. Dabei denke ich immer an die Geschichte der drei Steinmetze. Ein Reisender trifft auf drei Steinmetze und fragt sie, was sie machen. Der Erste beschreibt, wie hart sein Job ist und dass er sehr unglücklich ist. Der Zweite antwortet, dass er arbeitet, um Geld für seine Familie zu verdienen, und dass er zufrieden mit seiner Arbeit ist. Der Dritte strahlt und sagt dem Mann, »Schauen Sie mal, ich baue eine Kathedrale.« Ich möchte, dass wir unsere Arbeit so betrachten, als bauten wir eine »Kathedrale«. Vielleicht sehen wir nie, wie sie fertiggestellt wird, aber wir sind Teil eines großartigen Prozesses gewesen, der besser ist und mehr bedeutet als unser Beitrag zu ihm.

Die Führungskraft

Überblick & Stärken

Von allen Archetypen, denen Sie begegnen, fällt die Führungskraft am meisten ins Auge. Ihr unbezwingbarer Wille, ihr Charisma und ihr natürlicher Wunsch, sich zu verbessern und Erfolg zu haben, machen die Führungskraft zu jemandem, mit dessen Unterstützung man eine hohe Leistungskultur schaffen kann. Sie hat ein erstaunliches Talent, nämlich die Fähigkeit, ihre eigenen Stärken zu nutzen, um das Beste aus anderen herauszuholen. Die Führungskraft ist der natürliche Influencer und möchte, dass andere sich auch verbessern. Sie ist verantwortungsbewusst, vertrauenswürdig, integer, charismatisch und hat eine wunderbare Arbeitsethik. Über eines muss man sich jedoch im Klaren sein: Manche Sportler tragen zwar das »Führungs-Gen« in sich, haben aber noch nicht das Selbstvertrauen oder die Reife, um es richtig einzusetzen. Daher muss man diese angehenden Stars erkennen. Mit etwas Anleitung und vielleicht mit ermunternden Worten (sie wissen lassen, dass man diese Stärken bei ihnen sieht und möchte, dass sie eine Führungsrolle einnehmen) kann man ihnen helfen, mehr an sich zu glauben und ihren Entwicklungsprozess beschleunigen.

Schwächen

Auch wenn es so scheint, als hätten Führungskräfte keine Schwächen, wissen wir, dass dies nicht stimmt. Führungskräften macht es nichts aus, wenn nötig Verantwortung für das ganze Team zu übernehmen, denn sie sind zu großen Opfern bereit, um ein Ziel zu erreichen. Sie arbeiten intensiv auf ein positives Ergebnis hin, um mit dem Gefühl nach Hause zu gehen, alles dazu beigetragen zu haben. Obwohl dies eine lobenswerte Eigenschaft ist, stellt sie für die Führungskraft eine Gefahr dar: Oft tragen sie die Last anderer oder nehmen die Schuld für Niederlagen auf sich, auch wenn sie nach außen keine Stresssymptome zeigen (obwohl es einige gibt, die ihr Herz auf der Zunge tragen), aber innerlich haben sie das Gefühl, ihren eigenen Erwartungen nicht zu genügen. Oft gehen sie im Kopf jede Spielsituation und jede Bewegung noch einmal durch und fragen sich, was sie anders hätten machen können und was sie in Zukunft anders machen werden, um keine Niederlage mehr erleiden und sich schlecht fühlen zu müssen.

Wie man mit diesem Archetyp eine Verbindung aufbaut

Aufgrund Ihrer eigenen Persönlichkeit und Ihres Kommunikationsstils sollte es Ihnen sehr leicht fallen, mit einer Führungskraft eine Verbindung aufzubauen. Sie mag Trainer, die eine zielgerichtete Vision haben, die ehrlich sind, feste Überzeugungen vertreten und gerne anderen helfen. Ob Sie nun eine neue Aufgabe innerhalb eines Teams oder einer Organisation übernehmen oder eine neue Gruppe von Sportlern betreuen, immer ist es wichtig, die Führungskräfte im Team auszumachen. Einerseits wird es Ihnen Ihre Arbeit erleichtern und andererseits können Sie so die Dynamik in Ihrer Beziehung zu der Führungskraft bestimmen. Wenn Sie auf eine Führungskraft treffen, gewinnen Sie am besten an Stärke, indem Sie Stärke weitergeben. Sie müssen sie wissen lassen, dass Sie ihre Arbeit schätzen, dass Sie sie unterstützen und dass Sie sie als Vorbild für ihre Teamkollegen sehen (eine Rolle, in die sie ohnehin streben werden). Wenn Sie so vorgehen, unterstützen Sie sie in ihrem Charakter und gewinnen ihr Vertrauen. Das wird ihre Beziehung stärken und Führungskräfte zu mächtigen Verbündeten bei der Aufgabe machen, eine produktive Arbeitskultur im Trainingsumfeld herzustellen.

Coaching-Lehrgang:

**Beitrag von Trainer Ron McKeefery, MA (Master of Arts),
MSCCC (Master of Science, Certificate of Clinical Competence),
CSCS*D (Distinguished Certified Strength and Conditioning Specialist)**

Was mich am meisten an der Arbeit mit College-Sportlern begeistert ist, dass ich die Gelegenheit habe, sie im Übergang von der Highschool zum College zu begleiten. Bei unserer Rekrutierung schauen wir auf viele Faktoren, aber nach einem suchen wir besonders: nach Führungsfähigkeit. War der Sportler schon in seinem Highschool-Team Kapitän? Hatte er einen guten oder einen schlechten Einfluss auf seine Teamkollegen? Hat er andere inspiriert?

Das Problem mit diesen Kriterien ist, dass die meisten (nicht alle) Highschool-Teams ihren Kapitän nicht nach dessen Fähigkeiten wählen, sondern nach seiner Beliebtheit. Es ist in den Rekrutierungsmonaten Januar und Februar nicht ungewöhnlich, dass die meisten Schüler behaupten, Kapitän in ihren Teams gewesen zu sein und damit eine Führungskraft. Oft führen sie ihr Team auf dem Footballfeld zu Erfolgen und sind voller Selbstvertrauen und Mut. Aber an einem Samstag im September, acht Monate später am College, ist von ihren Führungsqualitäten nicht mehr viel zu sehen, wenn sich die Spielgeschwindigkeit und der Leistungsdruck erhöht haben. Bisher habe ich noch mit keiner geborenen Führungskraft zusammengearbeitet. Jedoch habe ich mit einer Reihe von Sportlern zusammengearbeitet, die später herausragende Führungskräfte geworden sind. Ein Spieler sticht da besonders heraus.

Als er in seinem ersten College-Jahr zu uns kam, war er zuvor Quarterback gewesen. Er hatte eine erfolgreiche Highschool-Karriere hinter sich gebracht und sein Team als Kapitän zum Landesmeister gemacht. Seine Eltern, ein interkulturelles Ehepaar, waren beide Erzieher und sehr nette Menschen. Auch war er sehr gottesgläubig und im Umfeld der Kirche aufgewachsen.

Die meisten würden behaupten, dass er eine geborene Führungskraft war. Die einzige Person aber, die das bestimmte – er selbst nämlich –, behauptete das Gegenteil. Aus seiner Sicht war er ein blutiger Anfänger, der auf der Reservebank saß. Er war sich unsicher, ob er je spielen, geschweige denn Kapitän werden würde.

Es gab Momente in seinem ersten Jahr, in denen wir von seinen Fähigkeiten und Führungsqualitäten enttäuscht waren. Wir fragten uns, ob er je den Standard erreichen würde, den wir für ihn gesetzt hatten. Er bemerkte zwar, dass er andere beeinflussen konnte und dass er Führungsqualitäten besaß, aber er wusste nicht warum. Das Richtige zu tun, sich anzustrengen und lernbereit zu sein war ihm von frühster Kindheit an beigebracht worden.

Obwohl er in seinen eigenen Augen ein privilegiertes Leben geführt hatte, kämpfte er doch mit eigenen Problemen. Als Kind hatte er unterschwellig Rassismus erlebt und während seines ersten Jahres am College musste er feststellen, dass er die Position als Quarterback, die er immer eingenommen hatte, nicht bekommen würde. Bis zu diesem Punkt hatte er sich nie als Führungskraft gesehen. Er hatte die Tatsache, dass er andere führte, immer nur mit seiner Position als Quarterback in Zusammenhang gebracht oder damit, dass er in der Startaufstellung gewesen war.

John Maxwell bezeichnet in seinem Buch *5 Levels of Leadership* die fünf Ebenen der Führung: Position, Zustimmung, Produkt, Menschenentwicklung und Spitze. Innerhalb der Ebene Position folgen einem die Menschen, weil sie es müssen und als Quarterback in der Highschool war er daran gewöhnt. Er hatte auch die ausdrückliche Zustimmung, andere anzuführen (von Trainern und von anderen Spielern) und er produzierte gute Ergebnisse (er war wirklich talentiert). Als er das College besuchte, verlor er diese Ebenen der Führung, da er auf verschiedenen Positionen spielte und nicht mehr als Quarterback. Ich wollte ihm dabei helfen, sich von der Ebene I (basierend auf seiner Position) zur Ebene V zu entwickeln, nämlich an die Spitze und den Respekt seiner Teamkollegen zu gewinnen dafür, wer er war und was er darstellte. Gleichzeitig wollte ich ihn im Kraft- und Ausdauertraining coachen.

Die meisten nehmen sicher an, dass es leichter ist, Führungskräfte zu trainieren. Oft kann dies aber auch viel schwieriger sein. Bei diesem besonderen Sportler tat ich folgende vier Dinge, zu denen ich Ihnen auch rate:

1. *Holen Sie sich Zustimmung:* Wie schon mehrfach in diesem Buch erwähnt, muss man eine Beziehung zu den Sportlern aufbauen, um Einfluss nehmen zu können. Führungskräfte sind besonders gut informierte Klienten. Sie haben Werte und Anschauungen und eine klare Vorstellung von sich und der Welt, die sie umgibt. Beständigkeit und langfristiger Fortschritt sind sehr wichtig. Wie ein guter Freund von mir immer sagt: »Liebe buchstabiert man so: ZEIT«. Es ist sehr wichtig, einer Führungskraft zu erlauben, in einem Prozess einen Beitrag zu leisten. Bei diesen Sportlern müssen Sie einen Paradigmenwechsel anstoßen. Sie sollen sich selbst auf einer neuen Ebene sehen. Bei unserem Spieler begann die Phase I damit, ihm motivierende Zitate und Bibelverse zu schicken (da ich wusste, dass er dies mochte). Dies führte zu ausgedehnten Gesprächen nach dem Training und dann zu vertraulichen Gesprächen über einen Positionswechsel.

2. *Definieren Sie »gut«:* Wir mussten das nehmen, was er als »gut« ansah und neue Standards setzen. Bis zu diesem Punkt in seinem Leben war es gut für ihn gewesen, ein Stipendium fürs College zu bekom-

men. Nun mussten wir ihm eine neue Ebene aufzeigen und ihn dazu ermutigen, dort hinzukommen. Schon früh hatten wir ihn auf verschiedenen Positionen eingesetzt, um zu sehen, was er tun musste, um Stammspieler zu werden. Später setzten wir statistische Daten der NFL für Quarterbacks ein (und dann für die Safety-Position, als er dorthin wechselte). Wir mussten ihm auch klarmachen, wie viel Einfluss er außerhalb des Trainingsumfeldes hatte. Dies taten wir, indem wir ihn dazu herausforderten, mehr zu sein als nur irgendein Student; er sollte erkennen, dass er seinen Status als berühmter Sportler dazu nutzen konnte, etwas in der Welt zu bewegen. Wir begannen damit zu definieren, wie er Football als Plattform nutzen konnte, um in seiner Gemeinde Einfluss zu nehmen. Später arbeiteten wir an seiner Laufbahn als professioneller Football-Spieler.

3. *Nutzen Sie den Gruppenzwang als Vorteil*: Das College ist eine Phase im Leben, in der die meisten Menschen entdecken, wer sie wirklich sind. Hier begegnen sie guten und schlechten Einflüssen. Gruppenzwang hat einen großen Einfluss auf junge Menschen und als Trainer können wir ihn zu unserem Vorteil nutzen. Also gründeten wir mit diesem Sportler und anderen Spielern eine Gruppe, die sich »Die Kommission« nannte. Wir trafen uns jede Woche und lasen gemeinsam das Buch von John Maxwell, *Leadership: Die 21 wichtigsten Führungsprinzipien*. Jeder musste sich ein Prinzip vornehmen und vortragen, wie es auf ihn und das ganze Team anwendbar war. Weil wir ein Umfeld schufen, das Führungsqualitäten begrüßte, war es auf einmal cool, das Richtige zu tun. Mit anderen Worten, wir nutzen den Gruppenzwang für eine gute Sache.

4. *Ziehen Sie sie zur Verantwortung:* In einem Teamumfeld mit mehr als 100 Sportlern fallen kleine Fehler von Führungskräften nicht weiter auf. Aber mit jedem kleinen Fehler wird das Potenzial einer Führungskraft geschwächt. Führungskräfte nehmen dann gerne He-

rausforderungen an, wenn sie glauben, sie meistern zu können. Man muss die Messlatte aber hoch ansetzen und jede Führungskraft bei Fehlern zur Verantwortung ziehen. Dieser besondere Sportler glaubte, er hätte sich seine Startnummer schon gesichert. Er und auch andere Spieler fragten sich daher, warum ich zu ihm so streng war. Am Ende seiner Laufbahn war er jedoch sehr dankbar dafür, dass ich die Messlatte so hoch gehängt hatte.

Dieser ganz besondere Sportler, ein »ehemaliger Quarterback«, der damit gerungen hatte, sich selbst als Führungskraft anzusehen, wurde ein aufstrebendes NFL-Talent, das letztendlich nicht nur sein NFL-Team anführte, sondern auch in seiner Gemeinde eine große Rolle spielte.

Nicht jeder Spieler wird Kapitän eines Teams. An den Rekrutierungswochenenden im Januar und Februar sage ich den Rekruten immer, dass das Kraft- und Ausdauertraining mehr ist als nur Sport; dass ich möchte, dass sie die besten Leader werden, der sie werden können, und das in allen Bereichen ihres Lebens. Diese jungen 18-Jährigen werden irgendwann eigene Familien haben, um die sie sich kümmern müssen, und um das effektiv tun zu können, müssen sie von dem zehren, was sie als Sportler gelernt haben.

Ich kann mir keinen besseren Ort als den Kraftraum, den Konditionsbereich oder das Footballfeld vorstellen, um die Fähigkeiten zu vermitteln, die man braucht, um etwas in der Welt zu bewegen. Hier haben Sportler die Möglichkeit, sich Ziele zu setzen, daran zu arbeiten, diese zu erreichen, zu lernen, auch mit Schwierigkeiten fertig zu werden, Ausdauer zu beweisen, erfolgreich zu sein und mit anderen gut zusammenzuarbeiten. Sie wissen nie, wer einmal der Leader Ihres Teams wird. Manchmal wissen die Spieler es selbst nicht, aber wenn Sie jeden Sportler dazu ermutigen, sein Bestes zu geben, werden Sie oft genau das finden, wonach Sie gesucht haben.

Der Selbstsaboteur

Überblick & Stärken

Sie können irgendeinen Trainer oder Spieler egal welcher Sportart dazu befragen, ob er je einen Sportler kennengelernt hat, der zwar physisch talentiert war, aber nicht die nötigen mentalen Fähigkeiten besaß, und jeder wird Ihnen eine Geschichte erzählen können. Diese Geschichten handeln von Sportlern, deren Ängste und Zweifel sie davon abhalten, sich physisch und psychisch weiterzuentwickeln. Für sie ist zwar ihre sportliche Leistung sehr wichtig, dennoch plagen sie Zweifel oder sie machen in entscheidenden Situationen Fehler. Diesen Archetyp bezeichne ich als Selbstsaboteur.

Es gibt verschiedene Möglichkeiten, einen Selbstsaboteur zu identifizieren. Einige von ihnen sind beim Training sehr gewissenhaft, haben eine gute Arbeitsethik und sind bemüht, sich ständig zu verbessern. Andere wiederum sind zwar sehr begabte und talentierte Sportler, nehmen aber ihr Training nicht ernst genug, weil ihnen ihr Privatleben wichtiger ist. Sich zu sehr auf seine angeborenen Fähigkeiten zu verlassen kann zu schlechten Lebensentscheidungen und schlechter Vorbereitung führen. Mit anderen Worten, einige Selbstsaboteure sind zwar beim Training engagiert, sabotieren sich aber selbst, wenn sie im Rampenlicht stehen. Andere wiederum sind zwar Naturtalente, sabotieren sich aber selbst, weil sie ihr Talent nicht richtig nutzen.

Schwächen

Egal welcher Typ in Ihrem Team ist, beide haben das gleiche Grundproblem: Paralyse durch Analyse. Wenn man zu viel während eines Wettkampfs nachdenkt, verlangsamt dies die Nervenimpulse, die für eine schnelle und präzise muskuläre Aktion sorgen. Dieser Fehler verbreitet sich dann wie ein Virus und auf den ersten Fehler folgt der nächste. Viele der Sportler, die unter diesen Archetyp fallen, konzentrieren sich so stark auf ihre Fehler, dass diese zeitweise ihre gesamte Identität bestimmen. Wenn sie einmal von Selbstzweifeln, Angst und Frust geplagt werden, wirkt sich dies so negativ aus, dass sie letztendlich gar nicht mehr an Wettkämpfen teilnehmen können. Es ist wie ein Teufelskreis. Viele Selbstsaboteure kämpfen mit der Angst und der Wut, die solche Situationen bei ihnen auslösen. Andere wiederum versuchen, sich abzulenken und ihren Frust woanders abzuladen, kämpfen dann aber damit, einen geeigneten Blitzableiter zu finden.

Wie man mit diesem Archetyp eine Verbindung aufbaut

Gute Trainer wissen, dass ein Selbstsaboteur sich nur ändern kann, wenn er sich Situationen, die ihn ängstigen, stellt. Sie wissen, dass das Gegenteil von Angst nicht keine Angst ist, sondern Freude am Lernen. Diese beidseitige Erkenntnis führt zu einer besseren Kommunikation zwischen Sportlern und Trainern, die verstanden haben, was *Conscious Coaching* bedeutet. Für einen Trainer, der einen Selbstsaboteur in seinem Team ausgemacht hat, ist es wichtig, diesen während des Trainings genau zu beobachten, um herauszufinden, was er besonders gut kann und was sein Selbstbewusstsein stärkt. Hat man diese Stärken einmal identifiziert, ist es leichter für den Trainer, die Ängste seines Sportlers in einen Kontext zu setzen und Strategien zu entwickeln, die ihm seine Ängste nehmen, zum Beispiel eine richtige Visualisierungspraxis.

Boxkämpfer und ihre Betreuer verkörpern diese Philosophie perfekt. Ein Boxer kann an noch so vielen Sandsäcken und Attrappen üben – um im Wettkampf gut zu sein, muss er es wagen, einem Gegner von Angesicht zu Angesicht gegenüberzustehen und einen Schlag abzubekommen. Nur so kann er lernen, dem gleichen Schlag beim nächsten Mal auszuweichen. Man kann seine Angst nur dann besiegen, wenn man sich ihr immer wieder stellt und aus seinen Erfahrungen lernt. Nur die ständige Wiederholung dieser Erfahrung überzeugt einen Selbstsaboteur. Er sollte sich seinen Ängsten in den Situationen stellen, in denen er einem Gegner zu unterliegen glaubt. Aus Sicht eines Trainers wird sich die positive Wirkung einer solchen »Feuerprobe« nur dann verstärken, wenn Sie den Selbstsaboteur dabei anleiten. Sie als Trainer müssen ihm dabei helfen, die Folgen seiner Handlungen und Fehler aufzuschlüsseln, damit er vergebene Möglichkeiten erkennt und Fehler nicht wieder begeht.

Coaching-Lehrgang:

Beitrag von Bryan Mann, PhD (Doctor of Philosophy), CSCS*D (Distinguished Certified Strength and Conditioning Specialist), RSCC*D (Distinguished Registered Strength and Conditioning Coach)

Ich habe schon viele Selbstsaboteure trainiert und muss ehrlich sagen, dass ich diesen Archetyp sehr gerne mag. Das Einzige, was ihnen im Weg steht, sind sie selbst. Wenn der Selbstsaboteur aus sich herauskommt, kann er ein großartiger Spieler sein. Oft hat er Probleme außerhalb des Trainingsumfelds, aber dabei kann man ihm helfen.

Das Erste, was ich bei einem Selbstsaboteur, den ich gecoacht habe, gemacht habe, war es, ihn intensiv kennenzulernen. Als ich ihn dann besser kannte, verstand ich, warum er die Dinge machte, wie er sie machte. Er war der Sohn eines Trinkers und Schlägers. Sein Vater hatte immer von ihm verlangt, perfekt zu sein, alles andere war ihm zu wenig gewesen. Brachte sein Sohn einmal keine guten Leistungen, hat er getobt und ihn geschlagen.

Jedes Mal, wenn der Sportler nun Leistung erbringen musste, bekam er Angst. Er konnte gar keine guten Leistungen bringen, weil die Angst, seinen Vater möglicherweise zu enttäuschen, zu groß war. Der Psychologe und Begründer der Flow-Zustände, Mihály Csíkszentmihályi, betont, dass man voll und ganz im Moment leben muss, um Bestleistungen zu erbringen und den Flow zu spüren. Dieser Sportler konnte das aber nicht, weil er, immer wenn es im Wettkampf eng wurde, mental zum kleinen Jungen wurde, der Angst vor den Schlägen seines Vaters hat.

Wie konnte ich es also schaffen, ihn zu erreichen? Als Erstes brachte ich ihm ganz viel Zuneigung entgegen. Wenn er etwas gut gemacht hatte, umarmte ich ihn. Wenn er etwas schlecht gemacht hatte, umarmte ich ihn ebenso. Er sollte wissen, dass Zuneigung zu bekommen nicht von seinen Leistungen abhing. Außerdem arbeiteten wir an mentalen Fähigkeiten wie Entspannung und Achtsamkeit. Dieser junge Mann litt unter einer posttraumatischen Belastungsstörung und brauchte dringend eine Therapie. Während er seine Stunden beim Psychologen besuchte, versuchten wir das dort Gelernte in unser Trainingsprogramm zu integrieren. Wir machten Atemübungen und achteten darauf, bei jeder Übung etwas zu empfinden und den Augenblick zu spüren. Eine posttraumatische Belastungsstörung ist keine kognitive Störung, sondern eine physiologische Reaktion. Sie hat mit dem Sympathikus zu tun. Die körperliche Reaktion ist entweder Kampf oder Flucht. Jede Entscheidung, die der Selbstsaboteur trifft, während sein Sympathikus involviert ist, wird von Emotionen gesteuert und ist nicht bewusst und rational. Daher muss der Selbstsaboteur in bestimmten Situationen achtsamer und entspannter sein. Das kann man auch im Kraftraum üben.

Die Entspannungs- und Achtsamkeitsübungen, die er machte, hatte ihm sein Psychologe gezeigt, der die Steuerung der Therapie in der Hand hatte. Ich kann nicht genug betonen, dass wir als Kraft- und Ausdauertrainer keine Grenzen überschreiten sollten. Anstatt Sportlern bei der Bewältigung ihrer latenten psychischen Probleme selbst helfen zu wollen, sollte man sie mit einem Fachmann in Verbindung bringen. Im Kraftraum haben wir jedoch viele Visualisierungsübungen gemacht. Vor jedem schweren Gewichtheben haben wir Cooks Visualisierungs- und Konzentrationsmodell angewandt. Hilft Visualisierung im Kraftraum wirklich? Ja, das tut sie. Aber ist sie unbedingt notwendig? Nein, das ist sie nicht. Visualisierung ist eine Methode wie jede andere und man muss sie üben, um sie zu beherrschen. Das taten wir im Kraftraum, damit er sie, wenn es brenzlig für ihn wurde, einsetzen konnte.

Aber wie hat er diese Methode auf seinen Sport angewandt? In Situationen, in denen er normalerweise scheiterte, visualisierte er sich als siegreich. Diese Übung wiederholte er so oft, bis seine Angst mit der Zeit verschwand. Es hatte sich sozusagen in seinen Kopf eingebrannt, wie er in Drucksituationen handelte. Statt Situationen im Kopf durchzuspielen (oder schlimmer noch, sich in seine Kindheit zu versetzen), konnte er nun einfach loslegen und war trotzdem im entscheidenden Augenblick ganz präsent, im Flow und vermochte so gut zu spielen, wie er konnte.

Wir arbeiteten auch an seinem Fokus. Hierbei waren Cooks Modell und die Visualisierung ebenso hilfreich. Wir konzentrierten uns auf die Dinge, die in seinem Sport am wichtigsten waren, wie zum Beispiel die Signale von der Trainerbank, bestimmte Spielzüge, die aufgerufen wurden, oder was um ihn herum gerade passierte. Es gibt vieles, was im Sport nicht wichtig ist (zum Beispiel Fans, die Medien, das Fernsehen und bis zu einem gewissen Grad auch Dinge wie ein Heimvorteil). Wenn man auf all das achtet, ist man verloren. Natürlich hat man Angst, weil man ja einen Sport auf hohem Niveau ausübt und bei jedem Spiel von 5000 Sachen abgelenkt wird. Aber wenn man gelernt hat, diese Dinge auszublenden und sich stattdessen auf das zu konzentrieren, was zählt, dann kommt man viel besser zurecht.

Damals zeigte ich diesem Sportler einen Film mit dem Titel *Der Pfad des friedvollen Kriegers*. Das war wahrscheinlich das Beste, was ich je getan habe, weil ihm die Botschaft des Films im Gedächtnis geblieben ist.

Der Krieger stellt in dem Film drei Fragen: »Wo bist du? Wann bist du? Was bist du?« Die richtige Antwort lautete: »Ich bin genau hier. Genau jetzt. In diesem Moment.« Von diesem Film, so erklärte der Sportler damals einem Teamkollegen, hätte er gelernt, dass es im Wettkampf egal sei, was seine Freundin über ihn dachte, was seine Eltern über seine Erfolge oder Misserfolge dachten und was die Fans dachten. Wichtig war einzig der Augenblick. Das verhalf ihm dazu, besser zu spielen und erfolgreich zu sein. Von da an fragte er sich oder ich ihn jedes Mal, wenn er nervös wurde: »Wo bist du? Wann bist du? Was bist du?« Und sofort war er wieder im Hier und Jetzt.

Diese Technik basiert auf dem Phänomen der Gedankensperre. Sie funktioniert wirklich gut, denn egal was um einen herum passiert, man kann immer nur an eine einzige Sache denken. Es ist unmöglich, an zwei Dinge gleichzeitig zu denken. Wenn seine Gedanken ins Negative zu rutschen drohten, musste er sich nur sein Mantra: »Ich bin genau hier. Genau jetzt. In diesem Moment« vorsagen, und schon waren andere Gedanken beiseitegeschoben.

Ich wünschte, ich könnte Ihnen davon berichten, dass dieser junge Mann ein Profisportler geworden ist und eine glänzende Karriere hinter sich gebracht hat, aber das stimmt leider nicht. Er hat aber aus seinem Talent und angesichts seiner schrecklichen Kindheit das Beste gemacht, was er konnte. Vielleicht gehöre ich mit meiner Meinung zu einer Minderheit, aber ich glaube, dass unser Job darin besteht, Kinder und Jugendliche an eine Sportart heranzuführen, und nicht darin, sie als Mittel zum Zweck zu betrachten, um zu gewinnen. Dieser junge Mann hatte auf jeden Fall gelernt, seine Dämonen zu bekämpfen und weniger Angst im Leben zu haben.

Was man aus dieser Geschichte lernen kann: Der Selbstsaboteur sorgt sich manchmal um zu viele Dinge gleichzeitig. Daher muss man mit ihm daran arbeiten, sich nur auf die vorliegende Aufgabe zu konzentrieren. Nicht jedem gelingt das; es ist eine Fähigkeit, die erst entwickelt werden muss. Üben Sie mit Selbstsaboteuren positive Selbstgespräche, Gedankensperren und Visualisierungen. Alle drei Methoden sind sehr effektiv, um erfolgreich zu sein. Manche Sportler benötigen jedoch zusätzlich eine Therapie oder Medikamente oder beides. Nicht jeder Sportler dieses Archetyps hat ein Trauma erlebt, aber viele schon. Es gibt einen Spruch, der heißt: »Jeder, dem Sie heute begegnen, hat seinen eigenen Kampf zu kämpfen; seien Sie also nett zu ihm.« Vielleicht benötigt jemand Hilfe und die bekommt er nicht, wenn man ihn anschreit.

Das Sprachrohr

Überblick & Stärken

Das Sprachrohr als Archetyp ist im Team sehr störend und jeder Kraft- und Ausdauertrainer, der entweder im Team oder privat mit ihm zusammengearbeitet hat, weiß das. Die fast schon unerbittliche Entschlossenheit, jederzeit gesehen oder gehört zu werden, macht das Sprachrohr zu einem Archetyp, der sehr leicht zu identifizieren ist. Je nach Ausprägung kann sein unaufhörliches Geschnatter positiv oder negativ oder einfach nur unsinnig und dumm sein.

Trotz seiner aufdringlichen Art kann das Sprachrohr in bestimmten Situationen dadurch positiv auffallen, dass es als Verstärker der natürlichen Energie, die im Umkleideraum, im Kraftraum oder vor dem Spiel entsteht, dient. Manche Sportler dieses Archetyps sind Meister der Rhetorik, was heißt, dass sie genau wissen, was ihre Zuhörer hören wollen und wie sie etwas formulieren müssen, um das Engagement ihrer Teamkollegen zu stärken. In dieser Hinsicht sind sich das Sprachrohr und der Politiker ähnlich.

Schwächen

Oft fällt es dem Sprachrohr schwer, sich zu konzentrieren. Egal, wie viel Atem es verschwendet, es pustet die Segel eines Schiffs selten in die richtige Richtung. Es tut so, als berühre es nichts und als sei nichts eine echte Herausforderung. Das erinnert im ersten Moment an eine narzisstische Persönlichkeit, aber in Wahrheit soll dieses Verhalten nur Unsicherheiten und Denkfehler überdecken. Trotz des Erfolgs eloquenter Sportlegenden wie Muhammad Ali, Floyd Mayweather und Terrell Owens ist Blödsinn reden nicht gerade sehr beliebt. Die geistige Anstrengung, die darauf verwendet wird, dient letztendlich nur der Ablenkung. Besser wäre es, sie würden einfach nur gut spielen, weil das den Gegner am meisten einschüchtert.

Wie man mit diesem Archetyp eine Verbindung aufbaut

Versuchen Sie, Situationen aus dem Blickwinkel des Sprachrohrs zu sehen. Auch wenn Sie eher ein reservierter und introvertierter Trainer der alten Schule sind, der Clint Eastwood in *Gran Torino* nachspielt, müssen Sie sich doch damit abfinden, dass es Menschen gibt, die nicht so wie Sie sind. Um eine Gruppe von Individuen erfolgreich zu trainieren und aus jedem das Beste herauszuholen, müssen Sie Situationen aus verschiedenen Perspektiven sehen können. So schwierig das für Trainer der alten Schule auch sein mag, ist es doch effektiv, um eine Verbindung mit dem Sprachrohr aufzubauen. Die Menge an digitalen Medien und das breite unterhaltsame Sportprogramm lassen einen nicht zur Ruhe kommen. Mittlerweile ist eine Generation von Spielern herangewachsen, die glaubt, dass es normal sei, ständig seine Meinung zu äußern. Besonders in den Vereinigten Staaten haben wir eine Kultur, die es feiert, wenn jemand laut und anders als andere ist, auch wenn er nichts zu sagen hat. Sportler können heute 24 Stunden an jedem Tag der Woche Informationen zu den Gedanken, Verletzungen oder persönlichen Problemen ihrer Vorbilder über die sozialen Medien, Messenger-Dienste und andere Online-Gerüchteküchen erhalten und sich darüber auslassen. Und irgendwann beginnen sie zu denken, dass sie selbst auch die große Welle machen müssen. Denn Blödsinn-Reden gab es schon zu biblischen Zeiten! Das schien auch bei David im Ersten Buch Samuel, Kapitel 17, Vers 46 zu funktionieren, als er gegen Goliath kämpfte. Aber wie der Autor Malcolm Gladwell betont, gibt es da noch andere Faktoren zu berücksichtigen. Davids Blödsinn-Reden war nicht der ausschlaggebende Faktor dieser Machtprobe.

Dennoch müssen wir Trainer Kompromisse machen und das Sprachrohr da abholen, wo es steht, um es beeinflussen zu können. Kompromisse einzugehen ist für alle langfristigen Beziehungen wichtig. Um zum Sprachrohr eine Beziehung aufzubauen, muss man eine gute Balance finden: Man muss es gewähren lassen, ihm aber gleichzeitig zu verstehen geben, wann es die Bühne zu verlassen hat. Sprachrohre sollten daran erinnert werden, sich von Trugbildern oder Götzen in unserer Kultur nicht beeindrucken zu lassen. Als Trainer wissen wir, dass berühmte Beispiele dieses Archetyps eher die Ausnahme als die Regel sind. Von der überwiegenden Mehrheit der Sprachrohre hört man nicht viel, denn sie bringen keine gleichbleibend gute Leistung, weil sie zu viel Zeit mit Reden verschwenden.

Coaching-Lehrgang:

Beitrag von Trainer Kyle Holland, CSCS

Wenn Sie noch nicht lange als Coach arbeiten, kann es sehr nervenaufreibend sein, vor einer Gruppe von Menschen zu stehen und eine Übung zu erklären. Man könnte es mit dem Unbehagen vergleichen, das man empfindet, wenn man eine öffentliche Rede halten muss. Wenn man eine Gruppe von professionellen Sportlern trainiert, verdreifacht sich dieses Unbehagen sogar. Und wenn unter den Sportlern ein Sprachrohr ist, wird das Unbehagen noch größer. Wie man mit diesem Archetyp fertig wird, ist wichtig dafür, wie die Trainingsstunde mit der ganzen Gruppe verläuft. Wie Sie mit dem Sprachrohr umgehen, kann auch ein Maßstab dafür sein, ob Sie als Trainer für eine größere Bühne bereit sind. Ob es Ihnen nun gefällt oder nicht, wenn Sie langfristig ein Profi-Team coachen wollen, müssen Sie lernen, diesen Archetyp zu handhaben.

In einem meiner früheren Jobs habe ich in einer privaten Einrichtung gearbeitet, in der es viele professionelle Sportler gab, die während der *Off-Season* bei uns trainierten.

Die Gruppe, die ich trainierte, bestand hauptsächlich aus NHL-Spielern. Wenn Sie nichts über Eishockey wissen, verstehen Sie vielleicht nicht, wie mörderisch dieser Sport in Bezug auf Körper und Geist sein kann. Dieser Sport zieht sehr zähe und toughe Personen an. Eishockeyspieler verbringen beim Training, auf dem Weg zu Wettkämpfen und in der Umkleidekabine viel Zeit unter Jungs und daher ist ihr Humor manchmal etwas deftig. Damit komme ich gut klar und finde ihn sogar lustig und erfrischend. Sprachrohre unter ihnen wissen immer genau, was sie zu wem wie sagen und haben einen wunderbar bissigen Humor. Diesen Humor haben sie in jahrelangem Training noch verfeinert. Ein Sportler, der dem Archetyp des Sprachrohrs genau entspricht, ist mir besonders in Erinnerung geblieben und ich hatte das große Glück, mit ihm zusammenarbeiten zu dürfen, dabei viele Fehler zu machen und schließlich mit ihm über mehrere *Off-Seasons* hinweg eine langfristige Beziehung aufzubauen. Diese Erfahrung war für mich unbezahlbar und ich bin sehr dankbar dafür. Hoffentlich kann ich auch Ihnen etwas davon vermitteln, egal in welcher Branche Sie tätig sind.

Bevor man das Training mit dem Sprachrohr beginnt, muss man wissen, dass sie einen dumm dastehen lassen können. Ob so ein Spieler nun unverblümt mit seinen Teamkollegen spricht oder sich in den sozialen Medien austobt, man sollte keine Vermutungen darüber anstellen, warum er das tut. Die Gründe können vielfältig sein. Vielleicht redet er viel, weil es ihn motiviert und sein Selbstverständnis stärkt. Oder vielleicht sieht er seinen Namen gerne in der Zeitung gedruckt und glaubt, dass jede Presseerwähnung ihm zu mehr Ruhm verhilft. Oder er gibt nur vor so zu sein, weil dies Teil seines Masterplans ist, sich als Marke aufzubauen und damit Geld zu verdienen (das passiert häufiger als man denkt). Egal, was seine Motivation auch ist, das Sprachrohr möchte Aufmerksamkeit auf sich ziehen. Das findet es ganz normal. Denken Sie einfach nicht zu viel darüber nach und seien Sie nicht enttäuscht davon. Ihre Aufgabe ist es, diese Sportler gut zu handhaben und wenn Ihnen dies gelingt, werden Sie vielleicht einen besseren Job als Trainer bekommen oder mit einem Sprachrohr im Rampenlicht stehen als der Trainer, der es zu dem gemacht hat, was es ist.

Eigentlich muss man es nicht sonderlich erwähnen, aber ich tue es dennoch. Bei jeder Trainingseinheit MÜSSEN Sie gepflegt und professionell aussehen und gut vorbereitet sein. Sie müssen nicht in einer besseren physischen Verfassung als die Sportler sein, aber wenigstens in etwa genauso gut. Die Sprüche »Kleider machen Leute«, oder »Wer ein Mann sein will, sollte einen Anzug tragen«, klingen vielleicht abgedroschen, aber es steckt auch etwas Wahres in ihnen. Sie werden erst dann ernst genommen, wenn Sie sich korrekt präsentieren. Das glauben Sie mir nicht? Probieren Sie es mal aus. Tragen Sie ein paar Tage lang ein Polo-Shirt zu Ihrer kurzen Trainingshose und Sie werden den Unterschied merken. Auch müssen Sie früher da sein und den Kraftraum für die Übungen, die Sie machen wollen, hergerichtet haben. Wie viel früher? Früher als der pünktlichste Sportler, der vorher noch Dehnübungen machen will oder ein anderes Workout. Keiner aus der Gruppe sollte sehen, wie Sie den Raum herrichten. Das sollte geschehen sein, bevor die Sportler zur Tür hereinkommen. Nicht organisiert zu sein, fällt auf

Sie als Trainer zurück. Und wenn man mit Sprachrohren zu tun hat, sollte man seine Sache im Griff haben. Sie dürfen ihnen keine Munition liefern, die sie gegen Sie verwenden können, bevor das Training überhaupt begonnen hat. Stehen Sie mit dem rechten Fuß auf und minimieren Sie die Risiken, damit alles so läuft, wie Sie es wollen.

Genauso wichtig wie es ist, gut vorbereitet zu sein, ist, dass Sie authentisch sind. Sie sollten keine Fassade aufbauen oder den Stil eines anderen Trainers kopieren. Zurzeit arbeite ich als Spezialist für taktische Leistungen für das Militär. Der Kommandant unserer Einheit ist eine sehr gute Führungskraft und eines Tages fragte ich ihn nach einem Rat, wie man andere beeinflussen kann. Er riet mir, mich nur auf mich selbst zu konzentrieren und ganz und gar ich selbst zu sein. Er riet mir ebenso dazu, eine größere Version meiner Selbst zu erschaffen. Das war der beste Ratschlag, den mir je einer gegeben hat. Menschen spüren, wenn Sie vortäuschen, jemand zu sein, der Sie nicht sind. Das könnte schwierig werden. Dem Sprachrohr, das ein feines Gespür hat, wird es sofort auffallen und mit ihm weiß es auch die Gruppe. Es wird die Gelegenheit nutzen, Sie zur Witzfigur zu machen. Von diesem Fehler werden Sie sich nur schwer erholen und kaum jemand wird Sie von da an noch ernst nehmen.

Wenn das Sprachrohr während einer Trainingseinheit wieder einmal meint, einen Plausch halten zu müssen, ist es Ihre Aufgabe als Trainer, diesen Plausch in die Trainingseinheit zu integrieren und die Session am Laufen zu halten. Lassen Sie sich von ihm nicht die Butter vom Brot nehmen. Nur so versammeln Sie die kollektive Kraft der Gruppe hinter sich und Ihre Sportler werden lernen, sich besser im Zaum zu halten. Die Unterstützung durch die Gruppe wird Ihnen dabei helfen, das Sprachrohr in Schach zu halten. Aber wenn er positive Energie verbreitet, dann reiten Sie auf seiner Welle mit. Ignorieren können Sie diese Art von Sportler jedenfalls nicht.

Nutzen Sie alle Vorteile, die das Sprachrohr Ihnen verschaffen kann, aber seien Sie vorsichtig, sich dabei nicht von ihm vereinnahmen zu lassen und nicht mehr der zu sein, der Sie wirklich sind, oder schlimmer noch, dem Sprachrohr die Kontrolle zu überlassen. Wenn Sie die Kontrolle allzu oft abgeben, wird es schwer sein, sie dem Sprachrohr wieder abzunehmen.

Das Sprachrohr kann aber auch einen negativen Einfluss haben. Registrieren Sie dies, aber verfahren Sie wie immer. Zwischen einzelnen Übungen sollten Sie versuchen, den Sportler dann ganz ruhig anzusprechen: »He, geht es dir gut? Ich habe bemerkt, dass du heute etwas neben dir gestanden hast. Wenn ich irgendetwas für dich tun kann, lass es mich wissen.« Es ist wichtig, eine persönliche Beziehung aufzubauen. Wenn Sprachrohre merken, dass man sich um sie als Mensch sorgt, werden sie sich nicht gegen Sie wenden oder versuchen, Ihre Autorität zu untergraben. Dann sind Sie auf dem rechten Weg, ein stabiles und lang anhaltendes harmonisches Verhältnis aufzubauen, das für Sie und für die Sprachrohre wunderbar sein kann.

Wie bei jedem anderen Spieler, so ist es auch beim Sprachrohr wichtig, es gut kennenzulernen, damit man weiß, wie es tickt. Bewahren Sie in Bezug auf das Team oder die Gruppe Ihren Coaching-Stil, aber ziehen Sie die Sportler, die eine persönliche Ansprache benötigen, zur Seite. Wenn das Sprachrohr mit einer Frage zu Ihnen kommt oder nach Änderungen seines Trainingsplans fragt, bleiben Sie entspannt und hören Sie ihm zu. Anders als beim Politiker ist mir noch nie ein Sprachrohr begegnet, das sich vor der Arbeit drücken will. Sprachrohre gehören meistens zu den Fleißigsten im Team. Wenn sein Vorschlag akzeptabel ist und Sie genügend Autonomie haben, um das Trainingsprogramm zu verändern – und solange es vor dem Team nicht so aussieht, als geben Sie vor dem Superstar klein bei, dann lassen Sie es zu. Das wird Ihre Beziehung nur stärken. Wenn Sie den Wünschen, aus welchem Grund auch immer, nicht nachgeben können, dann seien Sie sich bewusst, dass sein großes Ego das nicht gut verkraften wird. Halten Sie deswegen Argumente parat, um Ihre Entscheidung zu begründen und schlagen Sie Alternativen vor, mit denen man das gleiche Ziel erreichen kann. Sie müssen versuchen, die gute Beziehung aufrechtzuerhalten, aber gleichzeitig Ihr Können zu demonstrieren. Wenn Sie dies auf taktvolle Art und Weise tun und eine gute Erklärung dafür haben, wird es sogar das Vertrauen des Sprachrohrs in Sie stärken, wenn Sie Nein sagen, weil sie damit zeigen, dass Sie sich um ihn bemühen und nur das Beste für ihn im Sinn haben.

Es wird Zeiten geben, in denen das Sprachrohr Sie testen will. Sportler verbringen so viel Zeit mit Kraft- und Ausdauertrainern, besonders in der *Off-Season*, dass sie sich sehr an Sie gewöhnen werden.

Einmal beging ich während einer Trainingseinheit einen großen Fehler mit besagtem Sprachrohr. Ich hatte schon während der beiden vorherigen *Off-Seasons* mit ihm zusammengearbeitet und eine stabile Beziehung zu ihm etabliert, jedoch waren wir keine besten Kumpel. An besagtem Tag machte er mir gegenüber eine unangemessene Bemerkung, und da dies vor der Gruppe geschah, musste ich reagieren. Im Nachhinein würde ich sagen, dass ich ihn zu scharf angegangen bin oder ihn besser gar nicht hätte konfrontieren sollen. An jenem Tag aber habe ich ihn barsch zur Rede gestellt. Wir lieferten uns ein Wortgefecht und das war's. Keiner entschuldigte sich dafür beim anderen. Am nächsten Tag kamen wir beide zum Training und erwähnten den Streit mit keinem Wort. Ich rate auf keinen Fall zu Wortgefechten mit Ihren Sportlern. Stattdessen sollten Sie die Situation richtig bewerten und dann hoffentlich gut darauf reagieren. Aber manchmal muss man einem Sportler auch die Stirn bieten.

Versuchen Sie nicht, sich in das Rampenlicht zu stellen, das das Sprachrohr auf sich zieht. Zu viele Trainer versuchen, sich mithilfe eines

Sprachrohrs selbst einen Namen zu machen. Sie können einfach nicht anders. Wenn Sie sich jedoch darauf konzentrieren, Ihren Job gut zu machen, werden Sie den Lohn dafür schon erhalten. Menschen spüren, wenn Sie ihnen etwas verkaufen oder auf den Erfolgszug ihres Athleten aufspringen wollen und Sie werden jegliche Glaubwürdigkeit verlieren. Das wird Sie von Ihren Kollegen und Vorgesetzten entfremden und auch diese werden sich gegen Sie wenden.

Wenn Sie die Sache aber richtig angehen, macht es sehr viel Spaß, mit einem Sprachrohr zu trainieren und es kann sehr lohnenswert sein. Sein Vertrauen zu gewinnen braucht Zeit, also haben Sie Geduld. Wir predigen unseren Sportlern immer, konsequent zu sein, und müssen selbst als gutes Vorbild vorangehen. Bleiben Sie bei Ihrer Meinung und kreieren Sie eine gute Atmosphäre, damit die Sportler hart trainieren können. Dann wird Gutes daraus erwachsen.

Der Wolverine

Überblick & Stärken

Viele glauben, wenn sie die Bezeichnung hören, dass sie schon alles über den Wolverine wüssten. Nicht weil der Name dieses Archetyps etwas über seinen Träger erzählen würde, sondern sie weil den Charakter des Typs, der diesen Namen trägt, seit Jahrzehnten aus der Serie *X-Men* so gut kennen. Diejenigen unter ihnen, die Samstag morgens diese Comicserie oder später im Kino Stan Lees Verfilmung davon gesehen haben, sind mit diesem Archetyp schon ein wenig vertraut. Für diejenigen, die diesen Film nicht kennen, sei Folgendes gesagt: Wolverine ist eine fiktionale Figur, dessen Wut, relative Introvertiertheit, Misstrauen und generelle betrügerische Neigungen (die von traumatischen Erlebnissen herrühren) ihn zu dem machen, was er ist: eine komplexe

Persönlichkeit, die sich gerne hinter anderen versteckt oder sich zurückzieht. Manchmal ist er zornig, dann wieder traurig und daher ist es nicht so einfach, Einfluss auf diesen Archetyp auszuüben. Vor allem muss man sehr geduldig mit ihm sein. Ironischerweise erwachsen seine Stärken aus denselben Dingen wie seine Schwächen. Sein komplizierter Hintergrund, sein Misstrauen, sein feuriges Auftreten und seine Vorliebe für lakonische Äußerungen machen ihn zu jemandem, der sich gerne nur auf sich selbst verlässt und der Ansicht ist, keine Unterstützung zu benötigen, um weiterzukommen. Seine Eigenständigkeit ist oft von Ängsten geschürt und hat ihn schon früh erwachsen werden lassen. Das hält ihn davon ab, so rüpelhaft zu sein wie das Sprachrohr oder innerlich zerrissen wie der Manipulator (den Sie auch bald kennenlernen werden), aber wenn seine Hutschnur reißt, dann hüte sich wer kann.

Schwächen

Seine Angst, sein Zorn und sein Misstrauen drohen ihn manchmal zu überwältigen. So wie der Selbstsaboteur mit seinen Selbstzweifeln zu kämpfen hat oder alles immer wieder abwägt, sucht der Wolverine nach einem Ventil, wenn seine Emotionen überzukochen drohen und wenn es ernst wird. Manchen sind extreme Ausprägungen dieses Archetyps bekannt.

Der frühere Welt-Schwergewichts-Champion, die Boxlegende Mike Tyson, war berüchtigt für seine plötzlichen Wutausbrüche. Während er mit der Coaching-Legende Cus D'Amato trainiert hatte, war er regelrecht aufgeblüht. Cus hatte Mike dabei geholfen, ein Ventil zu finden und Stabilität in sein Leben zu bringen, indem er ihn zu sich nach Hause eingeladen, ihn einer strikten Trainingsroutine unterworfen und ihm realistische Ziele gesetzt hatte, die sein Selbstvertrauen gestärkt haben. Leider war Mike, als Cus verstorben war, wieder von negativen Einflüssen umgeben und in seinem privaten und beruflichen Leben ging es bergab.

Wenn der Wolverine alleine trainiert (das passiert häufig, da viele Trainer Schwierigkeiten damit haben, ihn zu coachen), ist die Gefahr groß, dass seine sportliche Karriere beendet ist, bevor sie so richtig in Schwung gekommen ist. Das heißt nicht, dass Wolverines ohne private oder professionelle Anleitung nicht erfolgreich sein können, sondern nur, dass ihr Leistungshorizont viel größer ist, wenn sie jemanden haben, der ihnen dabei hilft, ihre Emotionen zu kontrollieren.

Wie man mit diesem Archetyp eine Verbindung aufbaut

Bei Wolverines bin ich hin- und hergerissen. Mit diesem Archetyp arbeite ich einerseits am liebsten zusammen, weil es, trotz der anfänglichen Schwierigkeiten, die man mit ihm haben kann, sehr lohnenswert ist, ihn zu trainieren. Bis heute pflege ich enge Beziehungen zu Wolverines. Es hat lange gedauert, diese aufzubauen und viel Zeit gekostet. Denken Sie immer daran, dass man jemanden nicht wirklich kennt, bis man weiß, was diese Person erlebt hat und wo ihr Weg im Leben hinführt. Vertrauen und Verständnis sind die Makronährstoffe für ein gutes Verhältnis und beides ist sehr wichtig, wenn man mit einem Wolverine zu tun hat.

Viele Trainer neigen dazu, sich diesem Archetyp falsch zu nähern, weil sie den starken Willen fälschlicherweise als Bedrohung ihrer Autorität verstehen. Sie halten den Wolverine von Natur aus für streitlustig und bieten ihm gleich die Stirn, um ihn gefügig zu machen. Aber diese Strategie verlangsamt den Fortschritt nur und erhöht die Spannung zwischen dem Wolverine und seinem Trainer. Mit anderen Worten, Wolverines kann man nicht mit eisernem Willen und Beharrlichkeit bezwingen. Ein erfolgreiches Rezept, um zu einem Wolverine eine Beziehung aufzubauen, ist eine Kombination aus geduldiger Beobachtung, Authentizität, Empathie und direkten und indirekten Kommunikationsmethoden wie Mimikry (verbal und nonverbal), mit Bedacht gewählte Worte und die Vermeidung von abwertenden Zwischentönen. Sie sollten sich dem starken Willen dieses Archetyps nie unterwerfen. Stattdessen sollten Sie drei Schritte vorausdenken und langfristig planen. Wolverines sind nicht daran gewöhnt, dass man sich um sie kümmert oder sich lange mit ihnen beschäftigt. Daher ist es wichtig, sich ständig daran zu erinnern, dass es Zeit braucht und Vertrauen benötigt, um mit dem Wolverine eine Beziehung aufzubauen und dass es von Ihren Fähigkeiten abhängt, sich auf diesen Sportler einzulassen und ihn davon zu überzeugen, Sie als einen positiven, sicheren und zuverlässigen Partner in seinem Leben zu betrachten.

Die Persönlichkeit eines Wolverines folgt keinen Lehrbuch-Sätzen. Daher helfen die sehr ungenauen Ratschläge aus Management-Fibeln auch nicht weiter. Seien Sie aufrichtig zu Ihrem Wolverine, und auch wenn er anderer Meinung ist oder rebelliert, wird er Sie letztendlich doch respektieren.

Wenn Sie selbst die Neigung zu einem Wolverine haben und einem Wolverine gegenüberstehen, dann unterdrücken Sie den Drang »Feuer mit Feuer« bekämpfen zu wollen. Seien Sie kontrolliert und achtsam. Es ist völlig in Ordnung, leidenschaftlich zu sein, aber merken Sie sich: Sie wollen einen Funken in Ihrem Sportler entzünden, und nicht das ganze Haus abbrennen.

Coaching-Lehrgang:

Beitrag von Trainer Denis Logan, MS, CSCS, USAW (USA Weightlifting)

Bedeutungen des Verbs »brechen«:

➤ *Etwas Hartes, Sprödes durch starken Druck oder durch Anwendung von Gewalt in zwei oder mehr Teile teilen*
➤ *Sich plötzlich öffnen, besonders durch Druck von innen*

Was bedeutet der Ausdruck, »ein Pferd brechen«? Es bedeutet, ein Pferd so zu trainieren, dass es einen Reiter zulässt. Der Begriff ist ein wenig unglücklich gewählt, weil er suggeriert, man würde dem Pferd Gewalt antun, um es zu unterwerfen. Das entspricht nicht der Wahrheit, denn das »Brechen« eines Pferdes wird auf die Bedürfnisse und Möglichkeiten des jeweiligen Tieres angepasst und beruht darauf, das Vertrauen des Pferdes zu gewinnen. Das kann einige Monate oder sogar Jahre dauern und muss sehr vorsichtig geschehen. Wenn das Pferd während des Prozesses Angst bekommt, wird es für den Rest seines Lebens ängstlich sein.

Wenn ich mir einen Archetyp zuschreiben sollte, wäre es wohl der Wolverine (und das nicht nur wegen der Gemeinsamkeit des Namens Logan, den auch der X-Men-Charakter hatte). Weil das so ist, bin ich ständig auf der Suche nach anderen Wolverines und denke: »Wie würde ich gerne trainiert werden?«, wenn ich meine Strategien für andere Wolverines entwickele.

Buck Brannaman, vielen als der echte Pferdeflüsterer bekannt, sagte einst: »Disziplin und Bestrafung sind nicht das Gleiche. Vielen meinen, dass dies so ist, aber das stimmt nicht. Disziplin bedeutet, Menschen sinnvolle Arbeit zu geben ... Bestrafung bedeutet, sie sinnlos zu brechen.«

Ein Pferd »zu brechen« ist eine Umschreibung dafür, ein Pferd gehorsam zu machen. Buck benutzt eher den Begriff Einreiten. Die Reaktionen eines Pferdes sollten auf Vertrauen aufbauen, was man dadurch erreicht, dass man »etwas zwar bestimmt, es aber auf schonende Art und Weise tut«.

Wenn man mit dem Wolverine zu tun hat, sind Authentizität und Geduld das Wichtigste, um Erfolg zu haben, da beides das Vertrauen stärkt. Wann immer ich einen Sportler dieses Typs antreffe, weiß ich sofort, dass Zeit das Wichtigste ist, um an ihn heranzukommen, und dass ich Geduld haben muss.

Obwohl ich die Aussage, »Mittelklasse-Trainer coachen mit Logik, Weltklasse-Trainer mit Gefühl«, sofort unterschreiben würde, ist Logik bei einem Wolverine eher angebracht. Da Wolverines hoch emotional sind, ist es sinnvoll, zuerst ihren Intellekt anzusprechen. Aus meiner Erfahrung erzeugt dies die nötige Distanz und Sicherheit, die sie brauchen, um sich auf jemanden einzulassen. Sie müssen in ihrem eigenen Tempo entscheiden, ob sie mir vertrauen können. Sie sind für gewöhnlich sachliche Menschen, aber ihr introvertierter Charakter hält sie oft davon ab, zuzugeben, wenn sie selbst Bockmist produzieren. Ich muss also auf logische Art und Weise beweisen, dass ich in der Lage bin, ihnen dabei zu helfen, ihr Ziel zu erreichen. Dies ist der erste Schritt, um ihr Vertrauen zu gewinnen.

Viele Sportler dieses Archetyps haben Wochen, nachdem ich ihnen etwas zum ersten Mal erklärt hatte, zu mir gesagt: »Da hattest du recht«, oder »Da hast du nicht gelogen.«, oder »Du hast gesagt, dass das passieren würde.« Wenn man etwas nicht weiß, gibt man es auch besser zu. Obwohl das bei anderen Archetypen eher nicht so ratsam ist, ist es beim Wolverine besser. Wolverines schätzen unsere Kompetenz, aber was sie eigentlich möchten, ist uns zu vertrauen – sie sind sich nur nicht sicher, ob sie es können.

Von Natur aus haben Trainer die Neigung, durch ihre eher unsichere, aber dennoch durchsetzungsstarke Persönlichkeit Einfluss auf ihre Sportler zu nehmen und ihre Machtposition als Mittel zum Zweck zu benutzen. Doch einen Wolverine schon gehorsam machen zu wollen, bevor man ihm irgendetwas beigebracht hat, kann sehr leicht zum Bruch mit ihm führen. Er steht Menschen in Machtpositionen ja sowieso schon misstrauisch gegenüber. Seien Sie für den Wolverine ein guter Leader, denn er will zwar angeleitet, aber nicht herumgeschubst werden. Er will arbeiten, aber nicht bestraft werden. Daher ist es wichtig, dass Sie ihm gut erklären, was für ihn hilfreich ist, um sein Ziel zu erreichen, denn der Wolverine lehnt »sinnlose Beschäftigungen« ab.

Wenn Sie Vertrauen aufgebaut und die Logik-Phase überwunden haben, schubsen Sie ihn an. Aber auch hier ist Vorsicht geboten. Disziplinieren Sie ihn, aber bestrafen Sie ihn nicht. In der Welt, in der er aufgewachsen ist, wurde er schon dafür bestraft, so zu sein, wie er ist. Daher wird er Arbeit, die nach Bestrafung aussieht, ablehnen. Erst kürzlich habe ich noch mit einem Sportler gearbeitet, der mich ständig daran erinnerte, dass er Strafarbeit nicht machen möchte. Die zu erledigende Arbeit benötigt eine Erklärung. Wenn sie sinnvoll ist, wird der Wolverine sie aus vollem Herzen erledigen, weil er erfolgreich sein möchte. Er will nicht noch mehr »gebrochen« werden, als er es schon wurde. Aber er will einen Anstoß. Um eine stabile Beziehung aufzubauen, wird einen beim Wolverine Empathie weiter bringen als Sympathie. Wenn es Gemeinsamkeiten gibt, nutzen Sie diese. Wenn es keine gibt, täuschen Sie sie nicht vor. Seien Sie authentisch und geduldig, denn Zeit und Vertrauen können magische Kräfte entfalten.

Der Freigeist

Überblick & Stärken

Wenn es einen Archetyp gibt, von dem Trainer etwas über ihre eigenen Schwächen lernen können, dann ist es der Freigeist. Trainer führen ein stressiges Leben. Man beginnt früh am Morgen, hat lange Tage und muss sich den Sportlern physisch und psychisch widmen. Wenn man dann noch typischerweise ehrgeizig, ruhelos und tatkräftig ist und keine feste Anstellung hat, kann einen dies ganz schön fertigmachen. Darüber hinaus neigen wir Trainer dazu, unsere inneren Kämpfe mit Angeberei zu überdecken oder sie von unserer Speicherplatte ganz zu löschen, indem wir uns in unsere Arbeit stürzen. Wir vergessen oft, dass unser Stolz uns einerseits dazu verleitet, unser Bestes zu geben, er uns aber andererseits auch genau davon abhält. Der Freigeist verkörpert exakt das Gegenteil. Er betrachtet den Sport und sein Leben aus einer jugendlichen Perspektive und mit einer kindlichen Verwunderung, egal wie alt er ist. Das Leben scheint für ihn ein Spiel zu sein. So empfanden wir am Anfang unserer Karriere als Coach auch. Der Unterschied ist, dass der Freigeist seine Verspieltheit nie zu verlieren scheint. Wenn man den Freigeist beobachtet, stellt man nicht nur fest, dass er nach seinen Regeln lebt, sondern auch, dass Musik durch seine Adern zu fließen scheint. Er ist oft leichtfüßig, lacht viel und ist energiegeladen und erinnert uns daran, dass wir ebenso sein sollten, so spät wie möglich als jung gebliebene Geister sterben und jeden Moment genießen sollten.

Schwächen

Manche Gaben könne Segen und Fluch zugleich sein. Die entspannte Art und der Schwung des Freigeistes verleiten ihn dazu, ein wenig vergesslich und zerstreut zu sein. Vielleicht frustriert Sie sein fehlender Fokus und sein Mangel an Geduld manchmal, was besonders bei jüngeren Ausprägungen dieses Archetyps der Fall ist (Teenager bis Anfang 20). Bewahren Sie Ruhe und Geduld, aber seien Sie nicht passiv. Wenn er über längere Zeit unnahbar scheint, sprechen Sie ihn rechtzeitig an und versuchen Sie, sein Verhalten sofort zu korrigieren.

Wie man mit diesem Archetyp eine Verbindung aufbaut

Manche denken, der Freigeist sei jemand, der nicht ernsthaft ist oder keinen Antrieb hat, ein höheres Niveau zu erreichen. Es ist aber ein Fehler, ihn vorschnell in eine Schublade zu stecken. In Wahrheit verbirgt sich in ihm ein erbitterter Wettkämpfer, nur zeigt sich sein Eifer oft auf andere Art und Weise. In ihrem Buch *Social Psychology in Sport & Exercise* diskutieren Anne-Marie Knowles, Vaithehy Shanmugam und Ross Lorimer die Theorie des Peer-orientierten, motivationalen Umfelds. Hierbei heben sie zwei veranlagungsbasierte Leistungsorientierungen besonders hervor: Die eine bezieht sich auf die Aufgabenorientierung und die andere auf die Ego-Orientierung. Die Autoren betonen, dass die Aufgabenorientierung sich in der Wahrnehmung der eigenen Kompetenzen zeigt, durch die persönliche Entwicklung zum Beispiel oder dadurch, dass größtmögliche Anstrengung auf eine bestimmte Aufgabe angewandt wird. Die Ego-Orientierung wiederum konzentriert sich darauf, andere durch die Demonstration von Überlegenheit zu übertreffen und dadurch zu beeindrucken, dass minimale Anstrengungen schon ausreichend für den Erfolg sind (Nicholls 1989; Vazou, Ntoumanis und Duda, 2005). Um es einfacher auszudrücken, aufgabenorientierte Menschen fühlen sich kompetenter, wenn sie ihre Fähigkeiten verbessern können, etwas Neues lernen oder etwas beherrschen. Eher ego-orientierte Menschen fühlen sich dagegen dann kompetent, wenn sie anderen ihre Überlegenheit zeigen können (van de Pol, Kavussanu und Ring, 2012). Diese Beschreibung macht deutlich, warum der Wettbewerbsgeist des Freigeistes so oft missverstanden wird. Es ist ihm nicht wichtig, Dominanz auszuüben, um seinem Ego zu schmeicheln. Möglicherweise will er in einer bestimmten Sportart, bei einem bestimmten Spiel oder einer Aktivität der Beste sein, aber die Gründe für seinen Antrieb liegen nicht in seiner Unsicherheit oder seinem Narzissmus, sondern vor allem in seiner Kompetenz und im Akt der Verbesserung an sich. Zahlreiche Veröffentlichungen im Bereich der Verhaltens- und Sozialpsychologie haben gezeigt, dass eine aufgabenorientierte Veranlagung eher mit positiven Ergebnissen wie größerer Freude, Befriedigung, Konzentration auf die Verbesserung von Fähigkeiten, einer moralischen Einstellung und reduzierter Angst einhergeht (Bortoli, Berrtollo und Robazza, 2009; Kavussanu und Roberts, 2001;

Roberts und Ommundsen, 2006; Smith, Smoll und Cumming, 2007). Man kann den Freigeist wunderbar in spielerische Übungen, Wettkämpfe und Trainingsstrategien miteinbeziehen. Tappen Sie aber nicht in die Falle, zum Entertainer zu werden. Zeigen Sie ihm viel eher fesselnde Aspekte einer bestimmten Übung und erklären Sie ihm, warum die Übung für den speziellen Sport, den er ausübt, hilfreich ist, oder beziehen Sie Wettkampfstrategien in Ihr Programm mit ein, die ein ganz besonderes Problemdenken erfordern. App-Entwickler auf der ganzen Welt haben die Spielewelt komplett verändert, indem sie unsere Wahrnehmung davon geändert haben, was eine simple Aufgabe sein kann. Das trifft auch auf unsere Branche zu. Aber auch das kann im Laufe der Zeit langweilig werden, besonders in der *Off-Season*. Versuchen Sie also, Übungen mit den Hobbys des Freigeistes zu kombinieren (zum Beispiel können Sie bei einem Football-Spieler, der gerne surft, eine Übung aufs Surfen beziehen).

Zügeln Sie sich, zu kompromisslos vorzugehen. Seien Sie direkt, aber nicht bevormundend. Wichtig ist es, dem Freigeist Ihre menschliche Seite zu zeigen, um eine bessere Beziehung zu ihm aufzubauen. Vielleicht mehr als jeder andere Archetyp möchte der Freigeist sehen, dass Sie ein entspannter Typ sind (was, wie zu Beginn schon gesagt, eine Herausforderung für viele ehrgeizige Trainer ist).

Coaching-Lehrgang:

Beitrag von Trainer Matt Gifford, CSCS, USAW

Irgendwo zwischen San Francisco und New York City arbeitet Adam Mania, der »magische Mann«, als Freiberufler, vergnügt sich in seinem Schwimmbad und bringt Leben in die Bude, egal wo er auch ist. Mit 33 Jahren hat sich Adam seine spielerische Art immer noch bewahrt, denn Alter ist für ihn »nur eine Zahl«. Seine Kleidung ist eher avantgardistisch und manchmal schlüpft er in die Rolle des Sportlers, dann wieder in die des Eigenbrötlers oder des Hipsters. Schwimmer werden sich immer an seine wahnsinnig schnelle Technik beim Rückenschwimmen, sein aztekisches Sonnen-Arschgeweih und seine unbekümmerte Art erinnern. Und damit nicht genug, auf seinem LinkedIn-Profil steht: »Mein Karriereweg ist mit dem Dartboard eines Blinden vergleichbar ... und Wow! Der letzte Wurf war erste Sahne! Ich arbeite im Bereich kreative Werbung und bin ehemaliger olympischer Schwimmer. Ich liebe mein Akkordeon, Moscow Mules, Tom Robbins, Kebab und mich an Halloween zu verkleiden.«

Ich hatte sieben Jahre lang wirklich Freude daran, mit Adam zu trainieren. Vor allem habe ich versucht, ihn zu verstehen. Mein Ziel war es sogar, seine ganzen harmlosen Marotten zu mögen. Ich befreundete mich mit seinem großen Netzwerk an Freunden, hörte mir die Lieder seiner Band »Hot by Ziggy« an und ertrug seine berühmte Bärenumarmung mit Fassung.

Während unserer gemeinsamen Trainingszeit sah ich mich eher als sein Reisebegleiter als als sein Boss. Joseph Campbell sagte einst: »Das größte Privileg im Leben ist es, der sein zu können, der man ist.« Wenn man dem Freigeist genügend Freiraum lässt, aber gleichzeitig seinen Trainingsprozess kontrolliert, kann man eine gute Beziehung zu ihm aufbauen und er beginnt, Vertrauen zu gewinnen. Adam lehrte mich, wie man Freigeister trainiert, was mich ebenso befreite.

Das Beste an diesem Archetyp ist seine Fähigkeit, seine Umgebung zu inspirieren. Sein Enthusiasmus, sein Charme und seine Authentizität haben eine fast mythische Energie oder Aura. Ein Freigeist ist leicht auszumachen, zum Beispiel an einem coolen Haarschnitt oder einer Neigung zu esoterischen Themen. Um die Beziehung zu ihm zu festigen, ist es wichtig, auch eigene Interessen zu haben und Strukturen eloquent zu vermitteln. Was der Freigeist nämlich an sich schätzt, das schätzt er auch an Ihnen.

Freigeister mögen positive Energie, Kreativität und Innovationen. Sie möchten einen offenen und berechenbaren Trainer, der das Yang für ihr manchmal abstraktes Yin ist. Ein charismatischer Führungsstil kann oft eine perfekte Harmonie herstellen, wenn er richtig umgesetzt wird. Ein Freigeist mit einer Neigung zum Führen kann ein toller Teamkollege sein, weil er anderen dabei hilft, sich zu entspannen, Spaß zu haben und das Training zu genießen. Eine entspannte und lockere Umgebung ist ihm am liebsten und mir ist aufgefallen, dass ein Mittelweg gefunden werden muss. Lockere und zwanglose Gespräche mit ihm sind ein Muss.

Mir gefällt, dass er alles hinterfragt, was man tut, weil er den Gesamtzusammenhang verstehen möchte. Freigeister lieben ihre Unabhängigkeit. Wenn einmal Vertrauen aufgebaut ist und die Situation es zulässt, können Sie dem Freigeist ruhig den Rücken zukehren und ihn in Ruhe lassen, wenn er sich kreativ und intensiv mit seinem Sport auseinandersetzen will. Wenn der Freigeist richtig geschult wurde und schon fortgeschritten ist, ist es hilfreich, ihn in Entscheidungen bezüglich die Auswahl der Sätze und Wiederholungen seiner Übungen miteinzubeziehen, damit er die Kontrolle über seinen eigenen Trainingsprozess übernehmen kann.

Freigeister lieben es, Versuchskaninchen zu sein und bevorzugen daher verschiedene Trainingsarten. Aus diesem Grund sind kürzere Mikro-Zyklen empfehlenswert. Geben Sie ihm ein Stichwort, das seine Fantasie anregt. Freigeister lieben Anreize, Analogien und Geschichten. Sagen Sie dem Freigeist, er solle so springen, als würde er einen Abgrund überwinden müssen, und ermutigen Sie ihn dazu, den Tiger in sich zu wecken.

Wenn Sie den Freigeist richtig handhaben, kann sich Ihre Beziehung dynamisch entwickeln. Wenn er jedoch überfordert ist, implodiert er. Für Trainer stellen die Emotionen des Freigeistes manchmal eine Herausforderung dar. Freigeister haben unglaubliche Hochs und Tiefs und müssen Strategien dafür entwickeln, wenn ihre Emotionen sie zu überwältigen drohen. In Krisenzeiten kann der Freigeist sehr analytisch sein. In diesen Situationen muss man höflich, aber direkt sein. Konkrete Ziele aufzuzeigen ist ein Muss, da viele Freigeister oft an täglichen Aufgaben oder langfristigen Planungen scheitern.

Conscious Coaching ist nicht Schwarz oder Weiß. Aus diesem Grund kann ein Freigeist der Traum eines jeden Trainers sein oder sein schlimmster Albtraum. Oft muss die Beziehung zu diesem bunten Vogel jedoch in der Grauzone verharren. Diese exzentrische Persönlichkeit ist so voller Emotionen, dass ein Mittelweg gefunden werden muss. Er braucht konkrete Strukturen und Antworten auf seine vielen Fragen. Vor allem aber sollten Sie es genießen, ihn intensiv kennenzulernen! Aber seien Sie nett zu ihm und trainieren Sie ihn nicht zu intensiv!

Der Manipulator

Überblick & Stärken

Sich vorab mit diesem Archetyp und seinen Charaktereigenschaften zu befassen hilft, um später keine Probleme zu bekommen. Der Manipulator hat immer Hintergedanken, die er dadurch verschleiert, dass er Ihrem Ego schmeichelt oder auf Ihre Unsicherheiten eingeht. Er wird versuchen Ihnen zu zeigen, dass er Ihre Zielsetzung teilt und mit Ihnen auf einer Wellenlänge ist. Wenn ihm das gelingt, hat er Sie genau dort, wo er Sie haben will. Manipulatoren sind sehr versiert darin, sich auf vielerlei Art zu präsentieren. Daher kann es schwierig sein, sie auszumachen. Sie verändern ihre Persönlichkeit ständig. Sie sind Meister der Beobachtung, um Sie besser kennenzulernen, was es ebenso erschwert, sie als Manipulatoren zu identifizieren. Im weiteren Verlauf benenne ich verschiedene Ausprägungen eines Manipulators, die Ihnen vielleicht im Laufe Ihres Berufslebens begegnen werden. Sein komplexer Charakter und seine manipulativen Neigungen machen diese Unterklassifizierungen nötig und sie sind hilfreich für die Wahl einer passenden Strategie, um zu ihm eine Beziehung aufzubauen. Diese Auflistung ist keineswegs erschöpfend, sondern sie spiegelt lediglich meine eigenen Erfahrungen und Beobachtungen wider.

Scharlatane
Diejenigen, die ich als Scharlatane bezeichne, lassen Sie glauben, sie täten Ihnen einen Gefallen oder sie hätten eine wunderbare Idee, um Ihre Position zu stärken. Dieser neue »Freund« schlüpft gerne in die Rolle des Doppelagenten, indem er vorgibt, jemand zu sein, der er nicht ist oder so tut, als hätte er hilfreiche Informationen oder Fähigkeiten, die Ihnen dienlich sind. In Wahrheit dienen sie nur seinem eigenen Nutzen. Ein Sportler, der sich solcher Mechanismen bedient, erzählt möglicherweise einem anderen Sportler (den er als Bedrohung empfindet), dass er mit einem speziellen Getränk, das er vor dem Krafttraining zu sich nimmt, unglaubliche Ergebnisse erzielt und dass der andere es unbedingt ausprobieren solle, auch wenn dieses Getränk nicht von lizensierten Ernährungsberatern empfohlen wird und nicht von der Nationalen Wissenschaftsbehörde NSF zertifiziert ist. Der Scharlatan weiß sehr genau, dass sein »Opfer« Schwierigkeiten bekommen kann, oder dass sich aufgrund von verbotenen Substanzen negative Testergebnisse ergeben können. Wird er hierzu befragt, wird er alle Vorwürfe in Bezug auf ein Fehlverhalten von sich weisen. Das hört sich jetzt vielleicht ziemlich verrückt an, aber genauso ist es passiert. Ein anderes Beispiel für ein Fehlverhalten ist es, einem Teamkollegen zu versichern, ihn bei einer Regelüberschreitung oder einem sonstigen unangemessenen

Verhalten zu decken, wenn er eigentlich genau auf dieses Fehlverhalten aufmerksam machen möchte, um den anderen in Schwierigkeiten zu bringen.

Charismatiker
Der charismatische Manipulator setzt seine rhetorischen Fähigkeiten und seinen charismatischen Charakter dafür ein, das Vertrauen anderer zu gewinnen. Charismatische Manipulationen kommen häufig vor. Nicht nur Politiker und Verkäufer bedienen sich ihrer, auch im Kraft- und Ausdauertraining werden sie gerne eingesetzt. Oft mangelt es Charismatikern an fundierten wissenschaftlichen Kenntnissen im Leistungsbereich, aber sie besitzen die Fähigkeit, andere zu motivieren und kompensieren ihren Mangel an Wissen mit übertriebenen Possen, Herumbrüllen und anderem theatralischem Verhalten. Ein ganz besonderer Charakterzug eines Charismatikers ist es, eine Idee so anschaulich präsentieren zu können, dass seine Zuhörer wie gebannt sind. Er zeigt uns auf seine ganz eigene »magische« Art und Weise, was wir bisher in unserem Privat- oder Berufsleben versäumt haben und nährt in uns den Wunsch, diese Lücke zu schließen. Dies erreicht er mit Humor, Charme, Witz; mit einer inspirierenden Story über sich selbst oder einer anerkannten Führungspersönlichkeit aus der Geschäftswelt oder aus der Geschichte; indem er vorgibt zu wissen, was andere gerade durchmachen und wie er selbst diese Situation gemeistert hat; indem er anderen hilft und sein Wissen bereitwillig mit anderen teilt; oder indem er andere zu sofortigem Handeln auffordert, weil das Leben doch kurz sei! All dies macht ihn sympathisch, glaubwürdig und interessant und man hat ihn gerne als Freund. Das einzige Problem besteht darin, dass der charismatische Manipulator oft sehr viel Mist erzählt!

Charismatische Manipulatoren schaffen es, andere dadurch ins Vertrauen zu ziehen, dass sie vorgeben, Stimmungskanonen zu sein oder den totalen Durchblick zu haben. Auf einer Party unter studentischen

Sportlern ist der charismatische Manipulator wahrscheinlich derjenige, der einen Vorschlag macht, den andere dann in die Tat umsetzen sollen. Im Kraftraum weiß der charismatische Manipulator genau, wann er gesucht wird und wonach man sucht. Ob es nun darum geht, die letzten Übungen korrekt auszuführen oder seine Trainingskarte korrekt auszufüllen, der charismatische Manipulator wird sich genau in dem Moment anstrengen, wenn Sie ihn beobachten, hinter Ihrem Rücken jedoch wird er es sich wieder leicht machen. Dieser Archetyp ist sich seines Umfelds und Ihrer Zielvorstellung bewusst und kann gute Leistungen erbringen, jedoch wird er keine sehr guten erbringen, weil Sie dies sonst immer von ihm fordern könnten und er seine Komfortzone verlassen müsste.

Am meisten gleicht der Manipulator dem Politiker. Daher können Sie als Trainer bei ihm ähnliche Strategien anwenden. Hüten Sie sich vor seiner chamäleonartigen Fähigkeit, sich einmal als Führungskraft und ein anderes Mal als Kreuzritter auszugeben, denn wenn er einmal Ihr Vertrauen gewonnen hat oder sich nicht mehr beobachtet fühlt, kann er sehr gefährlich werden.

Zuhörer

Die Zuhörer unter den Manipulatoren sind am gefährlichsten. Was sie so aalglatt macht ist ihre Fähigkeit, ihre Gefühle und Absichten vollkommen zu verstecken. Viele Menschen lassen sich von guten Zuhörern leicht verführen. Diese geben uns das Gefühl, dass das, was wir sagen, wichtig ist und sie unsere Probleme verstehen. Wir sind leichte Beute für sie. Dafür ist unsere Biochemie verantwortlich, besonders das Belohnungssystem unseres Gehirns, das sogenannte mesolimbische Dopamin-System, das normalerweise Stimuli wie Nahrung, Sex und soziale Beziehungen belohnt. Mit anderen Worten, wir sind faktisch süchtig danach, uns mitzuteilen. Die Wissenschaft bestätigt dies. In einer Harvard-Studie aus dem Jahr 2012 belegten Diana Tamir und Jason

Mitchell, dass Menschen zu 30 bis 40 Prozent der Zeit über sich selbst oder ihre persönlichen Erfahrungen reden und das Menschen sogar bereit dazu sind, Geld dafür auszugeben, über sich selbst sprechen zu können.

Zuhörer nutzen diese Neigung weitgehend aus. Sie sind Experten darin, Ihnen Informationen zu entlocken und sich die zu merken, die für sie später von Nutzen sein könnten.

Hier ein Beispiel aus meiner eigenen Erfahrung als Trainer mit einem Zuhörer: Dieser kam einst in mein Büro und stellte harmlose Fragen zum Trainingsprogramm. Wir waren gerade dabei, eine besonders schwierige Kraftaufbauphase zu beenden und hatten noch eine sehr intensive Woche vor uns. Das wusste er. Im Weiteren stellte er daher noch ein paar Fragen zum weiteren Trainingsverlauf und wie dieser zu meiner Trainingsphilosophie (Irreführung) passte. Dann fragte er mich, ob ich kürzlich mit dem Cheftrainer seines Teams gesprochen hätte. Er bedankte sich für die Informationen, die ich ihm gegeben hatte und verließ mein Büro. Ich brauchte ein paar Minuten um zu begreifen, was der Sportler, der mich sonst kaum zum Trainingsablauf befragte (geschweige denn ehrliches Interesse zeigte), mich wirklich fragen wollte. Zu jener Zeit unterstützte sein Cheftrainer das Kraft- und Ausdauertraining sehr (wenn Sie je die Chance hatten, mit einem solchen Trainer zusammenzuarbeiten, verstehen Sie, wie gut es tut, einmal tief ausatmen zu können!). Von Zeit zu Zeit kam dieser Trainer sogar bei uns vorbei, um nach den Sportlern zu gucken und sich das Training anzuschauen. Ich begrüßte das, weil er nie etwas infrage stellte und es ihm Spaß machte, die Jungs hart arbeiten zu sehen. Später erfuhr ich erst, dass einige Sportler für das Wochenende eine große Party geplant hatten. Was der Sportler mich eigentlich fragen wollte war, ob der Cheftrainer am darauffolgenden Montag vorbeikäme, um sich das Training anzuschauen. Später war der Sportler verärgert darüber, dass ich zwar vorher noch nicht mit dem Cheftrainer darüber gesprochen hatte, ihm aber nach unserem Gespräch per E-Mail eine Nachricht hatte zukommen lassen, dass der folgende Montag ein perfekter Tag wäre, um beim Training dabei zu sein.

Unabhängig von den verschiedenen Typen sind Manipulatoren generell heimtückisch, da sie einen ständig beobachten, sich auf Situationen schnell einstellen können und auf den richtigen Moment warten, um sich selbst in ein besseres Licht zu setzen. Sie hegen oft geheime Pläne und versuchen, diese zu verbergen, in dem sie auf Ihr Ego oder Ihre Unsicherheiten eingehen. Ob sie nun ihrem Cheftrainer mitteilen, dass ihre aktuelle Leistung unter bestimmten Übungen leidet, die der Krafttrainer ihnen auferlegt hat, oder ob sie ihrem Krafttrainer sagen, dass sie aufgrund des langen und intensiven Trainings in ihrem spezifischen Sport müde sind – sie sind nie um eine Ausrede verlegen (externale Kontrollüberzeugung!). Dabei werfen sie andere den Wölfen zum Fraß vor, um selbst glänzen zu können. Die genannten Fälle sind ja noch recht harmlos, aber ich habe davon gehört, dass Manipulatoren sich viel beunruhigendere Ausreden ausdenken, zum Beispiel, dass es in ihrer Familie einen Notfall gegeben habe. Oder sie erfinden generell private Probleme, weil sie davon ausgehen, dass man diese nicht überprüft.

Manipulieren bedeutet, eine Person clever, unfair oder skrupellos zu beeinflussen oder zu kontrollieren. Es ist wichtig, diese Definition genau zu lesen, um sie vollends zu verstehen. Auch wenn es das Kennzeichen dieses Archetyps ist, eigennützig und schädigend zu handeln (in Bezug auf sich selbst und auf andere, die von ihm beeinflusst werden), muss man dennoch betonten, dass er auch Stärken hat. Wenn er diese nicht besäße, könnte er andere nicht so erfolgreich verführen oder sie dazu bringen, auf seine Masche hereinzufallen. Manipulatoren haben oft die große Gabe, Situationen zu erkennen oder in anderen Menschen zu lesen wie in einem Buch. Auch haben sie ein unheimliches Talent für richtiges Timing und besitzen viel Kreativität, die sie für ihre Strategien und Geschichten nutzen. Die Ironie daran ist, dass auch die Führungskraft und der Kreuzritter diese Eigenschaften besitzen. Der Unterschied liegt aber in den unterschwelligen Absichten des Manipulators, diese für das Wohl oder den Schaden anderer einzusetzen. Der Manipulator nutzt diese und andere Eigenschaften dazu, andere (und sich selbst) zu Fall zu bringen.

Schwächen

Jeglicher Erfolg des Manipulators ist kurzfristig. Er ist Experte darin, seine wahren Absichten zu verbergen und andere dadurch zu motivieren, ihnen vorzugaukeln, dass seine Ziele sich mit ihren decken. Das kann sich darin ausdrücken, dass er vorgibt, anderen helfen zu wollen oder darin, dass er die Lorbeeren für eine Sache erntet, in die er kaum involviert war, um in einem guten Licht dazustehen. Was ist also sein Kryptonit? Sein großes (aber auch oft schwaches) Ego und ein übermäßiges Selbstvertrauen in seine Täuschungsmanöver lässt ihn sich selbst für cleverer halten, als er ist. Langfristig kommt er damit nicht durch. Teamkollegen werden der Mätzchen müde werden und seinen wahren Charakter erkennen.

Wie man mit diesem Archetyp eine Verbindung aufbaut

Zu diesem Archetyp eine Beziehung aufzubauen erfordert ein weiches Herz und eine harte Hand. Bedenken Sie, dass es Ihr Ziel ist, jemandem zu helfen und nicht, ihn zu besiegen. Das sollte man immer im Hinterkopf behalten, um seine Emotionen zu kontrollieren, besonders wenn der Manipulator versucht, Ihre Autorität zu untergraben oder die Trainingskultur, die Sie schaffen wollen. Ihn mit seinen eigenen Waffen zu schlagen gelingt am besten, indem man ihm einen besseren

Weg aufzeigt, um seine Ziele zu erreichen und nicht, indem man seine Taktik imitiert. Wenn man die Nerven bei einer Konfrontation verliert, spielt man ihm die Karten nur in die Hand und outet sich als jemand, der für seine Strategien und Spielchen anfällig ist.

Um mit dem Manipulator eine Beziehung aufzubauen ist es am besten, konsistente Kommunikationsstrukturen zwischen Ihnen und anderen Teammitgliedern und Kollegen in Bezug auf sein manipulatives Verhalten zu etablieren. Wenn Sie Informationen an den Cheftrainer weitergeben und ein gutes Vertrauensverhältnis zu ihm aufbauen, können Sie alle Zweifel und Bedenken sogleich im Keim ersticken. Lassen Sie den Manipulator wissen, dass Sie verstehen wollen, warum er seine Absichten verschleiert oder Gerüchte und Negativität verbreitet. Oft ist dieses Verhalten dadurch entstanden, dass er andere beobachtet, die erfolgreich sind oder er setzt es als Mittel ein, um sein eigenes Leben in den Griff zu bekommen, weil er im Grunde sehr unsicher ist.

Coaching-Lehrgang:

Beitrag von Trainerin Jennifer Noiles, CSCS

Ich hatte gerade den Kraftraum betreten und ließ sofort meine Wasserflasche fallen, um zu einer elfjährigen Schülerin zu laufen, auf die eine 40 Kilogramm schwere Langhantel zu fallen drohte. Puh! Diese brenzlige Situation hatte ich gerade noch gerettet und so ein Telefonat mit einem wütenden Elternteil abwenden können. Ich bat die 31 Kilogramm schwere Sportlerin, sich auf die Bank mir gegenüber zu setzen und ihre Schuhe, Größe 33, berührten dabei kaum den Boden. Ich saß mit klopfendem Herzen und völlig verschwitzt vor ihr. Unsere Unterhaltung verlief folgendermaßen:

Ich: »Sarah, du kennst die Regeln, keinem Sportler ist ...«

Sportlerin: »… es erlaubt, in den Kraftraum ohne den Trainer zu gehen. Ich habe es vergessen.«

Ich: »Du hättest dich beim Stemmen dieser Hantel ernsthaft verletzen können. Warum bist du überhaupt schon hier?«

Sportlerin: »Ich wollte mal sehen, ob ich sie stemmen kann.«

So verlief unser Gespräch jedes Mal. Sarah war eine wilde, unglaublich selbstbewusste und selbstsichere junge Fußballspielerin. Sie erinnerte mich sehr an mich selbst in ihrem Alter, mit zwei Ausnahmen: 1. Ich hatte immer die Regeln befolgt. 2. Ich wollte, dass mich jeder mochte.

Nun wollte ich das Problem ein für alle Mal lösen. Aber wie? Das war eine schwierige Aufgabe. Vielleicht sollte ich die Regeln dem Team und meinen Mitarbeitern jede Woche vorlesen oder ich müsste noch früher im Kraftraum sein. Ich würde alle auf dem Fußballplatz versammeln, damit sie nicht abgelenkt waren. Aber ich musste irgendwie an Sarah herankommen. Irgendetwas musste nicht in Ordnung sein, dass sie sich so benahm. Arme Sarah.

Ich setzte meinen Plan in die Tat um. Ich führte ein etwas strengeres Regime und übte mehr Kontrolle aus. Die Kinder machten prima mit. Jedoch – Überraschung – Sarah änderte ihr Verhalten nicht. Sie wurde nur noch kreativer und »vergesslicher« in Bezug auf die Regeln. Jede Woche munterte ich sie auf. Ich wollte ganz genau wissen, was sich im Leben dieses jungen Mädchens abspielte, um ihr Verhalten zu verändern.

Aber, wie sich herausstellte, war alles in Ordnung bei ihr. Sarah war glücklich und gesund. Sie hatte keine strengen Eltern und sie wurde auch nicht gemobbt.

In Wahrheit war ich das Opfer einer manipulativen Elfjährigen. Es fiel mir nicht leicht, mir dies einzugestehen. Sarah betrieb selektives Hören. Sie ignorierte meine Ermahnungen und meine Bitten, um ihre eigenen Interessen weiterzuverfolgen. Es gab nichts in ihrem Leben, was darauf hindeutete, dass ihre Verhaltensweise eine Verteidigungsstrategie war. Sarah war offensiv und war der Aggressor. Sie war bereit, alles dafür zu tun, ihre Machtposition und ihre Dominanz zu verteidigen. Das hatte ich nicht erkannt und daher hatte meine Reaktion auch nicht gefruchtet.

Aber sie war doch erst elf! Sie denken jetzt vielleicht, dass ich zu streng zu ihr war. Sie war keine Soziopathin und hatte nicht die Absicht, andere zu schädigen. Wir haben gelernt, andere so zu akzeptieren, wie sie sind, ihnen zu vergeben, tolerant zu sein und das Gute in ihnen zu sehen. Das erschwert es, ein Urteil über andere zu fällen und das Verhalten anderer als manipulativ zu erkennen, besonders, wenn es sich um Kinder handelt. Aber Sarah stand immer im Mittelpunkt, sie konzentrierte die gesamte Energie und Aufmerksamkeit aller Anwesenden auf sich. Das war den anderen Sportlern und ebenso meinen Mitarbeitern gegenüber unfair.

Sarah ist nicht der einzige Manipulator, mit dem ich zusammengearbeitet habe. Aber sie hat mir viel in Bezug auf die menschliche Natur beigebracht. Ihr habe ich es zu verdanken, dass ich heute weniger naiv bin. Menschen sind immer bereit für das zu kämpfen, was sie haben wollen oder was sie zu verdienen glauben, aber sie tun das auf ganz unterschiedliche Art und Weise. Das zu akzeptieren bedeutet nicht, den Glauben an die Menschheit zu verlieren, sondern es wird Ihnen leichter fallen, das Verhalten mancher Menschen als manipulativ zu deuten und Ihnen die Kraft geben, darauf richtig zu reagieren. In Sarahs Fall hätte ich ihr ihr eigenes Verhalten klar und deutlich vor Augen führen und deutliche Konsequenzen durchsetzen müssen. Das hätte ihr die Macht genommen.

Heute ist Sarah eine erfolgreiche Studentin im zweiten Studienjahr und darf sich über ein Fußball-Stipendium freuen. Sie hat sich in die Gemeinschaft gut eingelebt. Wir haben immer noch Kontakt und es freut mich zu sehen, dass sie ihr Ziel weiterverfolgt. Und ich? Dank Sarah weiß ich heute, wie man mit Manipulatoren umgeht.

Der Außenseiter

Überblick & Stärken

Ein Außenseiter ist jemand, der Nachteile hat und von dem alle annehmen, dass er einen Wettkampf oder einen Konflikt sowieso verliert. Obwohl wir dazu neigen, uns sogleich geschlossen hinter diesen Archetyp zu stellen, müssen wir uns dennoch etwas mehr Zeit nehmen, um diesen Außenseiter besser zu verstehen. Viele filmische Meisterstücke handeln von Außenseitern (*Rocky*, *Braveheart*, *300*, *Karate Kid* und *8 Mile*) und wir lieben sie. Studien der Sozialpsychologie zeigen, dass Menschen dazu neigen, mit Außenseitern zu fiebern, auch wenn der Plan zumeist nicht aufgeht (denken Sie an die jährliche »März-Verrücktheit« in Bezug auf die College-Basketball-Meisterschaft in Wettbüros). Manche Forscher weisen darauf hin, dass dies eigentlich keinen Sinn ergibt, da ein wichtiger Grundsatz der sozialen Identitätstheorie (Tajfel und Turner, 1986) besagt, dass Menschen dadurch ein positives Selbstwertgefühl entwickeln, dass sie sich mit Individuen mit höherer gesellschaftlicher Anerkennung identifizieren. Mit anderen Worten, wir sollten uns eher an erfolgreichen Menschen orientieren. Wir aber haben schon in der Highschool gelernt, dass es typischerweise nicht die Mathematik-Genies oder die Xylophon-Spieler waren, die die Aufmerksamkeit der attraktiven Mädchen auf sich gezogen haben. Unsere Neigung, uns von den Clark Griswolds (aus dem Film *Schöne Bescherung*) dieser Welt zu distanzieren, ist von vielen Forschern ausreichend dokumentiert worden (Cialdini, 2002; End, Dietz-Uhler, Harrick und Jacquemotte, 2002; Snyder, Lassegard und Ford, 1986).

Auch wenn einige Forscher zu anderen Ergebnissen kommen mögen, ist die Leidenschaft für die Schwachen eine Tatsache. In einem Artikel aus dem Jahr 2005 schrieb Eddie Pells von der Associated Press: »Circa ein Dutzend Studien in den letzten 25 Jahren haben auf die ein oder andere Art gezeigt, dass wir, als Sportbegeisterte, uns unerbittlich zu dem Team hingezogen fühlen, für das die Chancen nicht so gut stehen.« Eine Studie von Vandello, Goldschmied und Richards aus dem Jahr 2007 präsentierte Menschen verschiedene hypothetische Länderpaarungen, die in den Olympischen Spielen gegeneinander antreten sollten und zu denen die Teilnehmer weder eine vorherige Affinität hatten noch die Länder kannten. Die Teilnehmer bevorzugten einstimmig das Land, das als Außenseiter galt. In diesem Szenario war der Außenseiter das Land mit den wenigsten Medaillen. Die Ergebnisse waren signifikanter, je größer der Unterschied zwischen der Anzahl der Medaillen dieses Landes und der Medaillen des hypothetischen Gegners war.

Wir neigen dazu, dem Erfolg zu wünschen, der bisher keinen hatte. Aber warum ist das so? Es ist schwer, diesen Archetyp, zu dem wir uns aus unerklärlichen Gründen hingezogen fühlen, genau zu charakterisieren. Aber warum ist unser Wunsch, einen Außenseiter gewinnen zu sehen, so groß?

Die verschiedenen Hypothesen, warum wir Außenseiter so mögen, können hier nicht in voller Länge diskutiert werden. Aber sie beinhalten unsere Werte und Gefühle, die sich auf Ungerechtigkeiten und Ungleichheiten beziehen (Lerner, 2003) ebenso wie auf unsere positiven emotionalen Reaktionen bei unerwarteten Ergebnissen (Mellers, Schwarz, Ho und Tirov, 1997; Shepperd und McNutly, 2002). Wir haben eine Vorliebe für soziale Aufsteiger, wobei wir von Außenseitern erwarten, sich im Lauf der Zeit zu entwickeln und zu verbessern und dadurch im Ranking aufzusteigen (Davidai und Gilovich, 2015). Ebenso identifizieren wir uns gerne mit dem »kleinen Mann«. Wir neigen dazu, die Bemühungen des Außenseiters mit unseren eigenen zu vergleichen. Goethals und Allison (2012) deuten diese Bemühungen als unausweichlichen Aspekt unserer menschlichen Erfahrungen und als Schlüsselthema jeder Heldengeschichte: »Wir identifizieren uns mit den Bemühungen anderer, weil wir sie aus eigener Erfahrung und auf einer tieferen archetypischen Ebene kennen« (ebd.).

Voilà! Dank der Forschung wissen wir nun, was die Attraktivität eines Außenseiters ausmacht. Am eindrucksvollsten ist hierbei die Erkenntnis, dass wir Außenseiter deshalb gerne anfeuern, weil wir uns mit ihnen identifizieren. Daher gehört dieser Archetyp auch zu den liebsten der Kraft- und Ausdauertrainer.

Sie können jeden beliebigen Kraft- und Ausdauertrainer, der seinen Beruf seit mehr als zehn Jahre ausübt, zu seinen schönsten Trainingserinnerungen befragen und höchstwahrscheinlich wird die Geschichte von einem Außenseiter handeln. Überrascht Sie das? Das sollte es nicht, weil es oft ein Trauma braucht, um Talent in seine richtige Form zu bringen.

Jetzt aber zuerst zum Aspekt der Identifizierung dieses Typs: Woher wissen wir, dass wir es mit einem Außenseiter-Archetyp zu tun haben? Außenseiter können sich auf verschiedene Art und Weise präsentieren. Es gibt diejenigen, denen es an angeborenen physischen Fähigkeiten mangelt, obwohl sie im Geiste Krieger sind. Und dann gibt es diejenigen, die zwar die physischen Fähigkeiten besitzen, denen es aber an geistigen Fähigkeiten mangelt, um ihr wahres Potenzial zu entfalten. Erstere bezeichne ich gerne als »Arbeiter« und die anderen als »schlafende Riesen«. Natürlich gibt es auch solche, die weder das eine noch das andere sind, aber diese Art von Außenseiter gibt es im Wettkampfbereich selten, denn sie haben den Sport meist nach der Highschool aufgegeben, weil sie ohnehin weder mit dem Leib noch mit der Seele dabei waren.

Die Stärken der Arbeiter liegen im Begriff selbst: Sie krempeln einfach die Ärmel hoch und fangen an zu arbeiten. Sie sind daran gewöhnt, von anderen ignoriert, übersehen oder als Rädchen im Getriebe wahrgenommen zu werden, aber ihr Mangel an Ressourcen wird von ihrem Einfallsreichtum ersetzt. Sie nehmen jede Gelegenheit wahr, sich zu verbessern und sind unglaublich fleißig. Menschen mit diesen Charaktereigenschaften werden dringend benötigt, denn sie zwingen uns dazu, nicht über kleine, für andere vielleicht triviale Dinge hinwegzusehen. Jede Kultur auf der Welt hat ihre ganz eigene Geschichte – ob diese nun wahr ist oder ein Mythos –, die von der Macht eines Außenseiters erzählt, der durch sein Verhalten sein Leben und das seiner Mitmenschen verändert hat. In meiner eigenen Laufbahn habe ich viele Arbeiter in Football-Teams kennengelernt, die in Vollzeit studierten und gleichzeitig mehrere Halbtagsjobs annahmen, weil sie nicht die nötigen finanziellen Mittel hatten. Auch meine besten Praktikanten gehörten zu dieser Kategorie und ich bin mir sicher, dass sie irgendwann einmal tolle Trainer werden, weil sie verstanden haben, worauf es tatsächlich ankommt.

Außenseiter kennen die Realität, lassen sich aber nicht vorschreiben, wie sie sie zu verstehen haben. Sie haben einen eisernen Willen und arbeiten mit der Zuverlässigkeit eines mittelalterlichen Kunstschmiedes daran, ihre Schwerter zu schmieden. Da ihr physisches Talent nicht so ausgeprägt ist wie das der »schlafenden Riesen«, kann man auf Arbeiter-Außenseiter immer zählen. Wenn sie richtig angeleitet werden, können sie sich wunderbar entwickeln.

Die physischen Waffen eines schlafenden Riesen gleichen eher denen eines Samurais. Dazu muss man erklären, dass dessen Schwert zu den besten der ganzen Welt gehört und dass man mit ihnen den Lauf eines Maschinengewehrs abschlagen könnte. Über das physische Talent eines schlafenden Riesen müssen wir nicht weiter diskutieren; bei ihm geht es nur darum, ob er es richtig einsetzt. Viele Trainer haben Sportler trainiert, die unglaublich viel Potenzial hatten (manchmal beängstigend viel), dies aber oft selbst nicht erkannten. Schlafende Riesen sehen sich als ganz normale Spieler und erkennen nicht das Talent, mit dem sie gesegnet wurden. Es macht Spaß, diese Sportler zu trainieren, weil sie für jeden Coach eine neue Herausforderung darstellen. Denn wir müssen Geist *und* Muskeln trainieren. Die Stärke des schlafenden Riesen ist seine physische Kompetenz und unser Job ist es, sein Selbstvertrauen zu stärken, damit er sein volles Potenzial entfalten kann.

Schwächen

Versetzen Sie sich kurz in die Situation zurück, in der Sie zum ersten Mal ein Wettrennen gegen einen Freund, Ihren Bruder oder einen anderen Gegner verloren haben. Wie haben Sie sich danach gefühlt und was haben Sie getan, um Ihre Enttäuschung oder Ihren Zorn zu überwinden? Hatten Sie das Gefühl, jetzt etwas beweisen zu müssen? Hatten Sie das Gefühl, es besser gemacht haben zu können? Oder haben Sie geglaubt, Ihren Gegner beim nächsten Mal schlagen zu können? Willkommen in der Welt des Arbeiter-Außenseiters. Viele Arbeiter-Außenseiter glauben, dass sie, wenn sie noch einmal eine Chance hätten, ihre Gegner, die sie nicht das Leben führen oder die Siege erringen lassen, das sie gerne möchten und nach denen sie sich so sehnen, bezwingen könnten. Aber es gibt einen Haken: Arbeiter müssen sich über alle Maßen anstrengen, um mit ihren talentierteren Freunden mithalten zu können, oder gar, um sie zu besiegen! Arbeiter-Außenseiter müssen kontinuierlich trainieren. Die Berge, die sie erklimmen müssen, um mit ihren begabteren Teamkollegen mithalten zu können, sind hoch. Wenn sie nicht belastbar sind und sich nicht konzentrieren, werden Arbeiter-

Außenseiter nicht nur den Berg nicht erklimmen, sondern mitten im Anstieg aufgeben müssen. Sie müssen mit Bedacht vorgehen und richtig angeleitet werden, wenn sie erfolgreich sein wollen.

Der Erfolg des Arbeiter-Außenseiters hängt von seiner Frustrationstoleranz, von seinem Alter, von seinem Reifegrad, von Umwelteinflüssen und, bis zu einem gewissen Grad, auch von seiner Fähigkeit ab, Ruhe zu bewahren. Timing ist ein wichtiger Faktor beim Arbeiter-Außenseiter und er muss sein Ziel konstant verfolgen, um aus den Fehlern derer, die ein natürliches Talent besitzen, Kapital schlagen zu können.

Schlafende Riesen habe ich erst nach fünf Jahren als Trainer als sportlichen Archetyp entdeckt. Erst zu diesem Zeitpunkt hatte ich mit einer solchen Vielzahl an Sportlern aus vielen verschiedenen Sportarten zusammengearbeitet, dass mir auffiel, wie viele schlafende Riesen es gibt und dass sie einen eigenen Archetyp bilden. Sportler, die, unserer Meinung nach, keinen Fokus haben oder nicht belastbar sind, sind leicht zu identifizieren. Aber allzu oft schreiben wir diese Eigenschaften einem Spieler zu, der nach einem verlorenen Spiel den Kopf hängen lässt oder einem Quarterback, dessen Würfe wiederholt vom Gegner abgefangen wurden, obwohl er sehr gute physische Fähigkeiten hat.

Als Trainer habe ich gelernt, dass man diesen Sportlertypus nicht aus der Ferne erkennen kann, sondern man sich intensiver mit ihm befassen muss. Man muss präsent sein, wenn sich vor einem Spiel oder einem Training Zweifel in seinen Augen zeigen, um in einem späteren Gespräch herauszufinden, woher diese Ängste und Zweifel kommen. Hierbei spielt auch die Körpersprache eine große Rolle (darüber sprechen wir noch), denn sie liefert Hinweise für seine Ängste. Wir gehen allzu schnell davon aus, dass Spieler mit einem natürlichen Talent eine unerschütterliche Gesinnung haben müssten. Aber als Trainer wissen wir nur zu gut, dass während eines Wettkampfes alle Schwächen schonungslos aufgedeckt werden.

Für manche ist es schwierig, sich vorzustellen, dass ein physisch hochtalentierter Sportler überhaupt ein Außenseiter sein kann. Die Wahrheit ist, dass eine schwache Gesinnung im Hochleistungssport von großem Nachteil ist. Achten Sie darauf, ob der Spieler in einer direkten Konfrontation oder in Stresssituationen verhalten oder ängstlich reagiert. Achten Sie ebenso darauf, mit wem er während des Trainings eine Zweiergruppe bildet, denn diesen Trainingspartner wird er anhand von zwei Kriterien aussuchen:

1. Entweder, er wählt jemanden aus, der bessere mentale und physische Fähigkeiten hat als er, um sich an ihm zu messen und dadurch sein Selbstbewusstsein zu stärken.

2. Oder er wählt jemanden aus, der keine Bedrohung für seine weniger ausgeprägten mentalen Fähigkeiten darstellt oder der ihn physisch nicht fordert. Wen auch immer er auswählt, hängt davon ab, wie zerbrechlich seine Seele ist und was passieren könnte, falls er versagt.

Wie man mit diesem Archetyp eine Verbindung aufbaut

Außenseiter, egal ob Arbeiter oder schlafende Riesen, brauchen einen Trainer, der konsequent vorgeht und willens ist, ihnen in ihrem Entwicklungsprozess beizustehen. Arbeiter agieren oft unbemerkt im Hintergrund, während schlafende Riesen zwar auffallen, aber nicht so einfach zu verstehen sind. Dieses Problem kann man lösen, indem man sie miteinander trainieren lässt. Wenn sie miteinander trainieren, werden die Schwächen beider deutlich. Der Arbeiter möchte sich beweisen und der schlafende Riese muss erkennen, dass er an Widrigkeiten und

Niederlagen nur wachsen kann. Beide müssen sich ihren Ängsten bei Wettkämpfen stellen. Ängste und Sorgen haben alle Menschen. Sie erinnern uns daran, dass das, was wir tun, einen tiefen inneren Sinn hat oder dass wir unsere Komfortzone verlassen müssen, um eine Aufgabe gut zu meistern.

Beide Archetypen werden nicht zu Ihnen kommen und um Rat bitten. Sie sind es gewohnt, ihre Probleme selbst zu lösen und wollen nicht lästig sein.

Andere tragen vielleicht eine Maske und möchten aber eigentlich Ihre Aufmerksamkeit erregen. Genauso wie bei den anderen Archetypen in diesem Buch müssen Sie sie im Kraftraum intensiv beobachten und behutsam vorgehen. Finden Sie heraus, wie sie reagieren, wenn Sie sie auf Wettkämpfe, Spieldauer, Stresssituationen oder ihre Komfortzone ansprechen. Beobachten Sie sie beim Krafttraining sehr genau. Wir alle kennen einen Arbeiter, der wie ein Besessener trainiert und oft länger an den Geräten bleibt als andere. Viele von uns kennen auch schlafende Riesen, die während des Trainings, bei einer Übung oder während eines Wettkampfes ganz emotional werden oder sich ärgern oder merkwürdig verhalten. Als Trainer sollten Sie dann nicht sofort eingreifen. Beobachten Sie ihn und sprechen Sie ihn später unter vier Augen darauf an. Dann können Sie sein Verhalten besser verstehen.

Wir alle sind schon einmal Außenseiter gewesen in unserem Leben. Ob wir uns nun auf unseren Traumjob beworben haben, einen Jungen oder ein Mädchen an der Highschool angesprochen haben, von denen wir aber nie angenommen haben, dass er oder sie uns je beachten würde oder in Bezug auf unsere eigenen sportlichen Leistungen (oder vielleicht sogar in Bezug auf unsere Laufbahn als Trainer). Wenn Sie zu einem Außenseiter eine Verbindung aufbauen wollen, gehen Sie in sich und denken Sie darüber nach, wie Sie damals in einer bestimmten Situation reagiert haben. Jeder von uns hat Charaktereigenschaften, die denen eines Außenseiters ähneln.

Coaching-Lehrgang:

Beitrag von Trainer Daniel Noble, MEd., CSCS

Um das Beste aus einem Außenseiter herauszuholen, müssen Sie zuerst ihre Mentalität verstehen. Ich habe meinen Beruf immer eher als Berufung verstanden. Das mag daher rühren, dass ich selber der Underdog par excellence war. Ich habe in meiner Jugend eine traumatische Hirnverletzung erlitten, an der ich fast gestorben wäre. Diese Verletzung hat zu Lernbehinderungen und großen Verunsicherungen geführt, die ich erst viel später im Leben gemeistert habe. Für mich haben sich damals Trainer oder Lehrer nie Zeit genommen. Ich hatte zwar viel Talent, aber immer Probleme mit den mentalen Aspekten eines Spiels. In der Schule wurde mir damals immer nur vorgebetet, was ich nicht konnte, aber nie gesagt, was ich konnte. Während andere sich im Studium vergnügten, lief ich Treppen auf und ab oder trainierte im Kraftraum. Ich lebte in meiner eigenen kleinen Welt und dachte immer darüber nach, wie ich die Erwartungen anderer erfüllen könnte. Mit einigen Trainern hatte ich Probleme, mit anderen habe ich hervorragend zusammengearbeitet. Ich habe mich immer gefragt, warum ich so unbeständig war oder warum andere Niederlagen einfach so abschütteln konnten und es ihnen egal zu sein schien, wenn sie auf der Bank sitzen mussten, während ich danach nächtelang nicht schlafen konnte. Als ich meine aktive Karriere beendete, brachte mich das dazu über meine Zeit als Spieler und über meine Trainer zu reflektieren und ich fragte mich, wer ich war und warum ich dort gelandet war, wo ich war. Nach der Highschool hatte ich einen Trainer, der mich unter seine Fittiche genommen und der mich, um ganz ehrlich zu sein, wieder auf die richtige Spur gebracht hat. Er war der Einzige, der sich damals Zeit für mich nahm und mir erklärte, dass ich dazugehöre, obwohl ich Dinge anders mental verarbeite und sie anders handhabe als andere. In einer Zeit, in der, wie ich es damals sah, mich jeder abgeschrieben hatte, hat er mir meine Stärken vor Augen geführt. Aber obwohl das ein Schritt in die richtige Richtung war, hatte ich im Laufe meines Lebens noch sehr mit meiner Andersartigkeit zu kämpfen und es dauerte, bis ich mich und meine Komplexe tatsächlich verstand.

Aber kommen wir nun zu meiner Zeit als Trainer: Mein erstes Treffen mit JK wird in meinem Gedächtnis eingebrannt bleiben. Es war mein erster Job als Trainer und das Schuljahr hatte bereits seit einem Monat begonnen. Ich arbeitete damals für eine Sportschule, die es erst seit zwei Jahren gab. Insofern hatten wir nur 19 Sportler zu betreuen. Als seine Familie JK zur Hill Academy brachte, hatten wir gar keine andere Wahl, als ihn aufzunehmen. Seine Noten hatten sich drastisch verschlechtert und seine Freunde hatten keinen guten Einfluss auf ihn. Seine Eltern, ganz wundervolle Menschen, ließen sich gerade scheiden und waren am Ende ihrer Kraft, was JK anging. Als ich JK genauer betrachtete, sah ich mich selbst 15 Jahre zuvor (wütend, frustriert, alleine, ohne Selbstvertrauen und mit dem Gefühl, ständig etwas beweisen zu müssen). Der Direktor unserer Akademie wollte nichts von JK wissen und erfand alles Mögliche, um ihn nicht aufzunehmen zu müssen. JK hatte in der letzten Zeit keinen Sport mehr ausgeübt und dadurch nicht annähernd das Niveau der anderen Sportler. Jeder hatte ihm immer nur erzählt, was er nicht konnte – aber nicht, was er konnte. Mit diesem Gefühl konnte ich mich gut identifizieren, also schmiss ich mich in die Bresche für ihn. Ich hatte das Gefühl, dass er uns brauchte und daher wollte ich mich persönlich für ihn einsetzen. Ich kämpfte hartnäckig dafür, dass er aufgenommen wurde. Er brauchte die Akademie und ich wollte persönlich für ihn verantwortlich sein. Es ist wichtig, dass Außenseiter, besonders diejenigen, die aus unsicheren Verhältnissen kommen, merken, dass man sie unterstützt. Es hat lange gedauert, bis JK endlich angenommen wurde und das auch nur unter Vorbehalt. Die meisten gingen davon aus, dass er nach zwei Monaten sowieso von der Schule fliegen werde.

Merksätze:

- ➤ Versuchen Sie, die Mentalität eines Außenseiters zu verstehen.
- ➤ Versuchen Sie auch zu verstehen, woher er kommt und warum er so ist wie er ist.
- ➤ Bauen Sie Vertrauen auf und unterstützen Sie ihn.

Und nun zum Außenseiter:

JK kam Ende Oktober zur Akademie und war nicht nur schulisch im Rückstand, sondern auch physisch und sozial. Obwohl wir nur wenige Schüler hatten, waren viele von ihnen sehr talentiert. Später erhielten die meisten Schüler Stipendien für die Division I von Universitäten, wo sie dann Kapitäne und Spitzensportler wurden. Es war also kein einfaches Umfeld für JK. Er musste nun entscheiden, ob er diese Herausforderung annehmen und sich verbessern wollte oder nicht. Er wollte es. Er brauchte nur jemanden, der ihm die Gelegenheit dazu gab. JKs erster Monat an der Schule war nicht leicht. Obwohl er entschieden hatte zu bleiben, zögerte er noch, seinen Mitschülern zu vertrauen und sein Trainingsplan war sehr anstrengend. Um acht Uhr morgens wurde im Kraftraum trainiert, dann hatte er den ganzen Tag Schule und danach wieder Training. Normalerweise hätte jemand wie JK sich dem verweigert. Aber das tat er nicht. Irgendetwas war in ihm geweckt worden. Obwohl die Tage extrem anstrengend für ihn waren, hatte er etwas bekommen, das er lange nicht gehabt hatte: die Chance auf einen Neuanfang und Trainer und Lehrer, die an ihn glaubten und sich um ihn kümmerten. Allen fiel sehr schnell auf, wie sehr sich JK bemühte. Seine Teamkollegen scharten sich um ihn. Obwohl er bei Sprints immer Letzter wurde und sich bei den meisten Konditionstrainings übergeben musste, sahen alle, wie sehr er sich anstrengte. JK liebte den Kraftraum, da er ihm einen gewissen Ausgleich gab. Eine richtige innere Einstellung und Einsatz sind das Wichtigste im Kraftraum. Obwohl er vielleicht nie das Niveau anderer Sportler erreichen würde, gab ihm der Kraftraum ein Zuhause, wo er sich wohl fühlte und Mut fassen konnte. Durch sein intensives Training wurde er für das Team bald unentbehrlich. JK hatte sich gänzlich verändert und schon im nächsten Frühjahr war er förmlich zu einem anderen Menschen geworden. Er hatte Selbstbewusstsein, Werte und Träume. In jenem April spielte er zum ersten Mal für sein Team. Die Trainer, die ihn vorher gekannt hatten, waren geradezu geschockt, als sie ihn sahen. Er war jetzt ein ganz anderer Spieler als damals. Er war stolz und selbstbewusst und hatte keine Angst zu versagen. Stattdessen brachte er gute Leistungen, weil er gut vorbereitet war.

Eines Tages jedoch, er lief gerade während eines Spiels mit dem Ball übers Feld, bekam er einen fatalen Schlag ab, der zu einem Genickbruch führte und ein Hirntrauma verursachte. Er war sofort tot. Das war das Schlimmste, was ich je erlebt habe. Dieser Unfall hat mich damals so mitgenommen, dass ich glaubte, mich davon nicht mehr erholen zu können. Den Schmerz seiner Familie und Freunde mitansehen zu müssen, war einfach furchtbar. JK ist jetzt seit zehn Jahren tot und ich spüre immer noch den Einfluss, den dieser junge Mann damals auf mich hatte. Mir kommt es vor, als wären wir Seelenverwandte gewesen. Alles, was ich als Jugendlicher erlebt hatte, machte auf einmal Sinn, da ich in dem Leben dieses unglaublichen jungen Mannes eine kleine Rolle spielen durfte. Ich entschuldige mich an dieser Stelle dafür, dass ich diese Begebenheit so ausführlich geschildert habe und damit vom Thema des Außenseiters abgekommen bin. Aber es ist mir wichtig, dass Trainer lernen, sich zu öffnen und Stärke zu beweisen, indem sie sich verletzlich zeigen, denn das ist essenziell, wenn Sie eine gute Beziehung mit einem Sportler aufbauen wollen. Ich trainiere jeden Sportler, als wäre er mein eigenes Kind. Jeder benötigt einen anderen Zugang.

Obwohl JK tot ist, hat er sein Leben auf so außergewöhnliche Weise gelebt, dass sein Vermächtnis immer mehr an Bedeutung für mich gewinnt.

JK hatte die #45, was auch meine Trikotnummer war. Ich erinnere mich noch an den Augenblick, als der Trainer fragte, welche Nummer er wolle. Er schaute mich damals an und teilte dem Trainer mit: »Die #45 des Noblen« (so nannten die Schüler mich damals). Ich glaube zwar, dass das damals ein Witz sein sollte, aber letztendlich wollte er sich auch bei mir bedanken. Weil JK jeden Trainingstag so toll gemeistert hatte, wurde er ein Vorbild für andere und schaffte es, das Team enger zusammenwachsen zu lassen. Jeder seiner Teammitglieder trug später auf dem College seine Trikotnummer und erzählte anderen seine Geschichte. Innerhalb eines Jahres kannte jeder, der Lacrosse spielte, seine Geschichte. Sportler aus dem gesamten nationalen College-Sport-Verband NCAA hörten damals davon und zollten ihm dadurch Respekt, dass sie ebenso seine Trikotnummer trugen. Momentan haben mehr als 100 Sportler die #45.

Merksätze:

- Ein Außenseiter muss Biss haben!
- Finden Sie heraus, was ihn erfolgreich macht und helfen Sie ihm dabei (Umgebung, Teamkollegen etc.).
- Ziehen Sie keine voreiligen Schlüsse: Verurteilen Sie Menschen nicht, bevor Sie sie wirklich kennengelernt haben. Jeder hat eine Chance verdient.
- Bauen Sie zu den anderen Teammitgliedern eine gute Verbindung auf.
- Seien Sie jeden Tag mutig.
- Verstehen Sie, dass es völlig in Ordnung ist, wenn ein Außenseiter mehr leisten muss.
- Reden Sie wenig und vereinfachen Sie den Trainingsablauf.

Der Prozess in Einzelschritten:

1. »Versuchen Sie zuerst zu verstehen, bevor Sie verstanden werden wollen.«
Stephen Covey

Das ist mein Mantra in Stufe eins. Mir ist es wichtig, mit einem Sportler individuelle Pläne zu schmieden und eine gute Beziehung aufzubauen. Denn ich möchte am Ende des Tages mein Bestes gegeben und verstanden haben, wie jeder Einzelne wirklich tickt. Zuerst muss man jemanden als Menschen kennenlernen, dann erst als Sportler. Dies verbindet JKs Geschichte mit meiner. Viele Trainer meinen, sie müssen sich über ihre Sportler erheben oder sie würden ihre Autorität und ihre Kontrolle verlieren, wenn die Beziehung zu ihren Sportlern zu eng ist. Als ich mit dem Coachen begann, liebte ich es, Befehle zu erteilen und herumzubrüllen. Ich wusste es damals nicht besser und ich hatte vergessen, wie sehr ich als Athlet genau solche Trainer selbst gehasst hatte. Mein Führungsstil besteht heute aus einer guten Beziehung zu meinen Sportlern und hohen Erwartungen an sie.

Eins muss noch klargestellt werden. Obwohl unser Fokus auf jedem einzelnen Sportler liegt, sollten wir unsere Erwartungen nicht herunterschrauben. Gleichzeitig sollten wir jedem Sportler einen Weg aufzeigen, wie er diese hohen Erwartungen erfüllen kann. Das ist wichtig, um an einen Außenseiter heranzukommen, weil er nur Universalmethoden gewohnt ist und er demzufolge nie die Gelegenheit hatte, herauszufinden, was das Beste für ihn ist. JK brauchte damals nur eine andere Umgebung und die Chance auf einen Neubeginn. Er brauchte etwas Zeit und eine gute Beziehung zu neuen Freunden und Trainern. Wenn ich versucht hätte, den Prozess damals zu beschleunigen, hätte ich ihn verloren. Leider passiert das häufig in Sportakademien in Nordamerika und in Sportvereinen. Am liebsten möchten wir, dass alle nach unserem vorgegebenen Zeitplan und zu unseren Bedingungen trainieren. 2009 sprach das Rugby-Nationalteam von Neuseeland, die »All Blacks«, ganz offen über seine damaligen Probleme und es waren etliche. Es gab Alkoholprobleme, Drogenprobleme und Probleme mit Gewalt bei den Sportlern. Infolgedessen erstellten sie für jeden Spieler ein Profil, um herauszufinden, welche Hilfe jeder Einzelne brauchte. Manche gingen zum Psychiater, andere zu den Anonymen Alkoholikern und wieder andere zur Drogenberatung. Am Ende erhielt jeder einen ganz persönlichen Plan, nicht ein Universalheilmittel, denn ein individueller Ansatz ist immer noch das Beste.

2. Ein Außenseiter benötigt viel ZEIT!
Einzelgespräche können durch nichts ersetzt werden. Als Trainer setzen wir uns ständig mit neuen Technologien, neuer Software und neuen Geräten auseinander. Wir wissen alles über den Körper eines Sportlers, aber nicht, was in seinem Kopf vorgeht. Jeder Sportler muss jedoch wissen, dass Sie sich um ihn kümmern und dass Sie für ihn da sind. Das kann sich auf vielerlei Art ausdrücken, aber eigentlich geht es darum, die richtigen Fragen zu stellen und gut zuzuhören, wenn der Sportler darauf antwortet. Außenseiter, besonders schlafende Riesen, wie Brett erwähnte, werden nicht von ihren Fähigkeiten blockiert, sondern von dem, was in ihrem Kopf vorgeht. Wenn sie kein Talent hätten, würden sie nicht auf so hohem Niveau trainieren. Was sie blockiert, hat oft mit Konsequenz, Verstehen, Akzeptanz von konstruktiver Kritik oder Angst vor Versagen zu tun.

Wenn ich mit einem Außenseiter trainiere, halte ich es gerne simpel. Ihn zu sehr zu analysieren oder zu überfordern wäre Gift für ihn. Oft sage ich: »Egal, mach einfach!« Das soll bedeuten, dass er einfach loslegen und mit dem Training beginnen soll. Jeden Tag etwas mehr aus der Komfortzone zu kommen hilft diesen Sportlern dabei, den Mut zu haben, ihr Potenzial voll auszuschöpfen. Für Trainer ist es wichtig, Gefühle wie Zweifel und Frustration zu erkennen und diese anzusprechen. Das sollte man aber ganz behutsam angehen. Wichtig ist eine konstante, klare und präzise Kommunikation oder auch kleine Gesten und Impulse, damit der Sportler sich wieder konzentriert. Viele Außenseiter sind oft wütend oder neigen zu Zornausbrüchen, aber man selbst darf nicht so reagieren. Verhalten wir uns genauso, verstärken wir nur ein Verhalten, das wir eigentlich in den Griff bekommen möchten. Ich lasse sie ausflippen, sich wieder abregen und dann versuche ich, sie wieder in die Gegenwart zurückzuholen. Tun Sie alles, damit er sich wieder beruhigt. Mit schwierigen Situation klarzukommen ist nicht nur für Sportler, sondern für alle Menschen sehr wichtig.

Außenseiter müssen täglich beobachtet werden. An einem Tag machen sie alles richtig und am nächsten Tag verstecken sie sich hinter anderen, vermeiden es, gewisse Übungen zu machen oder lenken andere vom Training ab. Es ist wichtig, dies gleich zu Beginn des Trainings zu entdecken, um ihnen einen Impuls zu geben oder auf die Schulter zu klopfen, damit sie wissen, dass sie aufmerksamer und zielorientierter sein sollen. Daher ist es auch so wichtig, die Erwartungen an jeden einzelnen Sportler klar zu formulieren.

3. Geben Sie ihnen Raum für Versagen. Lehren Sie sie täglich in Widerstandsfähigkeit.
Oft haben Außenseiter negative Erfahrungen gemacht oder versagt. Dies versuchen sie nun zu vermeiden. Ob es nun ein Trainer war, der sie nach einem kleinen Fehler gleich auf die Bank gesetzt hat, ein Elternteil, das zu anspruchsvoll war und oder ein Lehrer, der ihnen gesagt hat, dass sie nicht klug genug seien, weil sie einen Test nicht bestanden haben. Was auch immer der Grund für ihre Angst ist oder für ihr Versagen, man muss ihn herausfinden. Als junger Trainer habe ich meine Sportler angebrüllt, wenn sie eine Übung nicht richtig ausgeführt oder einen Kegel umgeworfen haben. Ich hielt das damals für

richtig. Ich wollte, dass alle jeden Tag beim Training ihr Bestes gaben. Aber dann habe ich darüber nachgedacht, wie falsch mein Verhalten war. Gerade beim Training sollten wir Fehler machen und Risiken eingehen dürfen. Wenn meine Sportler einen Fehler machen, habe ich ja die Gelegenheit, sie die Übung wiederholen zu lassen und zwar dieses Mal richtig. Das bedeutet nicht, dass man seine Erwartungen herunterschrauben muss. Eine Übung muss richtig ausgeführt werden, aber wenn der Sportler nicht weiß, was er falsch macht, was hilft es da, ihn anzuschreien?

Außenseiter müssen, mehr als andere Archetypen, wissen, dass sie Risiken eingehen dürfen und nicht gleich bestraft werden, wenn sie einen kleinen Fehler machen. Sie müssen eben öfter als andere eine Übung wiederholen. Selbstvertrauen ist daher elementar wichtig für ihren Erfolg. Wenn Sie ihr Selbstvertrauen zerstören, zerstören Sie sie. Mutig zu sein muss man täglich üben, ob sich das nun dadurch ergibt, eine Führungsrolle einzunehmen, mit Problemen fertigzuwerden, etwas tun zu müssen, das man nicht will oder zur Verantwortung gezogen zu werden. Jeder Sportler hat eigene Wertvorstellungen und andere Dinge, die ihm wichtig sind. Als Trainer sollten wir uns immer fragen: *Warum tun wir, was wir gerade tun? Und funktioniert es auch?*

4. Trainieren Sie zielgerichtet und wecken Sie die Leidenschaft Ihrer Sportler.

Außenseiter sind der Grund für meine Berufswahl. Jeder kann genetische Wundertalente trainieren. Ja sicher, das macht Spaß, ist gut für die eigene Karriere und vielleicht schreibt man irgendwann sogar ein Buch darüber. Aber ist das der Sinn des Coachings? Für mich nicht. Außenseiter zwingen einen dazu, sich in seinem Beruf weiterzuentwickeln, ihn zu verstehen und am Ende zu meistern. Ich kenne gute Trainer, die mit einem Fingerschnippen 100 muskelbepackte Sportler unter Kontrolle bringen. Sie wissen instinktiv, was sie sagen müssen und was nicht. Solche Trainer sind aber Mangelware. Jeder Trainer kann Wiederholungen mitzählen und Trainingspläne erstellen. Gute Trainer wollen die schwierigen, die unmöglichen Fälle. Nur dort können wir als Trainer herausfinden, aus welchem Holz wir wirklich geschnitzt sind.

Der Kreuzritter

Überblick & Stärken

Der Archetyp des Kreuzritters verfolgt ein höheres Ziel. Durch seine positive Energie, sein unglaubliches Selbstvertrauen, selbst in Wettkämpfen, und seine Fähigkeit, Worte oder Gesten zu benutzen, die unseren inneren Gladiator wecken, ist der Kreuzritter der Defibrillator unseres emotionalen Unbewussten.

Der Kreuzritter ist in der Lage, das Team zu begeistern und miteinander zu verbinden und hat in diesem Bereich große Ähnlichkeit mit der Führungskraft. Man könnte sogar sagen, dass er eine Unterkategorie dieses Archetyps sein könnte, genauso wie Arbeiter und schlafende Riesen Unterkategorien des Außenseiters sind. Betrachtet man ihre Gemeinsamkeiten, liegt man nicht falsch. Unterschiede zwischen Führungskräften und Kreuzrittern zu betonen heißt nicht, dass Führungskräfte keine Kreuzritter sein können oder umgekehrt. Meine Erfahrungen haben mich jedoch gelehrt, dass Kreuzritter eine ganz eigene Präsenz und Dynamik in ihr Team bringen und sie deshalb einen eigenen Archetyp verdient haben. Nicht alle Führungskräfte haben etwas Spirituelles und nicht jeder Kreuzritter wünscht sich, als Führungskraft an der Spitze oder im Mittelpunkt zu stehen. Manche Kreuzritter sind ganz zufrieden damit, im Hintergrund zu agieren und sich zurückzuhalten.

Die größte Stärke eines Kreuzritters ist seine Beharrlichkeit. Konflikten stellt er sich direkt, ohne dabei aggressiv zu werden, denn er weiß, dass ein unüberlegtes Verhalten auf Emotionen basiert und langfristig keine Veränderung herbeiführt.

Schwächen

Kreuzritter kennen die wahre Bedeutung des Begriffs »axiale Belastung« (Übungen oder Bewegungen, bei denen das Gewicht Druckkräfte längs der Achse erzeugt, wie bei Hocken mit der Langhantel). Das bedeutet, sie tragen oft die Last anderer und ihre eigenen Sorgen auf den Schultern. Sie sind die geborenen Lehrer und Erzieher, jedoch müssen sie lernen, anderen dabei zu helfen, sich selbst zu helfen und ihre eigenen Probleme zu lösen, statt sich auf sie zu verlassen.

Wenn ein Kreuzritter erfolgreich sein will, muss er wissen, wann er sich zurückziehen muss. Das ist schwierig für ihn, aber wenn er emotional zu viel auf sich lädt, beeinflusst das seine eigenen Fähigkeiten und er kann keine stabilisierende Kraft mehr für andere sein. Deshalb ist es wichtig, dem Kreuzritter beizubringen, wann er sich einmischen und wann er sich besser zurückziehen sollte.

Es gibt einen Grund, warum der Begriff »Kreuzritter« das Bild eines Ritters mit Schwert und Schild heraufbeschwört, der durch ein gefährliches Gelände reitet, um für das, was ihm wichtig ist, zu kämpfen. Ausgerüstet mit einer Waffe und einem Schutzschild, versteht der intelligente Kreuzritter es, dass er mal einen offensiven und dann wieder einen defensiven Ansatz wählen muss. Wenn er das tut, kann er seine Fähigkeiten sinnvoll einsetzen, um Zweifel oder Ängste zu beseitigen und andere zu inspirieren. Gleichzeitig muss er jedoch die emotionalen Pfeile, die seine eigene Rüstung so leicht durchdringen können, abwehren, wenn er Erfolg haben will.

Wie man mit diesem Archetyp eine Verbindung aufbaut

Aufgrund ihrer warmherzigen und fesselnden Persönlichkeit fällt es nicht schwer, zu Kreuzrittern eine Verbindung aufzubauen. Versuchen Sie, mehr über die Absichten eines Kreuzritters herauszufinden, damit Sie eine Verbindung zwischen der Sportkultur, die Sie als Trainer erschaffen möchten und dem Ideal, an das er als Sportler glaubt, herstellen können. Zu wissen, dass auch sie gerne eine gute Beziehung zu anderen haben möchten, macht sie zu hervorragenden Verbündeten. Kreuzritter sind Vorbilder für andere Sportler und eignen sich daher als wunderbare Vermittler Ihrer Botschaften ans Team.

Um das Beste aus einer Beziehung mit dem Kreuzritter zu machen, ist es wichtig, ihn in die Führungsdynamik des Teams miteinzubeziehen. Stimmt irgendetwas mit Ihrem Team nicht oder gibt es ein ungewöhnliches Verhalten eines Sportlers, das Sie nicht verstehen? Seien Sie nie zu stolz, den betreffenden Sportler oder andere Spieler, besonders Kreuzritter, zu fragen, was los ist. Kreuzritter sind zumeist ebenso hervorragende Zuhörer und haben oft ein intuitives Gefühl dafür, was andere so umtreibt.

Machen Sie in Ihrer Kommunikation nur deutlich, dass Sie nach Informationen suchen, damit Sie Ihre Sportler besser verstehen und ihnen helfen können. Wenn man in einer emotional aufgeheizten Situation nicht ehrlich und direkt ist, wird man gerne als aufdringlich empfunden und Ihr Ansprechpartner als »Verräter« abgestempelt.

Schlussendlich müssen Sie bedenken, dass der Kreuzritter gerne über andere nachdenkt und sich gerne mit ihnen austauscht. Obwohl Kreuzritter ziemlich autark sind, lieben sie die Gemeinschaft, eine starke Führung und eine enge Mentor-Schützling-Beziehung. Nehmen Sie sich täglich Zeit für den Kreuzritter und Sie werden von ihm nicht nur etwas über die Gemütslage des Teams erfahren, sondern in ihm auch einen Ansprechpartner haben, der langfristig die Atmosphäre der Wettbewerbsumgebung positiv beeinflussen kann.

Coaching-Lehrgang:

Beitrag von Trainer Barry Solan, BSc/Hons., CSCS

Wahrscheinlich hatten Sie in jedem Team, das Sie gecoacht haben, einen Kreuzritter. Wenn Sie Glück hatten, vielleicht sogar mehr als einen. Es sind wundervolle Menschen, die unglaubliche Energien haben und andere damit anstecken. Sie bringen jeden Raum zum Leuchten. Sie umgibt eine besondere Aura. Mit einem Kreuzritter ist ein Team leicht zu handhaben. Die Teamkollegen sind entspannt, weil er entspannt ist. Auch Sie als Trainer können entspannt sein, weil er entspannt ist. Jeder weiß, dass ein Kreuzritter Probleme lösen kann, wenn der Druck steigt. Er weiß, was er sagen soll und wann er es sagen soll. Und, was noch wichtiger ist, er lässt auf Worte Taten folgen, und zwar sowohl hinter den Kulissen als auch auf dem Spielfeld.

Wahrscheinlich haben Sie auch heute noch Kontakt zu einem Kreuzritter. Vielleicht treffen Sie sich sogar gelegentlich mit ihm, um sich seinen Rat zu holen, und obwohl er nichts mit der Sache zu tun hat, wird er ihnen weiterhelfen. Manchmal wünschen Sie sich vielleicht sogar, Ihr Team würde nur aus Kreuzrittern bestehen.

Aus meinen Erfahrungen mit verschiedenen Teamsportarten in unterschiedlichen Kulturen und Orten kann ich sagen, dass Kreuzritter Leute sind, die man in der Umkleidekabine, bei Teamgesprächen, bei Führungskräfte-Meetings, im Kraftraum, und, was am wichtigsten ist, auf dem Sportplatz immer dabeihaben möchte. Überall sticht der Kreuzritter positiv hervor.

Jeder Kreuzritter ist seinen Teamkollegen gedanklich ein bis zwei Schritte voraus. Er beeinflusst andere und baut eine Beziehung zu ihnen auf. Dem Kreuzritter ist es wichtig, dass das Team Erfolg hat und nicht nur er selbst.

Nachdem ich mit einem Kreuzritter, den ich gecoacht habe, verschiedene Konfliktpunkte in unserem Team besprochen hatte, dachte ich oft: »Diesen Aspekt hatte ich gar nicht berücksichtigt.« Sein hoher Grad an emotionaler Intelligenz und sein gutes Verständnis für das Spiel machten ihn zu etwas ganz Besonderem. Er konnte mir immer ein genaues Bild von der Stimmungslage des Teams vermitteln. Nach jedem Treffen wusste ich, wie ich mein Team besser coachen konnte. Oft wollten andere Spieler einen Rat von ihm, wenn es Probleme gab, wenn ein Spieler nicht genug Selbstvertrauen hatte, wenn es einen Streit zwischen zwei Spielern gab, wenn die Aussagen des Trainers zu unklar gewesen waren oder sogar bei privaten Angelegenheiten. Die Teamkollegen wussten, dass sie ihm vertrauen konnten. Oft konnte ich nur durch ihn erkennen, dass Probleme außerhalb des Teams Einfluss auf die Leistung mancher Spieler nahmen. Er gab mir immer genügend Informationen, um mir den richtigen Eindruck zu geben, aber nie so viele, dass sie einen Vertrauensbruch zu den anderen Spielern dargestellt hätten. Er kümmerte sich immer so sehr um andere, dass wir oft keine Zeit fanden, über ihn zu sprechen. Aber warum war das so? Weil er viel zu sehr damit beschäftigt war, mir dabei zu helfen, anderen zu helfen. Wir handelten beide im Interesse anderer. Wie vorher schon erwähnt, sind Kreuzritter auch tolle Führungskräfte. Sein Einfluss auf die Mannschaft wirkte sich auf die gesamte Teamkultur aus: wie er junge Spieler im Team empfing und einführte, die Erwartungen, die er an erfahrene Spieler im Bereich Teamführung hatte, und dass er es nicht fürchtete, über alles aufrichtig und ehrlich zu sprechen. Er war einerseits unbeschwert und fröhlich und, wenn nötig, andererseits auch ernst und professionell. Was noch wichtiger ist, er redete nicht nur, sondern ließ Worten Taten folgen, auch in Bezug auf seine eigenen Leistungen.

Physisch betrachtet ist der Kreuzritter, von dem ich spreche, ein interessanter Fall, und zwar bis heute. In seiner Anfangszeit war er gesund, robust und sehr fit über viele Wettkampfphasen hinweg. Leider ließ eine Reihe von Verletzungen in aufeinanderfolgenden Spielzeiten es nicht zu, dass sein Körper sich voll und ganz regenerierte, sodass er sich nicht mehr optimal auf Wettkämpfe vorbereiten konnte. Zu Beginn meines Trainings mit ihm war er an einem Punkt angekommen, an dem er so nicht länger weitermachen konnte. Seine Verletzungsgeschichte, seine schlechte Trainingsvorbereitung und sein mangelhaftes Belastungsmanagement während der vorherigen Spielzeiten hatten schon zu Gewebeschäden geführt, die seine Vorbereitung und seine Leistung beeinflussten. Für ein untrainiertes Auge brachte er immer noch genug Leistung, aber er wusste selbst, dass er so nicht weitermachen konnte. Er war auch auf Medikamente und Behandlungen angewiesen, um überhaupt trainieren und an Wettkämpfen teilnehmen zu können. Viele andere Spieler wären nie in der Lage gewesen, unter solchen Bedingungen überhaupt Leistung zu bringen.

Die Last anderer auf Kosten der eigenen Gesundheit und der eigenen Leistungsfähigkeit zu tragen, und zwar mental und physisch, ist die einzige Schwäche des Kreuzritters. Dieser Kreislauf musste bei ihm unterbrochen werden, damit er selbst Fortschritte machen konnte. Wir kamen überein, dass es das Beste sei, ihm die Wettkampfbelastung auf dem Spielfeld zu nehmen und seinen Körper im Kraftraum wiederaufzubauen. Er nahm diesen Vorschlag an, weil er selbst wusste, dass er in diesem Zustand nicht weitermachen konnte. Eine der ersten Maßnahmen war es, uns mit einem Chirurgen und Spezialisten zu treffen, um über seine Verletzungen zu sprechen und einen Plan für seine Rehabilitation zu entwerfen. Viele medizinische Informationen waren nicht verständlich für mich. Als Trainer war dies jedoch eine gute Gelegenheit, sein Vertrauen zu gewinnen und ihn wissen zu lassen, dass ich ihn unterstützte. Hier fallen mir die Worte Benjamin Franklins ein, der von Trainern mit viel mehr Erfahrung, als ich sie habe, schon zitiert wurde: »*Niemanden kümmert es, wie viel du weißt, bis er weiß, wie sehr du dich um ihn kümmerst.*«

Unser erster Schritt bezog medizinisches Personal und die Leistungstrainer intensiv in den Prozess mit ein, weil wir seinen physischen Problemen auf den Grund gehen wollten. Wie alle Kreuzritter hatte auch er ein großes Interesse daran, sich körperlich weiterzuentwickeln und das half ihm ungemein. Er spürte selbst kleinste Veränderungen in seinem Rehabilitationsprozess bewusst und konnte den Trainern so ein sehr detailliertes Feedback bezüglich seiner Fortschritte und auch seiner Rückschläge geben. Der Nachteil war, dass man seine Energie kanalisieren musste, damit der Rehabilitationsprozess letztendlich auch erfolgreich war. Täglich bemühte er sich, noch schneller Fortschritte zu machen, aber er musste lernen, sich in Geduld zu üben. Ich bemerkte, dass er Angst hatte, zu viel Zeit ohne seine Teamkollegen in der Umkleidekabine und auf dem Spielfeld zu verbringen und dass der hohe Standard, den er mit gesetzt hatte, darunter leiden würde. Aufgrund seiner Verletzungsgeschichte benötigte der Heilungsprozess in der Tat einige Zeit und war zeitweise für jeden, der daran beteiligt war, sehr frustrierend. Doch langsam aber sicher ging es ihm wieder besser. Nach einigen Monaten fühlte er sich durch das richtige Training schon wieder gut und er entdeckte Fortschritte in seiner Bewegungseffizienz und im Kraftbereich. Aber weil seine Rehabilitation länger gedauert hatte als geplant, konnte er erst sehr spät wieder an spielorientierten Lauftechniken und am Ausdauertraining teilnehmen. Als er endlich wieder genesen war, machte er im Training schnell Fortschritte. Ich glaube sogar, dass seine Rehabilitation einen doppelten Effekt hatte: 1. Er hatte Zeit für sich gehabt, um seine Batterien aufzuladen und um wieder seine frühere hohe Leistung bringen zu können. 2. Nach seiner Rückkehr zum Team kannte er eine Menge Neues, das er seinen Kollegen beibringen konnte.

Der Skeptiker

Überblick & Stärken

Ein Skeptiker ist ein Zweifler und »zu einem durch Skepsis bestimmten Denken, Verhalten neigender Mensch« (Duden, 2017). Im Sportbereich gibt es zwei Ausprägungen von Skeptikern: das Naturtalent und den Mitläufer. Beide werden nachfolgend in weitere Kategorien unterteilt, aber zunächst ist es wichtig, die grundsätzlichen Stärken eines Skeptikers zu verstehen. Skeptiker sind nicht verschlossen, wie die meisten Menschen annehmen, sondern sie wägen eher vorsichtig ab, bevor sie eine Entscheidung treffen. Als ich dieses Thema mit meinem guten Freund und Physiotherapeuten Jim Godin diskutierte, machte er eine sehr kluge Bemerkung: Ein Skeptiker entwickle sich dadurch weiter, dass er alles infrage stelle und auf vorher Gelerntes reflektiere. Skeptiker unterscheiden sich von anderen Sportlern darin, dass ihre Offenheit und ihre Bereitschaft, Vertrauen zu schenken, eine gründliche und zeitintensive Verarbeitung benötigen. Jim hatte damals schon mit Soldaten zusammengearbeitet, die ihr volles Potenzial dann entfalten, wenn es darum geht, sorgfältige und gleichzeitig flexible Strategien zu entwickeln, um anspruchsvolle Ziele zu erreichen. Sie sind in der Lage, jedes nur erdenkliche Szenario zu analysieren, ohne dabei Vermutungen anzustellen. Jims Beobachtungen zu diesem Thema sind also nicht nur wichtig und willkommen, sie basieren auch auf ganz persönlichen Erfahrungen.

Skeptiker fragen immer nach dem Warum, wenn sie etwas tun sollen. Wenn sie nicht danach fragen, denken sie darüber nach. Dies ist eine große Stärke von Skeptikern, auch wenn es Sie zunächst vielleicht stört. Bedenken Sie, dass es in der Natur des Menschen liegt, mehr verstehen zu wollen. Skeptiker gehen nur noch einen Schritt weiter. Daher möchten sie nicht nur die Kurzform Ihres Trainingsplans hören. Das echte Interesse der Skeptiker gibt Ihnen die Möglichkeit, sie wirklich fundiert anzuleiten und Ihre eigenen Führungsstrategien zu verbessern, wenn Sie eine bestimmte Übung oder Technik erklären. Dies gehört zu einer Methode, über die wir im nächsten Kapitel noch sprechen werden!

Die meisten Athleten probieren gerne etwas Neues aus, aber wenn es sie verwirrt, bloßstellt oder nicht überzeugt, haben Sie damit zu kämpfen, Ihren Plan durchzusetzen. Bedenken Sie, dass ein Skeptiker sie nicht unbedingt mit Absicht barsch anredet oder kritisiert. Reibungen bei der ersten Begegnung mit Skeptikern können im Positiven dazu führen, beidseitige Vorurteile abzubauen und sich eine neue Meinung zu bilden.

Um diesen Archetyp weiter zu unterteilen, führe ich nun die Begriffe Naturtalent und Mitläufer ein.

Naturtalente

Naturtalente haben sehr gute genetische Voraussetzungen, um physische Leistungssportler zu werden, sie müssen sich jedoch noch entwickeln. Sie stellen eine besondere Herausforderung dar, weil sie insbesondere Krafttraining als etwas ansehen, das ihnen zwar weiterhelfen könnte, das sie aber letztlich nicht nötig haben, weil sie bisher auch ohne ziemlich erfolgreich waren. Im Kraftraum rackern sie sich nicht gerade ab und wenn sie den Trainer erklären hören, dass Hocken und Schulterdrücken mit der Langhantel ihre Schnelligkeit verbessern können, denken sie: »Also, ich kann immer noch schneller laufen als die Jungs, die mehr stemmen als ich.« Klar, wir verstehen natürlich, was sie meinen, aber es bringt uns zur Verzweiflung, dass sie die Übungen nicht im Gesamtzusammenhang sehen. Obwohl sie gute Sportler sind, könnten sie noch besser sein und sich vor Verletzungen schützen, wenn sie ihr angeborenes Talent mit klugem Training verbinden würden. Und obwohl einige wenige auch ohne Training erfolgreich sind, sind diese doch eher die Ausnahme als die Regel. Es ist, als würden sie behaupten, manche Raucher sterben nicht an Lungenkrebs oder einer Herzattacke, warum sich also dann keine Zigarette anzünden?

Wenn Sie schon ein Naturtalent gecoacht haben, wissen Sie, dass wir ihnen noch so viele Beispiele geben oder Forschungsergebnisse präsentieren können, wie wir wollen, dass wir aber in Wirklichkeit kreativ und unkonventionell sein müssen, um ihre Meinung zu ändern. Sie brauchen einen triftigen Grund und müssen sich selbst ändern wollen. Wir können ihnen helfen, diesen Grund zu finden, indem wir eine Methode aus den Verhaltenswissenschaften anwenden, die besagt, dass Menschen am meisten von eigenen Ideen überzeugt sind.

Wie können wir diesen Archetyp nun aber dazu bringen, das Training aus einer anderen Perspektive zu betrachten? Manchmal, wenn es sehr stolze Naturtalente sind, müssen sie erst einmal einen Misserfolg hinnehmen, um demütiger zu werden. Manchmal müssen aber auch wir Trainer kreativer werden. Eine Vorgehensweise, die mir in der Vergangenheit sehr geholfen hat, ist es, Übungen, die sie mögen, mit solchen, die wichtig sind (die sie aber sonst nicht machen würden), zu vermischen.

Zum Beispiel mochte ein Sportler, mit dem ich in der Vergangenheit zusammengearbeitet habe, Krafttraining überhaupt nicht, weil er sich danach steif und langsam fühlte. Er wollte nicht glauben, dass diese Anzeichen zum Beginn eines allgemeinen Anpassungsprozesses gehören, weil sein Körper einem neuen Stressfaktor ausgesetzt war. Das

Konzept der Superkompensation interessierte ihn nicht. Wenn er weiter trainierte, hätte er gemerkt, dass er sein Leistungsniveau über das ursprüngliche Niveau hinaus würde steigern können. Seine Erfahrungen im Kraftraum waren bisher negativ gewesen und daher war er nicht davon abzubringen, dass Krafttraining ihn langsam und steif machte und ihn in seinen natürlichen Bewegungen einschränkte. Daran war nicht zu rütteln. Bewegungen, die dynamischer waren, wie zum Beispiel die, die man beim Sprungtraining einsetzt (Sprünge auf eine Kiste, Weitsprung etc.), plyometrisches Training und einige Übungen aus dem Body Building gefielen ihm jedoch. Bei Ersteren konnte er sein sportliches Talent zeigen, die anderen schmeichelten seiner Eitelkeit. Genau hier sah ich meine Chance, ihn umzustimmen. Ich führte etwas ein, das ich »Geben und Nehmen« nannte, und eine Mischung: dynamische Übungen mit geringer Belastung wie *Trap-Bar*-Springen aus der Hocke; Stoß-, Reiß- und Zugvariationen, die aus dem Hang ausgeführt wurden; *Kettlebell*-Schwünge und Eigengewichtübungen (von *Push-Ups* auf dem Medizinball, über isometrische *Split-Squat*-Übungen, bis hin zu dynamischen *Step-Ups* und *Pull-Ups*) ebenso wie einige Bizeps-*Curl*-Variationen, *Dips* und Bauchübungen, die ihm alle gut gefielen. Er war sehr begeistert, weil er keine der Übungen als bedrohlich ansah, da sie bei ihm keine Steifheit erzeugten, er keine schweren Gewichte stemmen musste und die Übungen ihm Raum für Kreativität gaben. So konnte ich ihm zeigen, dass Krafttraining nicht fad sein musste.

Zynische Trainer denken jetzt bestimmt, dass diese Strategie sich voll und ganz auf den viel zu bequemen Sportler ausgerichtet hat und diese Übungen im Vergleich zu Kreuzheben, Hocken mit schweren Gewichten an der Langhantel oder komplexeren Übungen des Gewichthebens, wie *Cleans* und *Jerks*, nicht effektiv sind. Sparen Sie sich Ihre Kommentare! Ich dachte früher auch so und das war falsch. Diese Gegenargumente kommen zumeist von Trainern, die die Elite der Elite trainiert haben oder zumindest eine physisch homogene Gruppe. Ich gebe ihnen natürlich recht, dass gewisse Grundlagenübungen von der Wissenschaft unterstützt werden und sie deswegen die Grundbausteine der meisten Trainingsprogramme bilden sollten. Aber im wahren Leben muss man die Sportler da abholen muss, wo sie stehen. Für Trainer bedeutet das, manchmal Umwege machen zu müssen, um ihr Ziel zu erreichen. Die sozialen Medien vermitteln ein Bild von Trainern, die Befehle herumbrüllen und völlig gefügige Sportler haben, die alles tun, was sie sollen, wann immer sie es sollen und wie sie es sollen. Das entspricht jedoch nicht der Realität.

Wenn Sie die Erfahrung, Kompromisse für Ihre Sportler eingehen zu müssen, noch nicht gemacht haben, machen Sie sich keine Sorgen. Es wird irgendwann der Fall sein. Dies zeigen alle persönlichen Geschichten in den hier aufgeführten »Coaching-Lehrgängen«. Als ich anfing mit Teams zu arbeiten, die sich aus Sportlern allen Alters, verschiedener Hintergründe, unterschiedlicher Persönlichkeiten und Sprachen zusammensetzten, habe ich schnell gelernt, nicht voreingenommen zu sein und mich zu fragen: »Was ist die effektivste Methode mit den begrenzten Möglichkeiten hier und für genau diese Gruppe von Sportlern, mit denen ich gerade zusammenarbeite?«, und nicht: »Was ist die effektivste Methode?« Natürlich haben Eigengewicht-Übungen oder ballistische Übungen mit geringen Gewichten keinen so großen Effekt wie Krafttraining, aber wenn der Sportler nicht mitmacht oder zuerst lernen muss, wie komplexe Übungen korrekt ausgeführt werden, ist keine Übung wirklich effektiv, geschweige denn, wenn sie komplex ist.

In Situationen, in denen wir es mit einem Sportler zu tun haben, der sich dem Training verweigert, müssen wir an seiner Wahrnehmung arbeiten, damit wir ihn langfristig auf den rechten Weg bringen können. Wenn wir wirklich sein Bestes wollen, sind Bedenken, Streit oder Angeberei fehl am Platz. Unter Training versteht jeder Mensch etwas anderes. Manchmal muss man eben zuerst, um das Vertrauen eines Sportlers zu gewinnen, Eigengewicht-Übungen oder Übungen mit geringen Gewichten (beide haben große physiologische Vorteile) machen, bevor man sich langsam dem traditionellen Krafttraining zuwenden kann. Was nützt es denn, sich damit zu brüsten, ein knallharter Trainer zu sein oder sich selbst auf die Schulter zu klopfen, wenn ein Sportler im Kraftraum unmotiviert ist und sich nicht anstrengt. Werfen Sie Ihre Bedenken über Bord und führen Sie den Sportler auf den Weg, auch wenn es nicht der perfekte ist.

Mitläufer
Ist schon einmal ein Sportler zu Ihnen gekommen, um Ihnen von einer neuen revolutionären Trainingstechnik zu berichten? Vielleicht haben Sie ja auch schon von dieser Trainingsstrategie gehört, die bei einem anderen Team oder einem anderen Sportler oder auf einem anderen Wettkampfniveau praktiziert wird. Er bedrängt sie und fragt: »Warum benutzen wir diese Strategie nicht?« Ihre ehrliche Antwort lautet dann wahrscheinlich, dass Sie die Gerüchte leid sind, dass es keine »magische Pille« gibt, oder dass an der besagten Methode nichts dran ist. Aber egal, was Sie sagen, es stößt auf taube Ohren. Und wie könnte es anders sein, Sie werden diesen Sportler später dabei erwischen, eine Trainingsmaske zu tragen, durch Koordinationsleiter-Parcours zu laufen oder, schlimmer noch, an einem »Spezifität-Training« eines früheren Sportlers teilzunehmen, der sich nun als »Leistungsguru« bezeichnet (ohne es Ihnen mitgeteilt zu haben, versteht sich). All dies charakterisiert den Mitläufer-Typ.

Natürlich könnten Sie jetzt argumentieren, dass solche Sportler eben besonders fleißig sind und nur nicht wissen, was gut oder schlecht für sie ist. Vielleicht haben Sie sogar recht. Aber wenn ihre Absichten ehrlich sind, sollten sie diese Hilfsmittel oder zusätzlichen Trainingsmethoden ihren Trainern nicht verheimlichen. Sie sollten zuerst zu Ihnen kommen und darüber reden, bevor sie irgendetwas eigenmächtig ausprobieren. Sie tun es nicht, weil sie davon ausgehen, dass Sie ihnen ihre Idee ausreden werden. Also schleichen sie lediglich um Sie herum und lassen sich insgeheim von dem Hype anstecken.

Mitläufer beobachten ihre Umwelt oft sehr genau, was eine große Stärke sein kann. Das Problem ist, dass sie dazu neigen, sich durch erste Eindrücke und Gefühle steuern zu lassen, statt geduldig zu sein und rational zu denken. Sie sind für neue Ideen schnell zu begeistern, haben aber typischerweise Probleme damit, selbst welche zu entwickeln. Sie sind leicht zu motivieren und zu inspirieren. Sie suchen nach dem einen Allheilmittel, das sie zum Erfolg führt. Wir Trainer wissen jedoch, dass das, wonach sie so verzweifelt suchen, keine Trainingsmethode oder irgendein Zubehör ist, sondern eine Charaktereigenschaft. Wenn man irgendeine Fertigkeit zu meistern versucht, braucht man Beständigkeit und Geduld. Viele Mitläufer möchten aber gerne glauben, dass es viel leichter sein könnte, wenn sie nur herausfänden, wie jemand anderes, der Erfolg hat, trainiert. Dabei berücksichtigen sie natürlich nicht den Gesamtkontext.

Mir sind schon viele Mitläufer begegnet, sowohl in Teams als auch privat. Meine erste Erfahrung mit Mitläufern im Teamkontext betrifft eine Gruppe Football-Spieler, die sich darüber unterhielt, welche Übungen im Kraftraum eine gewisse Akademie in der *Southeastern Conference* machte, damit die Spieler schneller wurden. Ich beobachtete, wie zwei von ihnen andere Spieler davon überzeugen wollten, dem Chef-Krafttrainer mitzuteilen, dass sie der Ansicht seien, das Team solle anders trainieren und dass sein *Old-School*-Ansatz dazu führe, dass sie verlören. Sie selbst hatten offensichtlich nicht den Mut, den Mund aufzumachen, denn das taten sie nie.

Später am Abend rief ich dann einen Freund an, der an der Akademie in der *Southeastern Conference* arbeitete, von der die Sportler gesprochen hatten. Ich wollte etwas darüber erfahren, wie sie trainierten. Basierend auf den Aussagen meiner Spieler, die etwas wirr waren, wollte ich Informationen aus erster Hand. Ich sagte ihm, meine Spieler hätten mir erzählt, dass bei der Akademie »mehr Betonung auf Schnelligkeit im Kraftraum«, gelegt würde und dass sich das auszuzahlen schien. Ich hatte gedacht, sie hätten sich auf geschwindigkeitsbasiertes Training (VBT) bezogen. Deswegen war ich neugierig, obwohl ich mir nicht vorstellen konnte, dass der Einsatz dieser Strategien für ein Team, das ohnehin schon so stark wie unseres war, nützlich sein könnte. Er brach sofort in schallendes Gelächter aus. »Oh, ja, Schnelligkeit trainieren wir auf jeden Fall! Der Chef-Krafttrainer möchte die Offensive schneller machen und deshalb müssen die Sportler faktisch von Gerät zu Gerät *rennen*. Wir Trainer und die Mitarbeiter vom Ausdauer- und Krafttraining sind schon ganz nervös, weil die Jungs sich zwischen den Übungen nicht ausreichend ausruhen und daher auch nicht genügend Gewichte stemmen können. Ansonsten sind wir nur beim Rekrutieren schnell, das ist nämlich die eigentliche Quelle unserer Erfolge der letzten Zeit.«

Das ist ein typisches Beispiel dafür, was passiert, wenn man Gerüchten oder Mythen zum Opfer fällt und Strategien nicht im Kontext sieht. Viele Sportler haben eine falsche Wahrnehmung – zumindest dann, wenn sie verzweifelt nach etwas suchen, das sie weiterbringen könnte.

Skeptiker müssen verstehen, dass es keine Allheilmittel gibt. Das Einzige, was hilft, ist es, seinen eigenen Antrieb zu verändern. Skeptiker sind immer hoch motiviert, wenn es darum geht, sich eine neue Fertigkeit anzueignen, aber es mangelt ihnen an Geduld, sie dann auch wirklich zu erlernen. Drängen Sie sie nicht! Geben Sie Skeptikern die nötigen Informationen, die sie brauchen, um etwas zu verstehen, und gewähren Sie ihnen etwas Abstand. So oder so werden sie lernen, dass der schnellste Weg der ist, die richtige Richtung einzuschlagen und beständig weiterzulaufen, anstatt wild durch die Gegend zu rennen.

Schwächen

Während es im täglichen Leben oft sehr produktiv ist, Fragen zu stellen, kann es in einem Trainingsumfeld eher schädlich sein, weil gute Ergebnisse und Entwicklungen oft Zeit benötigen. Klar, ungefähr alles, was man vorschlägt, funktioniert circa sechs Wochen lang prima (wie Trainer Dan John immer sagt), aber danach verlangsamt sich der Prozess, weil sich die Sportler an die Übungen gewöhnt haben. Wenn ein Skeptiker ein Trainingsprogramm ständig kritisiert und dem Trainer nicht vertraut, schadet das nicht nur dem Verhältnis, sondern es verzögert seinen Trainingsfortschritt, weil er etwas Neues ausprobiert oder seinen Trainingsplan eigenmächtig verändert. Darüber hinaus ist ein Skeptiker in der Lage, das Vertrauen des gesamten Teams in den Trainer zu schwächen, und daher kann er im Teamumfeld Probleme bereiten.

Wie man mit diesem Archetyp eine Verbindung aufbaut

Skeptiker wissen oft nicht, was oder wem sie glauben sollen. Sie wollen schnelle Erfolge erzielen und loten deshalb Optionen aus und recherchieren, bis sie das Leistungsparadigma gefunden haben, das, ihrer Meinung nach, am besten zu ihnen passt. Zumeist basiert dieses Verhalten auf einem Erlebnis, das dieses kritische Bewusstsein in ihnen geweckt hat.

Beispiele hierfür können sein: persönliche schlechte Erfahrungen mit Krafttraining, das möglicherweise Verletzungen, einen Leistungsabfall, einen geringeren Verdienst oder den Verschleiß des eigenen Körpers zur Folge hatte.

Negative Erfahrungen beim Training oder Coaching können möglicherweise auch zu psychischen Schäden geführt haben, wenn zum Beispiel Trainer Übungen als Bestrafung benutzt haben, um Sportler abzuhärten.

Ihr Verhalten kann auch durch Verwirrung entstehen, weil sie zwischen glaubwürdigen und unglaubwürdigen Quellen nicht unterscheiden können. Unglaubwürdige Quellen liefern schlechte oder unzureichende Informationen, aber glaubwürdige Quellen sind genauso gefährlich, wenn Sportler kein Wissen in Physiologie, Biomechanik, Biochemie oder einem verwandten Gebiet im Bereich der Bewegungswissenschaften haben. Auch glaubwürdige Quellen können einen fehlleiten, wenn sie falsch interpretiert werden.

Auch ein skeptisches Elternteil, ein Lehrer oder jemand anderes, mit dem man viel Zeit verbringt hat, kann Einfluss nehmen. Hier wird dem Sportler beigebracht, skeptisch zu denken. Diese Charaktereigenschaft ist anders als das obige Beispiel, denn sie ist das Ergebnis einer negativen Erfahrung mit einem Trainer, der seinen Einfluss und seine Macht missbraucht hat.

Behalten Sie dies in Erinnerung, wenn Sie mit Skeptikern zu tun haben, lassen Sie sich nicht durch ihre Fragen frustrieren und werten Sie ihr Verhalten nicht gleich als fehlendes Vertrauen oder mangelnde Disziplin. Das kann und wird zeitweilig schwierig sein. Kraft- und Ausdauertrainer sind Menschen, die stolz auf ihren wissenschaftlichen Ansatz und ihre sorgfältige Planung sind. Wenn wir infrage gestellt werden, empfinden wir das oft als Prüfung und reagieren defensiv oder emotional und haben das Bedürfnis, unsere Dominanz zu bewahren und den Sportlern zu zeigen, dass wir die alleinigen Experten sind. Wenn Sie spüren, dass Sie so empfinden, beenden Sie das Gespräch und denken Sie über Ihr Verhalten nach. Glauben Sie mir, wenn Sie von Natur aus eher ein streitsüchtiger Mensch sind, ist das schwer, aber für *Conscious Coaching* ist es extrem wichtig. Ich habe mir meine eigenen Ventile gesucht, um Dampf abzulassen, damit ich cool, ruhig und gelassen bleiben kann. Ich bin ein Verfechter von Achtsamkeit und warne Sie davor, in emotionale Fallen zu tappen, die Ihr Ego Ihnen stellt.

Sportler haben auch ein Recht darauf, skeptisch zu sein. Versetzen Sie sich einmal in ihre Lage. Sie haben keinen wirklichen Grund dafür, uns sofort zu vertrauen. Sicher, wir sind festangestellte Trainer, die eine wichtige Rolle spielen und haben wohlklingende Titel, aber heißt das auch gleich, dass wir das Beste für sie wollen? Das würde schon einen enormen Vertrauensvorschuss erfordern! Ich will nicht zynisch klingen, nur realistisch.

Wenn Sie versuchen, Vertrauen oder eine gemeinsame Basis aufzubauen, müssen Sie bedenken, dass der Grund für die Skepsis eines Sportlers darin liegen könnte, dass Sie ihn ja eigentlich darum bitten, seine eigenen Ideen oder Wertvorstellungen aufzugeben. Ihnen gefallen Koordinationsleitern nicht? Verständlich! Die Forschung und fast alle Trainer stimmen Ihnen in diesem Fall zu. Aber wenn der Sportler meint, dass sie ihm helfen oder er sie gut findet, finden Sie heraus, warum das so ist. Nur dann können Sie ihm plausibel erklären, warum Koordinationsleitern in Ihrem Training nicht zum Einsatz kommen.

Im Lauf meiner Karriere sind mir schon viele Trainingsansätze angeboten worden, die ich strikt abgelehnt habe, von denen ich später jedoch zugeben musste, dass ich zu hart mit ihnen gewesen war. Heute betrachte ich es als ein Manko, wenn ich nicht wenigstens irgendeinen Nutzen eines Geräts oder einer Übung ausmachen kann. Manchmal weiß man nicht, auf welche Geräte man in einem Kraftraum Zugriff hat. Deshalb sollte man in der Lage sein, seine Sportler unter verschiedenen Bedingungen trainieren zu lassen und sich an die Gegebenheiten anpassen können. Das heißt nicht, dass ich Skeptikern immer Glauben schenke, wenn sie von den neusten technischen Errungenschaften erzählen – ich bin eher Minimalist – aber ich versuche wenigstens, flexibel zu sein.

Wenn Sportler eine bestimmte Trainingsmethode infrage stellen, dann überlegen Sie zuerst, was sie Sie eigentlich fragen wollen, bevor Sie antworten. Warum haben sie eigentlich Bedenken? Teil der Faszination charismatischer Führungskräfte oder Redner ist ihre Fähigkeit, zu wissen, dass sie nicht der Nabel der Welt sind, obwohl sie auf der Bühne stehen, und damit umzugehen. Eine Autorität in einem bestimmten Fachbereich zu sein oder am meisten zu reden erhöht nicht automatisch den Einfluss, den man auf andere ausüben möchte. Zuzuhören und ein guter Mentor zu sein jedoch schon.

Dem Verhalten eines Skeptikers auf den Grund zu gehen und eigene Emotionen kontrollieren zu können, sind hilfreiche Strategien, um mit dem Skeptiker eine gute Beziehung aufzubauen. Um erfolgreich das Vertrauen dieses Archetyps zu gewinnen, müssen wir flexibel sein, und zwar nicht nur in Bezug auf unser Trainingsprogramm und unsere Methoden, sondern auch in Bezug auf unseren eigenen Charakter.

Coaching-Lehrgang:

Beitrag von Mike Berezowski, CSCS

In der Praxis entsprechen die meisten Sportler dem Archetyp des Skeptikers. Das ist zwar eine Herausforderung für uns, aber wir müssen sie annehmen. Wir sind in der außerordentlich glücklichen Lage, anhand des DISC-Persönlichkeitsmodells das Verhalten unserer Sportler zu testen. Wie sich herausstellt, fallen die meisten Skeptiker in die Kategorie »G« für »gewissenhaft«. Diese aufgabenorientierten Menschen sind analytisch, vorsichtig, abwägend und wollen so viele Informationen wie möglich haben, bevor sie sich entscheiden. Daher ist es nicht überraschend, dass Skeptiker unser Trainingsprogramm oder unsere Philosophie hinterfragen oder so weitertrainieren wollen, wie zuvor.

Ein Beispiel hierfür ist mein jetziger Job. Unsere Sportler sind hervorragende Taktiker, die sich körperlich gut vorbereiten und unglaublich belastbar sind. Ihr Trainingsalter entspricht jedoch oft nicht ihrem realen Alter, was bedeutet, dass es ihnen an relativer Kraft mangelt. Obwohl sie ihre taktischen und technischen Fertigkeiten in physische Leistung und Präzision umsetzen können, wird ihre Kraft doch zu sehr beansprucht, was oft genug zu chronischen Verletzungen und Leistungsabfall führt.

Das Beispiel eines Sportlers, mit dem ich das Vergnügen hatte zu arbeiten, zeigt, wie Skeptiker Veränderungen verarbeiten. Ich war in der Lage, eine Beziehung zu ihm aufzubauen (und ihn für mich zu gewinnen), und zwar durch meine Lebenserfahrung und durch die Art, wie ich ihm objektive und subjektive Erkenntnisse näherbrachte. Er war ein ehemaliger Football-Spieler der *Division I* und, um ehrlich zu sein, einer unserer besten Sportler. Er war der Typus Naturtalent. In der Vergangenheit hatte dieser Spieler keinen Trainer gehabt, der ihn angeleitet hätte oder den er hätte um Rat fragen können. Sein Trainingsprogramm setzte sich aus seinen bisherigen sportlichen Erfahrungen, überholten Methoden und Übungen zusammen, die sich zu sehr auf Muskelaufbau konzentrierten. Das Ergebnis war, dass er weder an Kraft noch an Ausdauer zulegte, konstant zu viel trainierte und bereits die typischen Gewebeschäden hatte.

Als Erstes begrüßte ich den Sportler und bat ihn, sich zu mir zu setzen und mir ein wenig über sich zu erzählen. Ich wollte einfach nur, dass wir uns kennenlernten. Sobald er mehr über mein bisheriges Kraft- und Ausdauertraining und meine Erfahrung mit Football-Spielern erfahren hatte, änderte sich sein Verhalten. Obwohl wir uns damals darüber stritten, was seine aktuellen Bedürfnisse waren, respektierte er meine Argumentation und mein evidenzbasiertes Training. Dieser Sportler, wie auch viele andere, stellte ständig die Frage: Warum? Letztendlich ist es unsere Aufgabe als Trainer, das Warum bei allem, was wir tun, zu erklären und unsere Position zu verteidigen. Das ist im Umgang mit Skeptikern sehr wichtig und bildet die Grundlage des Vertrauens. Deshalb stellte ich auch das Warum in den Mittelpunkt, als ich sein erstes Trainingsprogramm plante.

Es gab kritisches Feedback. Es bestand aus Fragen wie »Was, nur fünf Sätze?«, oder »Glauben Sie, 90 Minuten reichen aus?« Dies zeigte nur, wie zögerlich er war, eine andere Philosophie und einen anderen Trainingsablauf zu akzeptieren. Ich versicherte ihm, dass wir auf dem rechten Weg seien und forderte ihn zu einer einfachen Sache, *Test-Retest*: Ich versicherte ihm, dass er, wenn meine Trainingsmethode nicht die gewünschten Resultate erzeugte, er einige seiner früheren Methoden in unser Programm integrieren dürfte. Er fand heraus, dass bei ihm manche Bewegungen und seine Energiebereitstellung nicht richtig funktionierten und er sein Potenzial nicht voll ausschöpfen konnte (zum Beispiel schaffte er die Wiederholungen oder Distanzen nicht). Dies spornte ihn an, an seinen Schwächen zu arbeiten.

Obwohl dieser Sportler später beruflich etwas ganz anderes gemacht hat, lässt er mich heute noch sein Trainingsprogramm zusammenstellen. Wichtiger ist jedoch, dass wir Freunde geworden sind. Sich um seine Sportler wirklich zu kümmern, wird zu langfristigen Bindungen führen. Beim Skeptiker ist es wichtig, sein eigenes Ego zu vergessen, flexibel und anpassungsfähig zu sein und die Geduld zu haben, Warum-Fragen immer wieder zu beantworten und zwar so, dass der Skeptiker sie versteht.

Der Hypochonder

Überblick und Stärken

Im Sport und auch im Leben wird unser Körper oft von unserem Verstand geleitet. Das gilt besonders für Hypochonder. Ähnlich dem ängstlichen Selbstsaboteur ist ein Hypochonder ein Mensch, der über alle Maßen seine Gesundheit oder seinen momentanen körperlichen Zustand beobachtet. Diese erhöhte Achtsamkeit in Bezug auf seinen Körper kann dann produktiv sein, wenn kleine Verletzungen schnell entdeckt und behandelt werden müssen, bevor sie zu einem großen Problem werden. Hypochonder können uns helfen, bessere Trainer zu werden, da ihre erhöhte Wahrnehmung und ihr Feedback uns dazu bringen, uns einen besonderen Trainingsansatz zu überlegen oder eine neue Strategie anzuwenden. Die erhöhte Ängstlichkeit kann auch dann hilfreich sein, wenn Hypochonder während des Trainings oder der Vorbereitung für ein Spiel proaktiv sein sollen. Sportler, die diese Charaktereigenschaft besitzen, unterscheiden sich positiv von anderen, weil sie achtsam mit sich umgehen und sich selbst immer genau studieren.

Viele Trainer kennen Sportler, die folgende Fragen stellen: »Sehe ich gut aus?«, oder »Kannst du dir das mal anschauen?«, oder »Mein (setzen Sie hier irgendein Körperteil ein) fühlt sich etwas steif an. Warum ist das so?«, oder »Glaubst du, ich bin bereit?« Diese nicht aufhören wollenden Bitten um Bestätigung können jedoch hilfreich sein, weil sie uns zeigen, dass der Sportler sich um sich sorgt, denn er will eigentlich nur wissen, ob er effektiv genug trainiert. Wenn man ihn richtig handhabt, kann der Hypochonder lernen, welche Signale und Symptome Vorboten ernsthafter Verletzungen und eines falschen Trainings sind und welche ganz normale Reaktionen des Körpers auf den Trainingsprozess.

Schwächen

Ein großer Nachteil von Hypochondern ist ihre Neigung, überzureagieren. Während sie einerseits potenzielle Verletzungen früh erkennen, sind sie andererseits oft zu sensibel. Das kann zu dramatischen Reaktionen selbst auf kleinste Verletzungen führen. Diese Reaktionen überdecken normalerweise irgendwelche Schwächen oder ein zu geringes Selbstbewusstsein. Also dienen ihnen kleine Verletzungen, Unannehmlichkeiten oder Schwächen als präventive Ausreden für ein mögliches Versagen. Dies führt, ironischerweise, oft zu einer sich selbst erfüllenden Prophezeiung, da das unablässige Grübeln über Verletzungen oft zu wirklichen Verletzungen führt.

Echte Hypochondrie ist ein zwanghaftes Verhalten, bei dem selbst kleinste Probleme zu einer übermäßigen Beschäftigung, Grübeln und Sorge führen. Dies soll nicht heißen, dass der hypochondrische Archetyp tatsächlich von der Krankheit Hypochondrie befallen ist. Denken Sie immer daran, dass es NICHT unsere Aufgabe ist, Diagnosen zu stellen oder Doktor zu spielen, sondern die verschiedenen Faktoren, die diesen Archetypen charakterisieren, besser verstehen zu lernen, um uns besser mit ihm zu verbinden und ihn zu besseren Leistungen anzuspornen.

Wie man mit diesem Archetyp eine Verbindung aufbaut

Das Beste, was man für einen Hypochonder tun kann, ist, ihm zu erklären, dass es keinen idealen Zustand gibt, besonders nicht bei sportlichen Leistungen. Fast alle Sportler haben Probleme, entweder haben sie früher Verletzungen erlitten oder düstere Erinnerungen an Misserfolge, Ablehnungen und Krankheiten – von denen manche nur mit schlechtem Timing oder Pech zu tun hatten. Trotz ihrer Unsicherheiten und Bedenken benötigen Hypochonder keinen besonderen Schutz oder müssen ständig bestätigt werden, weil eben diese Unsicherheiten und Bedenken nur Strategien zur Vermeidung sind. Stattdessen muss man sie in Echtzeit unterrichten, also genau dann, wenn ihnen eine Situation gerade sehr unangenehm ist. Hören Sie dem Hypochonder immer gut zu und versuchen Sie herauszufinden, was er Ihnen wirklich sagen will. Wahrscheinlich steckt hinter seiner Angst der Grund, der ihn glauben lässt, nicht erfolgreich sein zu können. Man muss seine Stärken und seine Vorzüge betonen, wie zum Beispiel seine erhöhte Achtsamkeit in Bezug auf seinen Körper und seine Umgebung, sonst befindet er sich in einer

Endlosspirale der Verzweiflung und des Frusts. Wenn seine Fragen aber keine echten Sorgen betreffen, sondern er völlig unnötig beunruhigt ist, hören Sie ihm gut zu und versuchen Sie dann, die Unterhaltung in eine positivere Richtung zu lenken. Menschen sind komplexe Kreaturen. Unsere Psyche und unsere Wahrnehmung verändern sich ständig. Viele Menschen haben Ängste und Sorgen, die sie selbst nicht verstehen. Zunächst wird es schwierig für Hypochonder sein, ihre Ängste beiseitezuschieben und sich stattdessen auf ihre Fähigkeiten zu konzentrieren. Teil des Coachings ist es aber, Sportler aufzubauen und ihnen dabei zu helfen, ihre wirren und negativen Gedanken in positive umzuwandeln.

Möchten Sie eine einfachere Formel für den Umgang mit diesem Archetyp? Wenn Sie versuchen, mit dem Hypochonder eine gute Verbindung aufzubauen, sollten Sie:

- Ihre Sorgen *anerkennen* und ihnen gestatten, sie zu äußern.
- *Anfangen*, den wahren Grund für ihre Ängste herauszufinden. Fordern Sie sie auf, ihre größte Angst zu benennen.
- Ihre Wahrnehmung in Bezug auf ihre Limitierungen *ändern*. Hören Sie gut zu, aber bringen Sie sie durch positive Formulierungen und Bilder auf andere Gedanken. Mit anderen Worten, sagen Sie ihnen, warum sie trotz ihrer Ängste und Bedenken Erfolg haben können.

Coaching-Lehrgang:

Beitrag von Trainer Brendon Rearick, CFSC (Certified Functional Strength Coach), LMT (Licensed Massage Therapist)

Ich hatte die Gelegenheit, schon viele Athleten auf ihrem Genesungsweg zu begleiten. Oft kommen sie dann zu mir, wenn der Arzt ihnen grünes Licht gegeben hat, sie sich aber noch in physiotherapeutischer Behandlung befinden. Meine Aufgabe ist es dann, die Sportler mental und physisch so vorzubereiten, dass sie den Anforderungen ihres jeweiligen Sports gerecht werden. Unter den Sportlern mit einer hypochondrischen Persönlichkeit ist mir einer besonders in Erinnerung geblieben. Er war damals 30 Jahre alt, Amateur-Fußballspieler und hieß Peter. Peter hatte sich schon diverse Male am Rücken verletzt und beim letzten Mal musste er mehrere Wochen pausieren.

Als Peter zu mir kam, hatte er mehr Ahnung von Rückenverletzungen als ich. Die Einstellung »Wissen ist Macht« haben viele Sportler dieses Archetyps. Ich habe es sehr gern, wenn ein Sportler die Initiative ergreift und sich informiert. Leider ist das heutzutage ziemlich schwierig, da im Internet so viele Informationen zugänglich sind und man kaum zwischen guten und schlechten unterscheiden kann.

Viele Menschen, denen Peter vertraute, waren Meister der Schwarzmalerei. Das bedeutet, dass sie mit der Angst anderer spielten, um ihren Standpunkt überzeugend zu verdeutlichen und ein erwünschtes Ergebnis zu erzielen. In Peters Kopf geisterten einfach zu viele Informationen herum, was seinen Heilungsprozess verzögerte. Wenn man wieder raus aufs Spielfeld will, ist Furcht das größte Hindernis, das es zu überwinden gilt.

Worauf sich Peter am meisten stützte, war seine Vorstellung von einer »perfekten Haltung«. Er war überzeugt davon, dass es das Beste sei, den ganzen Tag zu stehen und sich weder zu setzen noch zu bücken, um seinen Rücken zu entlasten und damit er sich auch in Zukunft nicht mehr verletzte. Aber man sollte keine Angst vor ganz alltäglichen Dingen haben, wie sich die Socken anziehen, einen Wäschekorb heben, am Schreibtisch sitzen oder zur Toilette gehen. Wenn er wieder einen Fußball kicken und einen Sport ausüben wollte, bei dem er potenziell oft hinfiel, mussten wir seinen Körper und seinen Geist trainieren, damit er sich ohne Beschwerden bewegen konnte.

Verschiedene Archetypen verstehen

Wenn Menschen sich irgendwo verletzen, denken sie sich oft eine Kompensationsstrategie aus, um das verletzte Körperteil nicht zu bewegen. Dies gehört zum natürlichen Heilungsprozess des Körpers. Dabei schützt Sie Ihr Gehirn. Ein Problem entsteht erst, wenn Sie wieder geheilt sind und immer noch versuchen, diesen Körperteil zu schonen. Dann ist Ihre Kompensationsstrategie in dem neuromuskulären System Ihres Gehirns verankert. Der Hypochonder neigt dazu, sein verletztes Körperteil besonders gut zu schützen. Man kann es sich so vorstellen, als liefe er jeden Tag mit einem Stützgürtel herum. Das ist zeitweise sicher sehr hilfreich, aber tut man dies immer, bildet sich die Rumpfmuskulatur zurück.

Ein anderes Beispiel ist es, sich seinen Knöchel abzukleben, zu stützen oder immer *High-Top*-Schuhe zu tragen. Diese Maßnahmen sind am Tag des Spiels sicher sinnvoll, aber das immer zu tun führt nur zu Vermeidungsverhalten. Sie sollten Ihre Wirbelsäule nicht in neutraler Position halten oder einen Stützgürtel tragen müssen, um sich die Schuhe zuzubinden. Sie sollten sich Ihr Sprunggelenk nicht tapen müssen, um spazieren gehen zu können. Dies sind nur Hilfsmittel. Wenn eine Wunde verheilt ist, tragen Sie doch auch kein Pflaster mehr, oder?

Bei Peter begannen wir mit kleinen Bewegungen seines Rückgrats und ich sagte ihm, wie wichtig es wäre, seine volle Beweglichkeit zurückzuerlangen. Ich erklärte Peter, dass Gelenke dazu da sind, bewegt zu werden. Wenn sie nicht bewegt werden, wird der Körper das irgendwie anders kompensieren und wird an anderer Stelle Probleme machen. Der erzieherische Teil eines Coachings ist genauso wichtig wie das progressive Trainingsprogramm. Sportlern zu erklären, warum sie etwas tun, ist von großer Bedeutung. Ich meldete mich auch immer wieder zwischen den Trainingseinheiten bei ihm, um nach ihm zu hören. Ihn wissen zu lassen, dass ich mich ehrlich um ihn sorgte und wollte, dass es ihm besser ging, war wichtig, um Vertrauen aufzubauen und sein Selbstbewusstsein zu stärken.

Wie die meisten Hypochonder machte auch Peter zweimal täglich pflichtbewusst seine Rehabilitationsübungen. Der Hypochonder setzt alles daran, um wieder gesund zu werden, manchmal übertreibt er es sogar. Eine Aufgabe als Trainer besteht daraus, ihn zur rechten Zeit wieder auf die Spur zu bringen. Behalten Sie selbst kleinste Fortschritte, die er vielleicht selbst gar nicht bemerkt, im Auge und gehen Sie dann bis an seine Grenzen, wenn die Zeit reif ist. Wie Brett schon erwähnte, muss der Hypochonder nicht beschützt oder beruhigt werden. Stattdessen muss er mit Situationen konfrontiert werden, in denen er sich unwohl fühlt, und muss in Echtzeit unterrichtet werden.

Nach sechs Monaten fühlte sich Peter wieder wohl in seiner Haut. Er konnte ohne darüber nachzudenken und ohne Schmerzen sitzen, stehen, laufen, rennen, springen, kicken und seine Schuhe zubinden. Er hörte auch damit auf, ständig darüber nachzudenken, ob er die »perfekte Haltung« hatte. Manche Übungen kann er mit seinem Rücken nicht machen. Aber es gibt eine Vielzahl anderer Übungen, die seinen Rücken schonen. Er weiß, welche Übungen er machen darf und hat einen persönlichen Plan für die Tage, an denen sein Rücken ihm zu schaffen macht.

Einen Hypochonder zu trainieren ist ein Segen, da er zu allem bereit ist, um sich wieder besser zu fühlen. Bauen Sie ein Vertrauensverhältnis auf und erreichen Sie es, dass er sich selbst dann wohlfühlt, wenn er sich in Situationen unwohl fühlt und bringen Sie ihn, wenn nötig, wieder auf die Spur.

Zusammenfassung der Archetypen

Menschen sind dynamisch und anpassungsfähig. Daher müssen Sie als Trainer die Fähigkeit besitzen, in ihnen zu lesen und sich auf ihr Verhalten einzustellen. Die goldene Regel, dass man andere so behandeln soll, wie man selbst behandelt werden möchte, ist nicht ganz korrekt, weil sie davon ausgeht, dass jeder die gleichen Bedürfnisse hat und jeden dasselbe antreibt. Beherzigen Sie die Worte von George Bernard Shaw, der einst sagte: »Der vernünftige Mensch passt sich der Welt an: Der Unvernünftige versucht hartnäckig, die Welt an sich anzupassen. Daher hängt jeder Fortschritt vom unvernünftigen Menschen ab.« Die Wahrheit ist, dass SIE mit anderen Menschen so umgehen müssen, wie DIESE es wollen. Das beginnt damit, dass Sie aufmerksamer sind und nicht mit allen Sportlern gleich umgehen. Wenn Sie dies nicht tun, ist das mehr als fahrlässig. Es ist an der Zeit, die Kunst der strategischen Kommunikation und die Bedeutung des Vertrauensverhältnisses zwischen Sportler und Coach zu würdigen, und nicht als Kuschelkurs abzutun, wie viele *Old-School*-Trainer dies gerne machen. Wir sollten begreifen, dass diese Dinge die wichtigsten Fähigkeiten sind, die wir erwerben müssen. Möchten Sie auf dem allerneusten Stand sein? Dann verbessern Sie diese Fähigkeiten. Kapitel 3 hat Ihnen hoffentlich dabei geholfen, die verschiedenen Sportlertypen in Zukunft besser identifizieren zu können und gezeigt, wie man zu ihnen Vertrauen aufbaut. Kapitel 4 gibt Ihnen weitere taktische Tipps, die Ihnen dabei helfen werden, genau das zu erreichen.

KAPITEL 4

Beziehungen aufbauen: Methoden, Maßnahmen und Strategien

»Handlung ist der grundlegende Schlüssel zu allen Erfolgen.«

Pablo Picasso

Mittlerweile arbeite ich schon lange als Trainer. Und obwohl ich dabei viele Erfolg hatte, musste ich ebenso Misserfolge verkraften. Aber statt Misserfolge unter den Teppich zu kehren und sie vor anderen zu verstecken, halte ich es für sinnvoller, aus ihnen zu lernen. Nachfolgend führe ich daher 13 Punkte auf, die man als Trainer tunlichst vermeiden sollte. Sie sollten sich diese Liste als Gedächtnisstütze in Ihr Büro hängen oder sonst irgendwohin, wo sie gut sichtbar sind, damit die Punkte sich Ihnen einprägen und Sie sie in Ihre Trainingskultur integrieren.

13 Fehler, die man als Trainer nicht machen sollte

1. **Sich nur auf seinen Trainingsplan konzentrieren:** Sportler sind nicht dazu da, um *für* Sie zu arbeiten, sondern *mit* Ihnen. Sagen Sie sich das täglich, bevor Sie mit dem Training beginnen. Seien Sie überzeugend in Ihrer Botschaft, aber vermeiden Sie es, alles kontrollieren zu wollen. Dieser Grundsatz ist besonders wichtig, wenn Sie mit einem Profi-Team, mit Olympionikern oder mit zahlenden Privatklienten zusammenarbeiten. Bewahren Sie sich Ihre harten Worte für Sportler, die sich danebenbenehmen oder die andere ablenken. Wenn Sie Ihre Dominanz zu oft ausspielen, wird sie wirkungslos. Seien Sie flexibel genug, um von Ihrem Plan auch einmal abzuweichen.

2. **Immer der »Experte« sein wollen:** Leisten Sie gute Arbeit und zeigen Sie den Sportlern, dass Sie sich um sie kümmern. Einer der besten Sprüche, die ich je gehört habe, ist: »Spitzenleistung fällt ins Auge, Mist aber auch«. Das klingt etwas zu hart, finden Sie? Vielleicht. Aber Sie können nicht leugnen, dass an diesem Spruch etwas Wahres dran ist. Früher habe ich es geliebt, mit komplizierten Begriffen um mich zu schmeißen, die sich auf das Training oder die Physiologie bezogen. Einerseits, weil mich wissenschaftliche Theorien wirklich faszinierten, andererseits wollte ich unbewusst beweisen, dass ich klug war. Ich dachte, dass die Sportler mich ernst nehmen würden, wenn ich Fremdworte benutzte, besonders, weil ich noch so jung war. Aber da lag ich wohl falsch. Es hatte eher den gegenteiligen Effekt und ließ mich unsicher wirken. Tappen Sie nicht in diese Falle.

3. **Ihr Freund sein wollen:** Es ist schön, eine gute Beziehung zu den Sportlern zu haben. Aber als Coach sind wir Lenker, Leiter und Mentoren und keine guten Kumpel. Versuchen Sie, den Unter-

schied zu verstehen. Ein Assistenztrainer, den ich kannte, ging oft und gerne auf Partys eines Profisportlers, der in unserer Einrichtung während der *Off-Season* trainierte. Diese Events fanden in einem seiner vielen Häuser statt, wo es große Swimmingpools gab, es fanden sich viele andere Stars und Sternchen ein und oft traten berühmte DJs auf. Diesem Trainer war diese Welt völlig fremd, da er aus einfachen Verhältnissen kam. Verzweifelt suchte er nach Anerkennung und Respekt des Sportlers und wollte unbedingt dazugehören. Diese Freundschaft hatte aber Auswirkungen auf das Trainingsumfeld, weil sie sich gerne zwischen den Sätzen über die Partys unterhielten. Obwohl der junge Assistenztrainer die Gruppe ganz gut im Griff hatte, war dies störend. Folglich wurde er abgemahnt, war aber nicht professionell genug, um nicht mehr auf die Partys zu gehen. Kurz darauf wurde er gefeuert.

4. **Sportler zu ihrem Besten zwingen:** Ihre Trainingsmethoden müssen ethischen Richtlinien und bewährten Praktiken treu bleiben, aber nicht jeder möchte auf die gleiche Art und Weise trainieren und das muss er auch nicht. Durch meine Erfahrungen mit Kampfsportlern, wie Boxern und *Mixed-Martial-Arts*-Kämpfern, habe ich das gelernt. Würdigen Sie, dass eine progressive Überlastung vielfältige Ausprägungen haben kann. Holen Sie die Sportler da ab, wo sie stehen. Das möchten Sie nicht? Dann müssen Sie eben auf die harte Tour lernen, dass Sportler sich in Ihrem »perfekten Programm« keine Mühe geben werden und dass Sie so weder Vertrauen aufbauen können noch Erfolge mit Ihrem Trainingsprogramm haben werden.

5. **Die eigenen sozialen Verhaltensmuster beibehalten:** Egal, wo Sie oder Ihre Sportler herkommen, es ist extrem wichtig, alle Kulturen, alle Bildungshintergründe und alle Grade persönlicher Reife willkommen zu heißen. Glauben Sie zum Beispiel, dass die Musik, die

Ihre Sportler hören, dumm ist? Der liebe Gott weiß, wie viele Nerven es mich gekostet hat, Songs, die sich die Sportler gewünscht haben, wieder und wieder anhören zu müssen. Aber es wäre besser, Sie würden sie einmal dazu befragen, warum ihnen diese Musik so gefällt. So könnten Sie mehr über Ihre Athleten erfahren, statt die Musik zu verurteilen. Und fangen Sie gar nicht erst mit Sprüchen wie: »Ich habe die Kontrolle über die Musik.« Das mag vielleicht in manchen Situationen angemessen sein, aber seinen Sportlern einen gewissen Grad an Autonomie zu geben, führt in den meisten Fällen zu einer Win-win-Situation und kann die Atmosphäre deutlich verbessern. Das Musikbeispiel ist nur eines von vielen Problemen mit Bezug auf Technik (Handys, Kameras, soziale Medien), weitere Themen sind: die Kleiderordnung, eine angemessene Ausdrucksweise und ob Besucher erlaubt sind. Es kann jedoch sein, dass Sie ein Machtwort sprechen müssen, wenn zum Beispiel die Liedtexte voller Obszönitäten sind oder Ihre Sportler die Musik so laut aufdrehen, dass sie Ihre Anweisungen nicht verstehen können. Auch die Benutzung von Handys oder sozialen Medien kann ablenkend wirken, genauso wie T-Shirts mit anrüchigen Sprüchen, Gesten oder Fotos. Wichtig ist es, einen Kompromiss zu finden, mit dem die Einrichtung, in der Sie tätig sind, und die Sportler zufrieden sind und dass Ihre persönlichen Werte im Einklang mit denen Ihrer Kernklientel und der anderen Mitarbeiter sind.

6. **Zulassen, dass Launen und Gefühle der Sportler das Training beeinträchtigen.** Fast jeder Trainer, der schon eine Weile seinen Job macht, weiß, was ich damit meine. Es gibt Tage, an denen Ihre Sportler hereingeschlendert kommen, völlig lustlos sind und sich von Anfang an über alles beklagen, was sie an dem Tag machen müssen. Man sieht es ganz eindeutig an ihrer Körperhaltung und an ihrem Verhalten während des *Warm-Ups*, bei dem sie unaufmerksam sind oder nur vorgeben, die Übungen zu machen. Ihre

Reaktion hängt von der Situation ab. Oft habe ich das Training von vorne begonnen, den Sportlern gesagt, sie sollen wachwerden und manche sogar gebeten, herauszugehen und wieder hineinzukommen, um ganz von vorne zu beginnen. Andere Male habe ich sie einfach weitertrainieren lassen, als könne mein Trainingsstil sie dazu zwingen, ihre Übungen korrekt auszuführen und wenigstens einen kleinen Fortschritt zu erzielen. Als Trainer ist es das Schlimmste, in solchen Situationen ins Extrem zu verfallen. Wenn Sie ihnen beibringen wollen, wie wichtig Beständigkeit ist, müssen Sie sie auch vorleben. Damit will ich nicht sagen, dass man nicht mehr von seinen Sportlern verlangen sollte, oder dass man seine Stimme nie erheben dürfe. Tun Sie dies, wenn nötig. Sportler müssen lernen, dass ein großer Teil des Trainings daraus besteht, noch mehr von sich zu fordern, wenn man denkt, es geht nicht mehr. Passen Sie nur auf, dass Sie sich von deren Gefühlen nicht anstecken lassen und Sie auf eine Art und Weise reagieren, die nicht angemessen ist. Beständigkeit ist das Wichtigste, wenn man Profi ist. Sportler müssen das lernen und Sie sollten sie immer daran erinnern. Mit anderen Worten, sprechen Sie ein Problem an, aber lassen Sie es nicht zu sehr an sich heran, oder, was noch schlimmer wäre, werden Sie nicht unberechenbar in Ihrem Verhalten.

7. **Sich von anderen Trainern absondern.** Egal, auf welchem Niveau Sie als Trainer arbeiten, seien Sie offen für neue Einflüsse. Das gilt auch für ältere Trainer, die leider fast immer nur unter sich bleiben. Sicher, ältere Trainer haben schon viele Kämpfe ausgetragen und jahrelange Erfahrungen gesammelt, aber auch von jungen Trainern kann man viel lernen, weil sie noch hungrig sind und Träume haben. Ich kann nicht sagen, wie oft ich schon gehört habe, dass qualifizierte Praktikanten oder Assistenztrainer einen Job nicht bekommen haben, weil sie zu jung waren. Das muss

endlich aufhören. Vergessen Sie nicht, dass ein junger Trainer von heute vielleicht schon morgen einer der einflussreichsten Trainer überhaupt sein wird. Geben Sie jedem eine faire Chance und beurteilen Sie jeden nach seinen Fähigkeiten und Anschauungen, und nicht aufgrund seines Alters.

8. **Seine eigenen Fähigkeiten nicht regelmäßig überprüfen.** Sie müssen Ihr eigener strengster Kritiker sein. Ich muss dabei immer an eine *Battle-Rap*-Mentalität denken, bei der man jederzeit auf Angriffe gefasst sein muss. Zusätzlich zu Reflexionen darüber, was man besser machen könnte, können Sie einen anderen Trainer darum bitten, Ihre Trainingsmethoden, Ihre Kommunikationsstrategien und Ihr allgemeines Trainingsverhalten zu evaluieren. Dies sollte zur Norm werden und keine Ausnahme mehr sein. So kann man die Latte für alle Beteiligten höher hängen und sich auf hohem Niveau austauschen. Eine andere Strategie ist es, sich vorzustellen, man stünde auf einer Bühne (entweder vor oder nach der Trainingssitzung) und würde von einer Gruppe von Reportern interviewt, die einem unablässig Fragen zu seinen Trainingsmethoden stellen. Diese Übung hilft Ihnen dabei, präziser, fokussierter und pragmatischer in Ihren Entscheidungen und in Ihrem Verhalten zu werden. Sie hilft Ihnen auch dabei, Ihren Ansatz selbstbewusst zu vermitteln.

9. **Als zu »glatt« rüberkommen.** Das beste Coaching findet oft in einer Grauzone statt. Grauzone bedeutet, dass es keine festgelegten Standards in Bezug auf den besten Ansatz oder das beste Verhalten in einer bestimmten Situation gibt. Demnach müssen Trainer zwischen dem abwägen, was praktikabel ist, und dem, was möglich wäre. Dennoch müssen wir bei all unseren Handlungen, in Bezug auf unser Aussehen und unsere Gedanken konsequent sein. Bei allem darf man nicht vergessen, dass sich unser Beruf

ständig weiterentwickelt und dass wir es mit den kompliziertesten Kreaturen auf diesem Planeten zu tun haben: mit Menschen! Oft ist unser Umfeld nicht gerade perfekt zu nennen. Daher müssen wir manchmal das Beste aus einer Situation machen, zum Beispiel bei Budgetbegrenzungen, in Bezug auf die Größe der Einrichtung, die Qualität der Sportler und so weiter. Denken Sie daran, wenn über den Job anderer Trainers und ihrer Trainingsmethoden in den sozialen Medien, im Fernsehen oder woanders berichtet wird. Dies zeigt immer nur eine Momentaufnahme. Manchmal scheint eine Trainingsmethode ganz toll zu sein, aber sie ist es gar nicht, und dann wiederum scheint eine Methode eher schlecht zu sein, sie ist an den Verhältnissen gemessen aber sehr gut.

10. **Süchtig nach Kursen und Abschlüssen sein.** Egal welch wohlklingende Namen Menschen neuen Kursen, Seminaren, der neusten Ausrüstung oder der neusten datenverarbeitenden Technologie geben, es kann immer nur eine gewisse Menge an Informationen im Trainingsumfeld praktisch angewandt werden. Hören Sie auf zu denken, Ihr beruflicher Aufstieg hinge von der Anzahl der Kurse oder Lehrgänge ab, an denen Sie teilnehmen. Konzentrieren Sie sich lieber darauf, das zu verbessern, was vor Ihnen liegt. Mit anderen Worten, verwechseln Sie Exposition nicht mit persönlichen Erfahrungen. Ersteres bezieht sich auf Ereignisse, denen Sie sich ausgesetzt haben, zum Beispiel durch Beobachtung, Studium oder Simulation. Letzteres hingegen bezieht sich auf Ereignisse, bei denen Sie selbst Einfluss genommen haben, zum Beispiel haben Sie mit Menschen interagiert, sie angewiesen und ihnen bei ihrer Entwicklung geholfen. Die Zukunft gehört denen, die jederzeit dazu bereit sind, sich die Hände schmutzig zu machen.

11. **Zu viel zu früh erwarten.** Diesen Punkt haben wir schon einige Male diskutiert, aber es ist wichtig, ihn noch einmal aufzugreifen. Man

muss sich manchmal einen Liedtext mehrere Male anhören, bevor man ihn wirklich versteht. Das Gleiche gilt für den Austausch mit Ihren Sportlern ebenso wie für die Erwartungen, die Sie an sich selbst und an Ihre Sportler stellen. Oft sind wir der Meinung, dass wenn wir alles im Griff haben, wir auch schnell Veränderungen sehen. Das ist aber nicht der Fall. Es kann oft lange dauern, bis man die Früchte seiner Arbeit erntet. Das liegt daran, dass wir nicht nur für die körperliche Weiterentwicklung unserer Sportler verantwortlich sind, sondern oft auch für kulturelle Veränderungen in unserer Organisation. Kulturelle Veränderungen benötigen Zeit und Geduld. Die Fähigkeit, langfristig positive Veränderungen herbeizuführen, ist genauso wichtig wie die Fähigkeit, sehr gut beobachten, handeln und sich ausdrücken zu können.

12. **Die Meinung des Sportlers nicht in Betracht ziehen:** Manche bahnbrechenden Veränderungen oder Ideen, die Sie sich selbst zuschreiben, waren vielleicht gar nicht Ihre eigenen. Nur seine eigene Perspektive zu berücksichtigen und die anderer außer acht zu lassen, ist nicht nur schlecht für Ihre Fähigkeit in anderen zu LESEN, sondern auch für Ihre Fähigkeit, sie ANZULEITEN. Beziehen Sie Ihre Sportler regelmäßig in Entscheidungen über das Trainingsprogramm mit ein.

13. **Etwas zu persönlich nehmen:** Wir denken oft, die Welt würde sich um uns drehen, aber in Wahrheit interessieren sich nur wenige Menschen für unsere Angelegenheiten. Mein guter Freund Carl Coward sagt mir das immer wieder: »Niemand wird morgens wach und denkt an dich, Brett, das versichere ich dir.« Das klingt jetzt vielleicht etwas pessimistisch, aber es stimmt. Ob Sie nun den Namen einer Person vergessen haben, eine E-Mail versendet haben, die Sie nicht hätten abschicken sollen, oder einen Plan gemacht haben, der sich als unbrauchbar erwiesen hat, lernen Sie etwas

daraus und machen Sie einfach weiter. Nehmen Sie sich Dinge nicht zu sehr zu Herzen und verwechseln Sie Ihre Handlungen nicht mit Ihrer Identität. Selbst wenn Sie auf die Nase fallen oder sich blamieren, heißt es noch lange nicht, dass Sie von nun an Ihr Leben lang auf die Nase fallen und sich blamieren werden. Pusten Sie über die Wunde, nehmen Sie neue Herausforderungen bereitwillig an und gehen Sie zurück an die Arbeit. Es funktioniert, glauben Sie mir.

Denken Sie bei Ihrer täglichen Arbeit immer an diese 13 Punkte. Nun möchte ich Ihnen ein paar wesentliche Taktiken vorstellen, um Vertrauen aufzubauen.

Setzen Sie auf vertrauensbildende Maßnahmen

Ich las einst, dass der italienische Bildhauer, Maler, Architekt und Dichter Michelangelo einmal gefragt wurde, wie er die symbolträchtige Figur des David erschaffen hat, woraufhin er antwortete: »Es war ganz einfach, ich schlug alles vom Marmorblock ab, was nicht zu David gehörte.« Genauso baut man Vertrauen in einer Trainer-Sportler-Beziehung auf. Eines der offensichtlichsten aber wichtigsten Dinge, die Sie tun können, ist, alles zu beseitigen, was einem Vertrauensaufbau im Weg steht (alles das, was im vorherigen Abschnitt geschildert wurde). Aber das reicht noch nicht. Langfristige Beziehungen müssen nämlich zuerst aufgebaut und dann gepflegt werden.

Sich an den folgenden Leitsätzen zu orientieren, wird Ihnen nicht nur dabei helfen, alltägliche zwischenmenschliche Probleme zu meistern, was so viele Trainer nicht schaffen, sondern auch dabei, einen neuen Zugang zu Ihren Sportlern zu bekommen, um Ihr gemeinsames Ziel schneller zu erreichen. Machen Sie sich bei der Lektüre Notizen. Schreiben Sie auf, was Sie schon richtig machen und was Sie noch verbessern können. Der Akt des Schreibens bringt Klarheit und deckt Schwächen auf. Notieren Sie ein bis drei Taktiken, die Sie in den nächsten Tagen ausprobieren wollen. Denken Sie daran, dass es nicht ausreicht, Dinge nur aufzuschreiben, Sie müssen sie auch anwenden.

Vertrauensbildende Maßnahme #1: Grundlagen, kein dummes Geschwätz

Nichts ist wichtiger, um Vertrauen zu Ihren Sportlern aufzubauen, als ihnen dabei zu helfen, konkrete Ergebnisse zu erzielen. Wenn Sie mit einem Sportler zusammenarbeiten, versuchen Sie nicht, ihn mit den neusten und besten Technologien oder mit den modernsten Trainingsmethoden zu beeindrucken. Unterhalten Sie sich lieber mit ihm über seine Ziele und führen Sie offene und ehrliche Gespräche darüber, wie das Trainingsprogramm ihm dabei helfen kann, diese zu erreichen. Scheuen Sie sich nicht, ihm zu sagen, dass Ihre Trainingsmethoden zwar simpel sind, ihn aber dabei unterstützen werden, gute Resultate zu erzielen. Simpel bedeutet nicht, dass Übungen einfach sind, und oft haben simple Übungen einen größeren Effekt. Leider gibt es heute in unserer Branche mehr Dummschwätzer denn je. Sie verbreiten eine Menge Unsinn, dies aber auf sehr ansprechende Art und Weise. Fallen Sie auf diese Betrüger NICHT herein. Halten Sie sich an Ihre Grundsätze und vermitteln Sie Ihren Sportlern, dass Ergebnisse das Einzige sind, was zählt.

Ob das Ziel nun darin besteht, dass ein Sportler höher springen kann, sich seine Schmerzen reduzieren, sein Kreuzheben sich verbessert oder sein Selbstbewusstsein aufgebaut wird – Ergebnisse sind die einzige Basis für ein gutes Vertrauensverhältnis zu Ihren Sportlern. Die Mühe, die Sie investieren, wird sich auf jeden Fall lohnen. Leider stehen Leistungstrainer, die diese Grundsätze vermitteln wollen, in Konkurrenz zu Modewellen und Fitness-Studios, die wie Pilze aus dem Boden schießen, und zu »Trainern der Woche« im Internet und in den sozialen Medien.

Je nach Sportart und ihrem spezifischen Saisonkalender probieren Sportler in der Zeit, in der sie nicht mit ihren Teams trainieren, gerne eine Einrichtung nach der anderen aus, um verschiedene Trainer aus der ganzen Welt kennenzulernen. Als ich NFL-Spieler trainierte, kam es oft vor, dass die Jungs in einem Monat sechs Einrichtungen oder mehr testeten! Dies kann an ihren verschiedenen Urlaubsorten liegen, weil sie in einer Einrichtung einen Freund haben oder weil sie sich in einem Studio wohler fühlen als in einem anderen. Für Trainer stellt das eine große Herausforderung dar, da unser Trainingsprogramm auf Beständigkeit basiert (das gilt für jedes gute Trainingsprogramm).

Was kann man also tun, um einerseits die Ergebnisse der Sportler zu verbessern und andererseits bewährte Verfahren anzuwenden? Vermitteln Sie Ihren Sportlern einfach, wie dynamisch und anspruchsvoll »simple« Methoden sein können. Entwickeln Sie Trainingsprogramme und -methoden, die leicht zu implementieren sind, aber fordern Sie Ihre Sportler auch mit Übungen, die sie nicht kennen, die aber wahrscheinlich die ein oder andere Schwäche aufdecken werden, die durch unsachgemäßes Training entstanden ist (isometrische Übungen, der Einsatz von Exzentern und unterschiedlichen Belastungen und Protokolle der Konditionierung sind zum Beispiel hilfreich). Klären Sie sie darüber auf, warum die Übungen zwar vielleicht schwierig für sie sind, aber was passieren kann, wenn sie nicht in der Lage sind, grundsätzliche Bewegungen richtig auszuführen (Ein Wolkenkratzer stürzt ein, wenn er kein festes Fundament hat. Genauso kann sich auch der dynamischste Sportler verletzen). Lassen Sie sich von keinem Hype anstecken und befolgen Sie Ihre Methoden konsequent. Trainer, die jedem Hype folgen, sind zwar vielleicht kurzfristig beliebt, aber jede

Modeerscheinung geht einmal vorüber. Also ist es besser, nichts zu tun und keinem Trend hinterherzulaufen.

Umsetzung der vertrauensbildenden Maßnahme #1
Konzentrieren Sie sich auf Ihr Verhalten UND auf das, was Sie sagen. Beständigkeit und Resultate stechen Modeerscheinungen langfristig aus. Aber um die Aufmerksamkeit der Sportler auf sich zu ziehen, müssen Ihre Methoden simpel sein, damit sie erkennen, dass sie sich für das richtige Training entschieden haben. Sprechen Sie mit ihnen darüber, wie Ihr Trainingsprogramm sie ganz spezifisch verbessern und wie es ihnen helfen kann, kraftvolle *Cuts* oder *Transitions* zu machen und zeigen Sie ihnen, wie ihr Verletzungsrisiko durch eine Verbesserung ihrer Kraft- und Bewegungsmechanik minimiert werden kann. Finden Sie heraus, was die Sportler in der Vergangenheit am meisten gequält hat, und bauen Sie mit diesem Wissen Brücken zu Ihrer Trainingsmethode.

Gestalten Sie »simple« Methoden anspruchsvoll und ansprechend. Sportler, wie alle anderen Menschen auch, wollen getestet werden und wissen, auf welches Ziel sie hinarbeiten, und zwar bei jeder einzelnen Übung. Vielleicht müssen Sie ihnen Ihre Methoden auch gut verkaufen und genauer erklären. Setzen Sie auf jeden Fall die Methoden ein, die akute Schwächen und Asymmetrien aufdecken und verschiedene Körperpositionen der Sportler umfassen.

Bleiben Sie auf Kurs. Wenn ein Sportler entscheidet, einen anderen Weg zu beschreiten als den, den Sie für ihn vorgesehen haben, oder sogar mit einem anderen Trainer zusammenarbeiten möchte, kann es vorkommen, dass Sie sich fragen, ob es nicht doch besser wäre, Ihre Methoden zu ändern. Manchmal sollten Sie das vielleicht auch, aber lassen Sie sich von einzelnen Zwischenfällen nicht entmutigen. Ein wenig Unsicherheit ist völlig normal, aber laufen Sie keinen Trends hinterher, nur weil »alle« das gerade machen!

Vertrauensbildende Maßnahme #2:
Ausbilden und der RVA-Ansatz

Den meisten Hochleistungssportlern ist es egal, ob unsere Methoden auf den neusten wissenschaftlichen Erkenntnissen beruhen. Wissenschaftlichkeit mag ein Plus sein, aber ultimativ beurteilen werden die Sportler uns und unsere Workouts danach, wie sie sich während des Trainings fühlen und ob dieses ihnen später im Wettkampf hilft. Wichtig ist auch, ob sie den Trainingsstil, den wir vertreten, annehmen, wenn sie ihn mit dem vergleichen, wie ihre Teamkollegen oder Vorbilder trainieren. Wenn wir möchten, dass sie uns und unseren Trainingsmethoden vertrauen, müssen wir dafür sorgen, dass sie sich selbst aus einer anderen Perspektive betrachten. Übungen mit der Langhantel ohne Gewichte, die aber die Basis für eine gute Körperhaltung und Sprint-Techniken sind, sind leider nicht besonders attraktiv. Wenn wir die Sportler aber auf einem hohen Niveau ausbilden wollen, müssen wir von Anfang an ihre Wahrnehmung verändern. Eine Methode, die ich seit Jahren einsetze, bezeichne ich als RVA-Ansatz. Diese drei Buchstaben beziehen sich auf die Verben recherchieren, verbinden, neu ausrichten.

Zum ersten Mal habe ich mich 2011 im »Strength Coach Podcast«, der von Anthony Renna moderiert wurde, auf diesen Ansatz bezogen. Er ist einfach und authentisch, denn er verbindet Ihr Wissen über das Leben und die Einstellungen der Sportler mit Ihren gemeinsam gemachten Erfahrungen und Wertvorstellungen. Dies ermöglicht es Ihnen, Ihren Sportlern zu zeigen, dass Sie verstehen, wonach sie suchen, wie sie etwas wahrnehmen und wie sie fühlen und dass Sie ihre Sorgen ernst nehmen. Meine Methode basiert grundlegend auf Forschungserkenntnissen, die besagen, dass man dann anderen intensiver zuhört, wenn man Gemeinsamkeiten hat oder diese eine Fähigkeit besitzen, die einem helfen kann oder die man respektiert (oder um die man sie beneidet).

RECHERCHIEREN: Recherchieren bedeutet, offene Fragen zu stellen und reflexiv zuzuhören, um herauszufinden, was einen Sportler wirklich bewegt. Versuchen Sie, die Gründe für seine Verhaltensweisen herauszufinden, und es wird Sie zu seinem wahren Antrieb führen. Haben Sie Geduld, denn das braucht Zeit. Sie können einem Sportler nicht aus dem Nichts unzählige persönliche Fragen stellen, besonders nicht, wenn er neu im Team ist oder wenn sie kaum etwas über ihn wissen. Wenn Sie schon lange als Trainer arbeiten, haben Sie sicher auch die Erfahrung gemacht, dass viele Sportler ihre wahren Beweggründe gerne im Verborgenen halten, bis sie Sie und Ihre Intentionen besser kennengelernt haben. Sprechen Sie mit Ihren Athleten über Dinge, die nichts mit Sport zu tun haben oder erzählen Sie ihnen von anderen Sportlern, die Sie in der Vergangenheit trainiert haben und von denen Sie wissen, dass sie sich mit Ihrem Gegenüber gut verstehen. Manchmal habe ich mir die Kenntnisse eines Sportlers über diverse andere Fitness-Studios zunutze gemacht und ihn gefragt, wie es ihm gefallen hat, mit einem bestimmten Trainer, den ich kannte oder mit dem ich befreundet war, zu trainieren. Dann habe ich einen Scherz über eine seiner Marotten gemacht und gefragt, ob diese ihm auch aufgefallen sei. Das bringt Sportler normalerweise dazu, sich zu öffnen, weil ich auch jemanden kenne, mit dem sie zusammen trainiert haben, und es schafft die Basis für einen lockeren Umgangston. Während und nach diesen Gesprächen sollten Sie überlegen, welche Informationen Ihnen dabei helfen, die richtige Trainingsmethode bei diesem Sportler anzuwenden und welche Ihnen mehr über seinen Charakter offenbart. Jedes noch so kleine Detail kann hier hilfreich sein. Sie mögen vielleicht der Experte für die physische Entwicklung der Sportler sein, aber Ihre Sportler sind Experten ihrer selbst und sie haben Werte und Meinungen, die Sie respektieren müssen, um langfristig Einfluss nehmen zu können.

VERBINDEN: Unerfahrenen Trainern kann es passieren, dass sie zu Beginn hiermit zu sehr übertreiben. Es ist aber wichtig, langsam und behutsam vorzugehen, weil Sie sich nicht mit den Sportlern identifizieren sollen, sondern nur versuchen sollten, Situationen aus der gleichen Perspektive zu beurteilen und eine Beziehung aufzubauen, damit die Sportler sich in Ihrer Gegenwart und mit den Maßnahmen, die Sie zukünftig ergreifen, wohlfühlen. Das ist die elementarste Form der Verführung. Gehen Sie behutsam vor und beobachten Sie beim Reden die Körpersprache Ihres Athleten. Und vergessen Sie nie die Bedeutung der sozialen Bewährtheit. Wenn ich eine Gruppe von Sportlern trainiere, nutze ich oft das Prinzip der sozialen Bewährtheit. Das tue ich, indem ich sicherstelle, dass neue Sportler sehen, wie ich Zeit mit einem anderen Sportler verbringe, zu dem ich schon eine gute Beziehung aufgebaut habe. Das baut Hemmungen ab und mindert das Risiko, dass stereotype Vorstellungen Ihr Urteilsvermögen trüben. Wenn ein Sportler erkennt, dass Sie ihm ähnlich sind und dass Sie seine Meinung respektieren, können Sie viel einfacher eine gute Beziehung zu ihm aufbauen.

NEU AUSRICHTEN: Dies bezieht sich einfach auf unseren Wunsch, den Bezugsrahmen eines Sportlers oder das, was er über ein bestimmtes Konzept denkt, zu verändern. Wie das Verb schon impliziert, bezieht sich dieser Punkt auf unseren Bezugsrahmen, der oft aus einer Mischung aus unseren Erfahrungen, unseren Genen, unseren kulturellen Erwartungen, unseren Interessen und Launen besteht (Parr, 2015). Um etwas neu auszurichten, muss man zuerst ein Grundsatzkonzept erklären und dem Sportler begreiflich machen, in welcher Beziehung es zu einem anderen Konzept steht, das vielleicht einfacher für ihn zu verstehen ist. Etwas neu auszurichten folgt auf Schritt zwei, sich mit dem Sportler zu verbinden. Sich mit ihm zu verbinden hat einen großen Einfluss auf die kurzfristige und unmittelbare Wahrnehmung des Sportlers in Bezug auf Menschen, Dinge oder Erfahrungen, während die Neuausrichtung darauf abzielt, ein neues Konzept langfristig so zu implementieren, dass er schließlich selbst die Verbindungen herstellen kann. Genauso wie man ein Bild mit einer optischen Täuschung lange anschauen muss, bevor man es versteht, versuchen wir dem Sportler dabei zu helfen, ein Bild zu erkennen, das ihm bisher verborgen geblieben ist.

Vor einigen Jahren retteten meine Frau und ich unseren Hund Lola, eine Pitbull-Boxer-Mischung. Dieser Hund ist völlig harmlos und gutmütig. Aber einer meiner Freunde hatte bei ihrer ersten Begegnung große Angst vor unserem Hund. Später erzählte er mir, dass er einmal von einem streunenden Pitbull gebissen worden war und er das nicht vergessen konnte. Daher assoziierte er Pitbulls mit Gefahr. Ich reichte ihm ein paar Hundekekse und forderte ihn auf, Lola kleine Brocken hinzuwerfen, sodass sie immer näher an ihn herankam. Es hat etwas Zeit gebraucht, viele Kekse und viel Bauchkraulen (als er endlich so mutig war und sie gestreichelt hat), aber schließlich war er in der Lage zu erkennen, dass Pitbulls nicht die gefährliche Rasse sind, wie es in den Medien vermittelt wird. Sein Bezugsrahmen wurde so auf positive Weise verändert. Wenn er Lola heute sieht, dann tollen beide zusammen auf dem Boden!

Ich muss meinen Sportlern immer wieder vermitteln, warum Krafttraining für sie so wichtig ist. Es wird Sie sicher wundern, dass viele Hochleistungssportler Krafttraining als etwas ansehen, dass sie steif und langsam macht und Muskelschmerzen bereitet. Sie glauben nicht, dass es für ihren Sport wichtig ist. Lassen Sie uns kurz zum ersten Punkt, der Recherche, zurückkehren und einmal annehmen, dass der Sportler, mit dem ich zusammenarbeite, Autos liebt. Diese Information kann ich dazu nutzen, ihm zu erklären, dass unser Krafttraining dazu dient, einen effizienteren Motor zu bauen. Es würde ihn wahrscheinlich nicht interessieren und er würde sich später nicht daran erinnern, wenn ich ihm stattdessen in einem wissenschaftlichen Vortrag mitgeteilt hätte, dass der Körper dank unseres Trainings mehr motorische Einheiten beansprucht, die den Kraftaufbau fördern und ihm deshalb bei der Optimierung seines Bewegungsablaufs helfen.

Es gibt Fälle, in denen eine Neuausrichtung aktiv eingeführt werden muss, wie das Hundebeispiel zeigt, und andere, in denen sie ein ganz natürlicher Teil des Lehr- und Lernprozesses ist. Ich erinnere mich an eine Begebenheit, als ich mit Boxern zusammengearbeitet habe, bei der ich eine Bewegung vorgemacht habe, ob nun mit einer Langhantel oder einem Medizinball, und mir dabei überlegt habe, wie ich ihnen den Vorteil dieser Übung vermitteln könne. Stattdessen zeigten sie mir auf eine ganz andere (jedoch viel effektivere) Art, was der Mehrwert dieser Übung für sie sein könnte. Viele Trainer erkennen nicht, dass solche Augenblicke Gold wert sind. Jedes Mal, wenn so etwas passiert, gehe ich direkt nach Ende des Trainings in mein Büro und schreibe den Vorschlag auf, um ihn mir noch einmal vor Augen zu führen und mir zu überlegen, wie ich ihn in Zukunft nutzen könnte. Wenn Sie jemanden beeinflussen wollen, ist es hilfreich, neue Informationen so zu vermitteln, dass ein bestimmter Sportler sie versteht. Manchmal befinden wir uns in der Situation, eine gestörte Beziehung wieder in Ordnung bringen zu müssen. Das können zum Beispiel Sportler sein, die ein spezielles Training kategorisch ablehnen, weil sie Gerüchten Glauben schenken, diese Übungen seien gefährlich oder sogar schädlich. Ebenso kann es sich auf Situationen beziehen, in denen ein Athlet einmal eine Verletzung erlitten hat, während er eine bestimmte Bewegung gemacht hat. So oder so ist es Ihre Aufgabe als Trainer, geduldig zu sein und Ihren Sportlern dabei zu helfen, diese Ereignisse aus einer anderen Perspektive zu betrachten.

Umsetzung der vertrauensbildenden Maßnahme #2
Betrachten Sie sich mit den Augen Ihrer Sportler. Erfolgreiches Neuausrichten erfordert es, sich voll und ganz in die Sportler hineinversetzen zu können und zu verstehen, wie sie ihr Umfeld wahrnehmen. Nehmen Sie alles aus ihrem Blickwinkel wahr. Aus ihrer Sicht sieht das Trainingsumfeld aus wie jedes andere. Sicher, es hängt ein anderes Logo an der Wand, aber die Ausstattung, ebenso wie Gerüche und Atmosphäre,

sind für sie fast identisch. Ihre Chance, die Spieler für sich zu gewinnen, besteht darin, wie Sie kommunizieren, was Sie kommunizieren und ob die Sportler sich bei Ihnen wohlfühlen.

Wiederholen Sie, wiederholen Sie, wiederholen Sie. Bei einer Neuausrichtung innerhalb des RVA-Ansatzes geht es nicht nur darum zu zeigen, wie die Ziele Ihrer Sportler und Ihre Methoden zusammenpassen. Es geht auch darum, einen Weg zu finden, die Einstellung der Athleten hierzu dauerhaft zu verändern. Nur dann betrachten sie Ihr Training aus der gleichen Perspektive wie Sie oder entwickeln sich zumindest in diese Richtung. Ein gutes Mittel, um dies zu erreichen, ist Wiederholung. Suchen Sie beständig nach neuen kreativen Möglichkeiten, um Ihren Sportlern zu vermitteln, dass Kraft- und Ausdauertraining sich hervorragend mit ihrer Sportart verbinden lässt. Trainieren Sie gerade ein Team von Fußballspielern? Erklären Sie ihnen, wie ähnlich eine Sprungkraftübung dem Senken des Massemittelpunkts ist, wenn sie einen Verteidiger umdribbeln. Trainieren Sie Alpin-Skiläufer? Erklären Sie ihnen, wie wichtig exzentrische Übungen des Unterkörpers für die Vermeidung einer vorderen Kreuzbandverletzung sind, weil sie damit ihre Fähigkeit verbessern, Kontrolle und Positionsstärke zu bewahren, wenn sie bei hoher Geschwindigkeit einen Berg herunterfahren. Glauben Sie mir, Sportler interessiert das und darum ist es wichtig, anwendungsbezogene Beispiele zu geben und zu wiederholen. Die meisten Sportler haben nicht das studiert, was wir studiert haben und sehen ihren Körper nicht wie wir ihn sehen. Sie haben zwar strukturiert trainiert, aber sich nicht wissenschaftlich mit ihrem Körper beschäftigt. Das Ziel ist es zu erreichen, dass sie Übungen im Kraftraum direkt mit ihrer jeweiligen Sportart in Verbindung bringen. Sie sollten in der Lage sein, diese visualisieren zu können oder zumindest Ihre ständigen Wiederholungen leid sein. Denken Sie immer daran, dass es eine größere Wirkung hat, wenn Sie etwas persönlich und zielgerichtet formulieren.

Forcieren Sie nichts. Es gibt Trainer, die beim Erklären einer Trainingsmethode zu weit gehen und egal wie sehr sie sich auch bemühen, sie haben doch keinen Erfolg. Ein Beispiel hierfür ist die Zeit, in der »funktionelles Training« hoch in Mode war. Ihr Ziel ist es aber, Vertrauen aufzubauen und Resultate zu erzielen. Ihren Klienten irgendeinen Unsinn über eine neue Methode zu erzählen oder weiter die Gerüchteküche anzuregen, hält Sie letztendlich nur davon ab, die Art von Beziehung aufzubauen, die Sie sich wünschen. Arbeiten Sie an der Neuausrichtung, aber bleiben Sie dabei authentisch.

Vertrauensbildende Maßnahme #3: Bringen Sie sie zum Lachen!

Humor wird beim Aufbau von Beziehungen und von Vertrauen oft unterschätzt. Der Komödiant, Dirigent und Pianist Victor Borge sagte einst, »Lachen ist die kürzeste Distanz zwischen zwei Menschen«. Ich habe in privaten und in Trainingsbeziehungen diese Erfahrung selbst gemacht. Obwohl sie beim Training gerne Metaphern und Vergleiche verwenden, scheint Humor für viele Kraft- und Ausdauertrainer furchteinflößend zu sein.

Forschungen von Dr. Ronald Berk haben 1998 gezeigt, dass College-Professoren aus verschiedenen Gründen Humor eher selten in ihren Vorlesungen verwenden. Unter ihnen waren zum Beispiel ein zu geringes Vertrauen in die eigene Fähigkeit, Humor anzubringen und auch eine gewisse Selbstgerechtigkeit in Bezug auf die Seriosität des Unterrichts. Bei vielen Trainern ist das wahrscheinlich ebenso. Sie stehen lieber mit verschränkten Armen und finsterem Blick vor ihren Sportlern, um zu zeigen, wie konzentriert sie bei der Arbeit sind. In unserer Branche ist die Vorstellung des strengen, autoritären oder sogar militanten Trainers weit verbreitet, egal ob es sich um erfahrene Trainer, Assistenztrainer oder Praktikanten handelt. Irgendwann hat wohl jemand das Gerücht verbreitet, dass man eine strenge und autoritäre Haltung an den Tag legen muss, um junge Sportler erfolgreich zu trainieren, und dass Disziplin und mentale Stärke das Wichtigste sind, was auch immer das heißen mag. Es ist wirklich bedauernswert, dass sich diese Vorstellung bei vielen so eingeprägt hat, weil Humor ein unglaublich gutes Mittel sein kann, um eine Verbindung zu den Sportlern herzustellen. Humor fördert das Engagement, stärkt das Vertrauensverhältnis und erleichtert das Lernen.

Dr. Berk bezeichnet den Einsatz von Humor beim Aufbau von Beziehungen und in der Lehre als »Unterrichts-Defibrillator« und das aus gutem Grund. Eine empirische Langzeitstudie zum Einsatz von Humor im Unterricht hat gezeigt, dass ein sinnvoller Gebrauch von nicht abwertendem Humor dabei hilft, den Gruppenzusammenhalt der Klasse zu stärken, positive Verbindungen zwischen Schülern und Lehrern zu verbessern (und zwischen Schülern und ihrem Umfeld) und Informationen leichter zu speichern (Banas, Dunbar, Rodriguez und Liu, 2011). Dies zu wissen ist wichtig, weil echtes Lernen nur dann stattfindet, wenn ein Schüler entscheidende Informationen nur in eigenen Worten und Konzepten begreifen kann. Unterrichtsstile, die Angst einflößen, können Schüler zwar kurzfristig motivieren, niemals aber langfristig ihre Leistungen verbessern.

Welche Art von Humor ist aber sinnvoll? Die Forschung besagt, dass der Gebrauch von Humor im Unterricht drei Stufen umfassen sollte: die Schilderung einer allgemein bekannten oder leicht zu erfassenden Situation, einen Spannungsaufbau (komödiantisches Timing) und eine unerwartete Wendung oder Pointe (Berk, 1998). Niemand sollte dabei herabgesetzt werden und es sollten keine persönlichen Grenzen überschritten werden.

Für diejenigen, die noch mehr Gründe benötigen, um ihre toughe Haltung aufzugeben, ist es vielleicht von Interesse, verschiedene physiologische und psychologische Vorteile von Humor zu kennen, besonders für Stressmanagement und die Herz-Kreislauf-Funktionen – beides sehr wichtig für leistungsbezogene Adaptionen. Lachen fördert den Gasaustausch in der Lunge, senkt den Blutdruck und es setzt Endorphine frei, die nicht nur die Stimmung heben, sondern auch Schmerzen lindern (Berk, 1998). Psychische Verstärker reduzieren Angst und Stress und erhöhen das Selbstbewusstsein und die Selbsteffizienz, was beides einen unschätzbaren Wert für eine dynamische Lernumgebung und für Wettkämpfer hat.

Kurz und gut, Humor hilft dabei, das Vertrauen und die Beziehungen zu stärken und gleichzeitig tut es Ihrer Gesundheit und der Ihrer Sportler gut. Also: Bringen Sie sie zum Lachen!

Umsetzung der vertrauensbildenden Maßnahme #3
Lernen Sie von den Comedy-Stars. Humor kann man immer und überall finden. Deswegen ist auch das Genre der Comedy, das sich auf die Beobachtung des alltäglichen menschlichen Verhaltens bezieht, mit das beliebteste überhaupt. Ob Sie nun einem jungen Sportler etwas über die Bedeutung einer guten Körperhaltung erzählen wollen oder darüber nachdenken, wie Sie Hüftbewegungen lustig beschreiben sollen und darauf kommen, dass die Sportler den Medizinball wie eine »Oma« werfen sollen, so wird sie das sicher zum Lachen bringen und ihnen beim Lernen helfen. In Bezug auf das Beispiel mit der Hüftbewegung hat mir ein guter Freund, der die Dallas Cowboys einst trainierte (und aus dem tiefen Süden kam), einmal erzählt, dass er seinen Sportlern immer sagt, sie sollen bei einer bestimmten Übung »eine Erdnuss aus ihrem Bauchnabel springen lassen«. Wenn man nämlich aus einer *Hip-Hinge*-Position seine Hüften kraftvoll nach vorne schiebt, nimmt der Oberkörper einen vertikalen Winkel ein. Mein Freund liebt Essensvergleiche, die, weil sie manchmal so aberwitzig sind, gut im Gedächtnis bleiben. Wenn es um Körperhaltung ging, war es immer einfach: Sobald ich einen der üblichen Jugendlichen sah, der herumlümmelte

oder schlaksig herumstand, fragte ich ihn, was er tun würde, wenn in diesem Moment das schönste Mädchen der Schule zur Tür hereinkäme. Im nächsten Moment stand er da, aufrecht und in guter Haltung (zumindest annähernd, je nachdem wie weit sein schlaksiger Körper es mitmachte).

Das Wichtigste ist gutes Timing. Nichts ist schlimmer, als wenn jemand einen Witz erzählt und keiner lacht. Versuchen Sie zu Beginn vielleicht, kleine Scherze in eine Unterhaltung oder während des Trainings einfließen zu lassen. Später, wenn Sie herausgefunden haben, welche Art von Humor bei Ihren Spielern gut ankommt, können Sie dies ausbauen. Bedenken Sie aber, dass Humor nur ein Mittel zum Zweck ist und denken Sie lieber zweimal darüber nach, bevor Sie eine Geschichte oder einen Witz erzählen. Überlegen Sie sich, ob der Witz wirklich gut zu Ihrer eigentlichen Botschaft passt und nicht nur der Ablenkung dient.

Lassen Sie andere im Rampenlicht stehen. Die besten Standup-Comedians wissen, dass das Geheimnis wirklich guter Comedy darin besteht, andere gut dastehen zu lassen, statt alle Aufmerksamkeit auf sich zu ziehen. Lassen Sie andere im Rampenlicht stehen, damit diese ihr Bestes geben können. Die lustigsten Momente bei der Improvisations-Comedy entstehen durch Dialoge mit anderen Mitgliedern des Ensembles, wenn sie sich die Bälle zuwerfen und daraus etwas Neues entsteht. Beziehen Sie Ihre Sportler in den Scherz mit ein! Egal ob es die klassischen Neckereien im Umkleideraum sind, bei denen jeder um Aufmerksamkeit buhlt, oder ob sie die Regel einführen, dass Sportler, die zu spät kommen, ein Lied singen oder tanzen müssen (der geheimnisumwobene Coach Rett Larson ist bekannt dafür, genau das mit seinen Athleten in China zu machen). Es gibt immer eine Möglichkeit, die Stimmung zu heben, indem man sich selbst oder andere auf den Arm nimmt.

Vertrauensbildende Maßnahme #4:
Seien Sie authentisch!

Authentizität ist das Wichtigste für alle guten Trainer und sie kann sich auf vielfache Art und Weise zeigen, je nach Werten und Kommunikationsstil des Trainers. Es gibt drei allgemeingültige Ansichten zu Authentizität und zwar unabhängig vom eigenen Trainingsstil. Diese sind: Konsequenz, Klarheit und Geradlinigkeit. Die Sportbranche ist schon chaotisch genug. Das Letzte, was Sportler brauchen, ist ein Trainer, der zwischen Extremen hin- und herschwankt. Ein alter Militärspruch aus dem Buch *Why Men Fight* von Bertrand Russell bringt dies auf den Punkt: »Die Kampfmoral wird durch die Einheit gestärkt und sie steigt oder fällt je nach der Einheit in den Rängen«. Die Einheit, von der Russell spricht, beginnt in den obersten Rängen und manifestiert sich in der richtigen Wortwahl des Kommandanten. Was sagt er und meint er wirklich, was er sagt? Durch unsere Wortwahl können wir den Wunsch der Sportler, mit uns zusammenarbeiten, überhaupt erst wecken. Sprache verbindet, lenkt und leitet. Sie allein motiviert andere, etwas zu tun. Und wenn die Zeit gekommen ist, etwas zu tun, sollten wir zusammenarbeiten, damit es getan wird. Unseren Worten Taten folgen zu lassen stärkt das Wir-Gefühl nämlich ungemein.

In unserer Branche gibt es unzählige Qualifikationen, Abschlüsse und Zertifizierungen. Aber warum ist es uns so wichtig, unseren Namen durch weitere Buchstaben zu verlängern? Natürlich haben einige Qualifikationen ihre Berechtigung und sind auch erforderlich, um einen bestimmten Beruf auszuüben, aber Abschlüsse um der Abschlüsse willen zu machen ist sinnlos und wird Ihre Fähigkeit, ein langfristiges Vertrauensverhältnis zu Ihren Sportlern aufzubauen, nicht erhöhen. Seien Sie ruhig stolz auf das, was Sie erreicht haben, aber Ihre wichtigsten Errungenschaften sind Ehrlichkeit und die Bereitschaft, anderen zu helfen. Auch wenn diese Fähigkeiten nicht auf einem Blatt Papier festgeschrieben sind, sind es diejenigen, die Ihre Sportler jeden Tag an Ihnen beobachten können. Wenn es darum geht, langfristig Vertrauen aufzubauen, ist nichts so wichtig wie Authentizität.

Trainer und Führungskräfte, die authentisch sind, können besser Vertrauen aufbauen und bessere Ergebnisse erzielen. Sportler mögen Trainer, die ihren Worten Taten folgen lassen und die Dinge selbst befolgen, die sie predigen. Gute Trainer und Sportler haben sehr gute Instinkte und können Betrug förmlich »riechen«. Versuchen Sie nicht vorzugeben, jemand zu sein, der Sie nicht sind. Das ergibt keinen Sinn. Ich habe jedoch schon viele beobachtet, die dies tun und habe deshalb einen Begriff geprägt: das »Apokalyptische-Reiter-Syndrom«. Ein Trainer, der von diesem Syndrom befallen ist, hat die folgenden Charaktereigenschaften.

1. Er hat in seinem Leben weder einen persönlichen Kampf ausgetragen, einen Verlust erlitten, sich eine Verletzung zugezogen noch Schmerz ertragen müssen.

2. Er trainiert sich selbst nicht zielgerichtet und konsistent und sein eigenes Gesundheitsbewusstsein entspricht nicht dem, was er seinen Sportlern täglich predigt.

3. Er wird von seinem Ego und seiner Unsicherheit angetrieben.

4. Er kritisiert andere aus seiner Branche, die er zu mögen vorgibt.

Es gibt sicher noch weitere kontraproduktive Eigenschaften, zum Beispiel die, aus ihren Mitarbeitern eher Mitläufer als Führungspersönlichkeiten zu machen. Es gibt auch Trainer, die ihr Wissen gerne für sich behalten oder diejenigen zu täuschen versuchen, die sie in ihrem Job oder bei ihrem Führungsstil als Bedrohung empfinden. Aber die vier genannten Kriterien schädigen andere am meisten.

Umsetzung der vertrauensbildenden Maßnahme #4
Gehen Sie mutig voran. Als Trainer geben Sie den Ton an. Ihr Verhalten und das Beispiel, mit dem Sie vorangehen, sind die entscheidenden Auslöser für das Verhalten der Sportler, die Sie für sich gewinnen wollen. Dafür müssen Sie weder selbst ein ausgeflippter Sportler sein noch müssen Sie im Kraftraum Rekorde aufstellen. Sie müssen aber für die persönlichen, physischen und professionellen Werte beispielhaft und sichtbar einstehen, die Sie den Sportlern vermitteln wollen. Analysieren Sie sich und Ihre Mitarbeiter mindestens dreimal jährlich (hierfür können Sie einige der Hinweise aus Kapitel 2 benutzen) und werten Sie die Ergebnisse aus. Alles, von Ihrer Körpersprache bis zu Ihrer professionellen Bekleidung, sollte hierbei Berücksichtigung finden.

Seien Sie kein Angeber. Oft meinen wir, Superman sein zu müssen und keine Schwächen zeigen zu dürfen. Wir alle haben schon von Trainern gehört, die um drei Uhr morgens aufstehen, lange bevor jemand im Kraftraum ist, und schon einmal dasselbe Workout durchziehen, das später am Tag ihre Sportler machen werden. Wie Sie schon gehört haben, hatte auch ich so eine extreme Phase und habe einige dieser Angewohnheiten eine ganze Zeit lang beibehalten. Als Assistenztrainer habe ich bis spät in die Nacht nach dem Coaching trainiert. Aber jeder gute Coach wird einmal erwachsen und erkennt, dass er mit seiner Zeit auch produktiver umgehen könnte. Tugenden können auch zu Lastern werden und ein Krafttrainer zu sein bedeutet sehr viel mehr, als nur ein Trainings-Junkie zu sein. Roy Disney sagte immer: »Wenn du dir deiner Werte bewusst bist, ist es leichter, Entscheidungen zu treffen.« Achten Sie immer darauf. Aber da Sie dieses Buch ja gerade lesen, bin ich mir sicher, dass Sie mehr wollen, als Ihr Kreuzheben zu verbessern.

Vertrauen Sie Ihrem Weg. Viele Trainer kommen von ihrem Weg ab, weil sie versuchen, jemand anderen nachzuahmen. Ihre Trainingsmethode sollte Sie widerspiegeln und zwar nur Sie. Natürlich werden Sie auch viel von anderen lernen. Erfolg führt zu Erkenntnissen und daher ist es nicht grundsätzlich falsch, Methoden anderer Trainer zu übernehmen. Aber wenn Sie selbst Spuren hinterlassen möchten, müssen Sie auf Ihre ganz besonderen Fähigkeiten und Ihr Können vertrauen. Menschen sind von Natur aus unsicher und selbst diejenigen, die sehr selbstsicher zu sein scheinen, werden oft von Zweifeln geplagt. Haben Sie keine Angst vor Kritik und lassen Sie sich von Kritikern nicht einschüchtern. Sie müssen sich anderen nicht anpassen, um erfolgreich zu sein. Seien Sie selbstsicher, aber dennoch bereit, sich zu verändern. Akzeptieren Sie, dass Sie nie perfekt sein werden und dass sich Ihre Trainingsmethode mit der Zeit verändern wird. Es sollte Sie stutzig machen, wenn Sie in eine andere Rolle schlüpfen, nur um jemanden zu beeindrucken oder weil Sie Respekt bekommen wollen. Ihr Vermächtnis wird nur dann überdauern, wenn Sie authentisch bleiben. Seien Sie stolz auf sich.

Vertrauensbildende Maßnahme #5: Empathie

Empathie wird am besten durch ein Zitat und den klugen Rat des Zen-Meisters Tanouye Roshi zum Ausdruck gebracht, der einst sagte: »Schlüpfe in die Rolle des anderen und dann sieh weiter.« Empathie ist die Fähigkeit zu verstehen oder nachzuvollziehen, was eine andere Person empfindet, indem man sich in sie hineinversetzt. Mit anderen Worten, Empathie erfordert es, in den Schuhen des anderen zu gehen (Bellet und Maloney, 1991). Wir sprachen schon beim RVA-Ansatz über Empathie, aber jetzt wollen wir diese vertrauensbildende Maßnahme weiter untersuchen. Diese Eigenschaft ist fast so wichtig wie Authentizität, um bessere Beziehungen zu Ihren Sportlern aufzubauen und ihr Vertrauen zu gewinnen. Einige werden jetzt sicher spöttisch lächeln, aber lassen Sie mich ausreden. Menschen können Empathie nämlich auch vortäuschen. Das passiert jedes Mal, wenn Sie zu einem Autohändler gehen oder eine Servicenummer anrufen. Der allzu bekannte Spruch: »Dieser Anruf wird zu Qualitätszwecken aufgezeichnet« ist

Beweis genug dafür, dass andere nur so tun, als kümmerten sie sich um Ihre Probleme, in Wirklichkeit damit aber nur ihren eigenen Job sichern. Aber trifft das auch auf alle Menschen zu, mit denen wir in diesen Unternehmen zu tun haben? Natürlich nicht, aber es passiert. Sie müssen authentisch sein, wenn Sie die Signalstärke der Empathie und des Mitgefühls in ihrer ganzen Bandbreite ausschöpfen wollen.

Sie müssen einer anderen Person Vorrang geben, wenn eine Beziehung auf Dauer Bestand haben soll. Mein Mangel an Empathie und Geduld wurde mir in meinen ersten sechs Jahren im Job zum Verhängnis. Ich wollte damals mit Training meinen Körper über die Grenzen hinaus fordern und ich sah alles, was mit Training zu tun hatte, als positiven Antrieb zum Erfolg. Ich merkte jedoch, dass nicht alle meine Leidenschaft teilten. Das hat mich damals fast wahnsinnig gemacht, weil ich doch der Meinung war, dass konsequent zu sein und jedes Training konzentriert zu absolvieren das einzig Notwendige wäre, um seine Ziele zu erreichen. Aber immer wieder begegneten mir Sportler, die dies nicht taten. Ich konnte das nicht nachvollziehen und war frustriert. Natürlich hat dieser Eifer bei mir seinen Grund darin, dass ich so lange im Krankenhaus gewesen war und wusste, wie kurz das Leben ist. Dies hat bei mir zu einem Mangel an Empathie für andere und ihre Trainingsmethoden geführt. Meinem Mangel an Empathie war es auch zuzuschreiben, dass ich glaubte, andere mit meiner bloßen Energie anstecken zu können. Aber da lag ich gründlich daneben. Einige folgten zwar meinen Methoden und erkannten, wie sich ihr Leben verändern kann, wenn man etwas mit Begeisterung tut, aber andere konnte ich nur eine Zeit lang fesseln (oder amüsieren), dann verlief alles wieder im Sande und sie kehrten zu ihren alten Mustern zurück. Ich versuchte, sie wieder zu gewinnen, indem ich mich selbst auf kleinste Handlungen konzentrierte, die meine Sportler während des Trainings ausüben mussten, zum Beispiel wie sie den *Foam Roller* benutzten, wie sie beim Aufwärmen ihre dynamischen Dehnübungen durchführten oder wie sehr sie sich bei jeder Wiederholung anstrengten. Zeitweise klappte das auch. Wenn jemand teilnahmslos war, wertete ich das als einen Mangel an Engagement. An solchen Tagen ging ich frustriert in mein Büro. Ich fühlte mich entmutigt, als hätte ich jemandem nicht helfen können, wusste aber damals nicht, dass ich nur den passenden Stecker für die richtige Buchse finden musste.

Ein anderer Bereich in Bezug auf Empathie und Mitgefühl betrifft die emotionale Bringschuld, wenn man miteinander kommuniziert. Damit will ich sagen, dass ein Trainer die Gedanken, Bedenken und Beiträge eines anderen anerkennen sollte, um ihn wissen zu lassen, dass er ihn versteht und ihn würdigt. Die meisten Menschen haben viel zu erzählen, auch wenn sie dies nach außen hin nicht sofort ausstrahlen. Wir alle haben Meinungen, Bedenken, Unsicherheiten, Fragen und müßige Gedanken und alle haben Einfluss auf unsere Emotionen, die wiederum den Grad unserer Anstrengungen oder unseres Einsatzes bei einer Arbeit bestimmen. Gute Verhandlungsführer nutzen die emotionale Bringschuld in Krisensituationen, bei risikoreichen Unternehmenszusammenschlüssen, bei Gehaltsverhandlungen und sogar, wie es bei Politikern der Fall ist, um die Herzen der Massen zu gewinnen, wenn sie sich um ein öffentliches Amt bewerben. Wir mögen die emotionale Bringschuld, weil sie uns ein Gefühl von Unterstützung und Anerkennung vermittelt, nach denen sich alle Menschen sehnen. Wenn jemand ein Problem, das für uns wichtig ist, anerkennt, ist das, als würde er uns an einer größeren Entscheidung teilhaben lassen oder wenigstens einen Anteil an einem bestimmten Ergebnis zugestehen. Wenn Sie Probleme Ihrer Sportler würdigen, wird das langfristig ihr Vertrauen in Sie sichern, damit Sie ihn motivieren und beeinflussen können.

Umsetzung der vertrauensbildenden Maßnahme #5
Geben Sie nach, wenn Sie vorankommen wollen. Als Trainer wollen wir Menschen eher weiterentwickeln als sie kontrollieren. Vergessen Sie

nicht, dass Demut das Wichtigste in einer Beziehung ist. Wenn wir Vertrauen aufbauen wollen, müssen wir sicherstellen, dass wir keine Angst davor haben, unseren Sportlern unsere menschliche Seite zu zeigen. Haben Sie keine Angst davor, sich zu entblößen. Authentisch zu sein wird Ihnen mehr Respekt einbringen, als eine Show abzuziehen und sich vor dem Training jedes Mal in den Coach-Modus zu versetzen. Geben Sie ruhig persönliche Informationen von sich preis, wenn Sie gefragt werden. Denn kann man dies wirklich von seinen Sportlern erwarten, wenn man es selbst nicht tut?

Haben Sie keine Angst vor Kritik oder Widerspruch. Nur weil jemand nicht sofort Ihre Meinung teilt, macht ihn das nicht gleich zum Miesmacher. Nehmen Sie sich einen Augenblick Zeit, fragen Sie ihn, womit er ein Problem hat und finden Sie schnell gemeinsam einen Kompromiss.

Akzeptieren Sie die emotionale Bringschuld. Unsere Emotionen, Gefühle und Bedenken müssen von anderen akzeptiert werden. Ihre Sportler wissen zu lassen, dass Sie ihre Ängste verstehen, zeigt ihnen, dass Sie ihre Perspektive berücksichtigen oder wenigstens versucht haben, ihre Sicht auf die Dinge zu verstehen.

Vertrauensbildende Maßnahme #6: Kommunikation und Überzeugung

Effektive Kommunikation heißt, komplexe Sachverhalte einfach zu vermitteln, damit man sich gut an sie erinnern kann. Wenn uns das gelingt, entspannen wir unsere Sportler und sie können die Strukturen, die wir vermitteln wollen, besser verstehen und behalten. Darum sind Analogien und Metaphern auch so wichtig, denn sie erleichtern es dem Zuhörer, komplexe Strukturen zu begreifen. In den letzten Jahren habe ich eine Methode benutzt, die ich als »Sprechen in Farben« bezeichne, denn sie erzeugt beim Zuhörer Bilder. Berater, Trainer,

Redner und Medienmogule nutzen sie seit Jahrzehnten. In der Sozialpsychologie bezeichnet man sie als »Routen der Überzeugung«. Im Jahr 1981 fanden Richard Petty und John T. Cacioppo heraus, dass es zwei Routen der Überzeugung gibt: die zentrale und die periphere. Die Effektivität dieser beiden Wege hängt zum großen Teil von der Einmischung und dem Engagement der Zuhörerschaft ab. Die zentrale Route der Überzeugung basiert auf Fakten, Statistiken und Argumenten. Sie funktioniert am besten, wenn der Empfänger der Information der Botschaft positiv gegenübersteht oder auf irgendeine Art und Weise in das Thema involviert ist. Dagegen konzentriert sich die periphere Route der Überzeugung darauf, das Unterbewusstsein durch Musik, Gerüche, idyllische Landschaften oder attraktive Models etwa zu stimulieren. Periphere Routen zeigen sich dann, wenn der Empfänger der Information entscheidet, ob er der Botschaft zustimmt oder nicht und zwar nur auf der Basis von Signalen, die mit der Botschaft selbst nichts zu tun haben. Stattdessen werden die Entscheidungen von der wahrgenommenen Attraktivität oder Glaubwürdigkeit der Quelle, dem Grad ihrer Bekanntheit, der Stimme des Sprechers und der Umgebung beeinflusst.

Welche Route der Überzeugung ist aber letztendlich effektiver? Das kann variieren. Die zentrale Route funktioniert bei uns Kraft- und Ausdauertrainern besser, was auf unseren wissenschaftlichen Hintergrund zurückzuführen ist und auf unseren Wunsch nach objektiver Messung von Leistungen in Bezug auf eine bestimmte Variable. Die periphere Route scheint bei Individuen effektiver zu sein, die nur eine abgespeckte Version bevorzugen und sich nicht unbedingt auf hohem geistigem Niveau mit einer Botschaft auseinandersetzen wollen. Mit anderen Worten, die periphere Route ist wahrscheinlich für die meisten Menschen besser geeignet, weil sie eine relativ kurze Auffassungsspanne und wenig Zeit haben, oder aber auch für Hochleistungssportler, die einfach nur mit ihrem Training anfangen möchten und nicht wieder mental in ihre Highschool-Zeit oder ihren Physiologie-Kurs am College zurückversetzt werden möchten. Periphere Routen der Überzeugung scheinen vor allem dann effektiver zu sein, wenn ein Zuhörer nicht viel über eine Methode weiß und einfach nur erfahren möchte, wie man sie auf einfache und direkte Art anwenden kann.

Hier ein Beispiel außerhalb der Welt des Sports:

Der berühmte Slogan »Got Milk?« (»Hast du Milch?«) der Milchindustrie in den USA wurde 1993 mit dem Ziel erfunden, den Konsum von Milchprodukten zu steigern. Damals wurden berühmte Menschen, Sport-Stars, beliebte Zeichentrickfilm-Figuren, Charaktere aus Videospielen oder andere bekannte öffentliche Personen mit einem Schnurrbart aus Milch präsentiert, oder dabei gezeigt, wie sie nicht in der Lage waren, eine Aufgabe zu bewältigen, wenn sie nicht vorher ein Glas Milch getrunken hatten. In einem sehr bekannten Fernsehspot waren zwei Kinder zu sehen, die gerade das Videospiel Super Mario spielten. Sie gaben auf, weil sie nicht in der Lage waren, Mario dazu zu bringen, hoch genug auf eine Plattform zu springen, um das nächste Level zu erreichen. Statt auf die Plattform zu springen, schlug der arme Mario immer wieder gegen eine Mauer. Als Mario sah, dass die Kinder frustriert weggingen, sprang er aus dem Fernseher, über herumliegendes Spielzeug und in den Kühlschrank, wo er eine ganze Flasche Milch trank und immer größer wurde. Dieser große Mario verschwand dann wieder im Fernseher und konnte nun auf die Plattform springen, die ihm vorher so viel Mühe bereitet hat. Die Werbung, die eindeutig auf Kinder abzielte, endete mit einer Stimme aus dem Off, die fragte: »Willst du wachsen? Das Kalzium in der Milch hilft dir dabei.« Lassen Sie uns nun einmal annehmen, dass dieser Werbespot in einem anderen Versuch die zentrale Route der Überzeugung ansprechen soll. In diesem Fall könnte ein Schauspieler Kindern ein Diagramm präsentieren, auf dem Laborergebnisse von unabhängigen Studien zu sehen sind, die die Wirkung von Kalzium auf das Knochenwachstum betonen und wie viel Kalzium in einem Glas Milch im Vergleich zu anderen nahrhaften Produkten ist. Auch diese Werbung endet mit dem Slogan: »Willst du wachsen? Das Kalzium in der Milch hilft dir dabei.« Auf welche Werbung reagieren Kinder wohl eher? Ohne ein einziges Wort zu sprechen ist Mario in der Lage, die Botschaft an Kinder weiterzugeben, dass, wenn Milch einen Helden wie Mario stark macht, sie das auch bei Kindern schafft. Keine Zahlen, Diagramme oder Grafiken, nur eine eindrucksvolle Visualisierung und Symbole, die sehr persönlich sind. Dies ist ein gutes Beispiel für peripheren Einfluss.

Umsetzung der vertrauensbildenden Maßnahme #6
Schaffen Sie angemessene Verbindungen. Bei vielen unserer Sportler ist der Gebrauch von Metaphern, Analogien, Symbolen und Beispielen, die sich auf ihre spezifischen Wünsche und Interessen beziehen, ein guter psychologischer und zwischenmenschlicher Klebstoff. Auf diese Mittel und andere periphere Beispiele sollten Trainer zurückgreifen, wenn sie ihre Botschaft vermitteln wollen. Unser Gehirn stellt gerne Verbindungen her. Stellen auch Sie Verbindungen her und nutzen Sie dabei Dinge, die Ihren Sportlern am Herzen liegen.

Werden Sie kreativ. Werden Sie kreativ bei der Bezeichnung von individuellen Übungen oder Workouts, die Ihre Sportler ausführen sollen, um das Ziel einer bestimmten Übung zu betonen. Trainieren Sie gerade Basketballspieler? Geben Sie den Übungen Farbkennungen, zum Beispiel unterschiedliche für die Verbesserung ihrer vertikalen oder ihrer Rumpfkraft, ihrer Kniestabilität oder ihrer Schultermobilität, damit die Sportler jede einzelne Übung und ihren Sinn besser verstehen. Als Trainer wissen wir, dass viele dieser Übungen weitaus mehr als einen Körperbereich ansprechen, aber solche Unterteilungen funktionieren oft sehr gut mit unseren Athleten.

Stimmen Sie gemeinsame Interessen aufeinander ab. Zentrale und periphere Routen der Überzeugung funktionieren nur, wenn jeder Einzelne Interesse an dem zeigt, was gerade besprochen wird. Um das Beispiel von vorhin zu benutzen: Es bringt wenig, die Besonderheit einer Übung zu betonen, die die vertikale Sprungkraft verbessert, wenn wir es statt mit einem Basketballer mit einem paralympischen Sportler zu tun haben, dem ein Bein amputiert wurde. Das klingt ein wenig drastisch? Genau mit dieser Situation wurde ich konfrontiert, als ich 25 Jahre alt war und ich keine College-Sportler mehr trainierte, sondern Soldaten der US-Armee, die schwer verletzt oder mit Behinderungen aus Übersee zurückgekehrt waren. Um erfolgreich in »Farben zu sprechen«, muss man seine eigenen Erfahrungen mit einbringen und verstehen, was für einen Sportler am wichtigsten oder relevantesten ist, statt sich auf allgemeine externe Signale oder Motivatoren zu verlassen.

Vertrauensbildende Maßnahme #7: Autonomie

Autonomie ist ein Grundbaustein der menschlichen Motivation. Als Leistungstrainer ist es weder ratsam noch ist es Ihre Aufgabe, jede Situation managen oder kontrollieren zu wollen. In der Geschichte findet man kaum Beispiele von tyrannischen Führern, gegen die es keine Komplotte gegeben hat oder die nicht letzten Endes gestürzt wurden. Aber nicht nur in der Geschichte oder im Regierungswesen findet man Beispiele hierfür. Auch Firmen, die mit Backwaren zu tun haben, mussten lernen, was Autonomie bedeutet, wenn es darum geht, Kunden zu gewinnen.

In dem Buch *Finding Betty Crocker: The Secret Life of America's First Lady of Food*, beschreibt die Autorin Susan Marks die Zeit der 1940er- und 1950er-Jahre, als die drei größten Backwarenfirmen verbissen darum kämpften, die Marktführerschaft im Bereich der Fertigbackmischungen zu erreichen. Sie führt aus, dass Pillsbury diesen Kampf im Jahr 1948 entfachte, als das Unternehmen seinen ersten Schokoladenkuchen-Mix auf den Markt brachte. Duncan Hines folgte drei Jahre später mit einer Mischung in drei Geschmacksrichtungen und konnte die Hälfte des Marktes für sich gewinnen. Erstaunlich war, dass obwohl es so leicht war, mit den Mischungen Kuchen zu backen, sie es doch nie ins Standardrepertoire der Grundnahrungsmittel schafften. Kein Kunde riss sich um diese Produkte. Den Firmen war das schleierhaft, besonders da ein ähnliches Produkt, Betty Crocker's Bisquick, ein Produkt zum Anrühren von Pancakes, reißenden Absatz fand.

Der Grund waren weder die Verpackung, Marketingaktionen oder der Geschmack – es waren die Eier. Das verwirrt Sie? Vielleicht ist es hilfreich zu erwähnen, dass in den meisten Produkten Ei in Pulverform enthalten war. Dies war extra so konzipiert, weil man es dem Verbraucher einfach machen wollte: Man musste nur Wasser hinzufügen und, voilà, der Kuchen war fertig. Das Problem war, dass obwohl die Idee grundsätzlich gut war, diese Instantmischung den Kunden nicht gefiel. Da die damalige Hausfrau nichts selbst tun und nichts hinzufügen musste, war das Kuchenbacken zu einfach, vermittelte kein Gefühl eigener Kreativität und damit auch kein Erfolgsgefühl.

Mit der Zeit verstand die Firma General Mills dies und entschloss sich, die pulverisierten Eier bei ihren Kuchen-Backmischungen wegzulassen und betonte dies in ihrem neuen Marketing-Slogan: »Bei Betty-Crocker-Kuchenmischungen bekommen Sie die ganze Güte des Hausgemachten, weil Sie die Eier selbst hinzufügen!« Die Kampagne schlug so gut ein, dass bis zum Jahr 1951 Konsumenten fast eine Milliarde Pfund dieser Kuchenmischung von Betty Crocker gekauft hatten, die damit weiterhin Marktführer war. Schon bald wurde der Slogan »Fügen Sie Ihre eigenen Eier hinzu« Standard und es wurden weitere Variationen entwickelt, bei denen der Käufer sich noch mehr einbringen konnte.

Umsetzung der vertrauensbildenden Maßnahme #7
Schaffen Sie die Basis. Das aktive Miteinbeziehen der Sportler hat große Auswirkungen auf den Grad ihres Engagements. Schaffen Sie den Bezugsrahmen, versuchen Sie, sie bei der Stange zu halten, »schubsen« Sie sie in die richtige Richtung und geben Sie Ihnen Raum, sich zu entfalten.

Haben Sie keine Angst, Fragen zu stellen. Zu viele Kraft- und Ausdauertrainer denken sich »Trainingsrezepte« aus, die nur ihnen »schmecken«. Autonomie kann aber auch heißen, Ihren Mitarbeitern mehr Einfluss darauf zu geben, was wann getan wird. Ein *Conscious Coach* hat keine Angst davor, Fragen zu stellen, statt nur Anweisungen zu geben. Je mehr Sie in der Lage sind, die Aufmerksamkeit Ihrer Zuhörer zu gewinnen, desto mehr werden sie sich erkenntlich zeigen, indem sie Ihre Anweisungen befolgen, wenn es an der Zeit ist. Sie brauchen das, weil ein ausführliches Feedback darüber, welche Anweisungen sie befolgen und auf welche sie nicht reagieren, für einen langfristigen gemeinsamen Erfolg wichtig ist.

KAPITEL 5

Conscious Coaching im Beruf und im Privatleben

»Lebe deinen Glauben und du kannst die Welt verändern.«

Henry David Thoreau

Die Qualität unserer Kommunikation und die Qualität unserer Beziehungen stehen direkt miteinander in Verbindung und wenn unsere Beziehungen zu anderen gut sind, ist auch unsere Lebensqualität gut.

In diesem Buch haben wir viele zwischenmenschliche Eigenschaften, die mit der Praxis von *Conscious Coaching* zu tun haben, diskutiert. Der Fokus lag hierbei auf der Interaktion mit unseren Sportlern. Aber wie kommunizieren wir mit anderen Trainern? Es geht ja nicht nur darum, wie ein *Conscious Coach* mit denen kommuniziert, die er trainiert und anleitet, sondern auch darum, wie er mit Kollegen spricht und mit denen, die einmal in seine Fußstapfen treten werden.

Wir dürfen nie vergessen, was am wichtigsten ist: unsere Familie. Später wird man sich an unser Verhalten und wie wir mit anderen kommuniziert haben, erinnern. Ein *Conscious Coach* zu sein heißt nicht nur, täglich Lösungen für Unvorhergesehenes zu finden, sondern auch, uns selbst zu verbessern und zwar als Mensch und als Trainer.

Die Qualität unseres Vermächtnisses hängt größtenteils von drei Schlüsselfaktoren ab:

1. Von der Fähigkeit, unser eigenes *Ego* zu managen und gleichzeitig unser Bestes zu geben.
2. Von unserer Bereitschaft und Fähigkeit, diejenigen als Mentor gut zu *betreuen*, die wiederum die nächste Generation von Sportlern und Trainern anleiten werden.
3. Von der Fähigkeit, für unsere Familien zu *sorgen* und unser Leben nicht passiv zu beobachten, während wir auf das Leben anderer Einfluss nehmen.

Lesen Sie sich diese Schlüsselfaktoren immer wieder durch, schreiben Sie sie auf Ihre Notizwand, in Ihr Handy oder auf ein Post-it an Ihrem PC. Wir können an ihnen wachsen und uns entwickeln, aber im täglichen Geschehen vergessen und vernachlässigen wir sie nur allzu oft.

Sie spielen eine große Rolle für unser persönliches Weiterkommen und dafür, was wir anderen hinterlassen. Nachfolgend wollen wir uns diese drei Punkte etwas genauer ansehen. Dabei fangen wir mit dem Ego an, denn es kann uns fehlleiten.

Sein Ego und seine Gefühle managen

Oft erhitzen sich im Coaching-Umfeld die Gemüter. Wir alle sind leidenschaftliche Individuen, die dazu neigen, ihre Gefühle, vielleicht mehr als andere Menschen, mitteilen zu müssen. Wir sind angehalten worden, unsere Meinung zu äußern und zu verteidigen, und zwar unter uns, unseren Sportlern gegenüber und vor allem in den Medien. Leider führen eine Verteidigungshaltung und intensive Emotionen oft zu Streit und Diskussionen, was destruktiv und unnötig ist. Oft schauen wir uns dann an und denken: »Worum geht es hier eigentlich und warum ist die Stimmung so aufgeheizt?« Die Antwort ist zumeist in unserem Ego zu finden.

Unser Ego kann zerstörerisch wirken und uns etwas vorgaukeln. Es ist in unserer DNA festgeschrieben und ist der Grund für alle unsere Unsicherheiten. Unser Ego kann uns blind machen für das, was wichtig ist, uns unseren Enthusiasmus und unsere Identität rauben und unsere Beziehungen zerstören. Wir können daran arbeiten, es zu kontrollieren, aber wir können es nicht gänzlich beiseiteschieben. Ja, auch ein *Conscious Coach* hat ein Ego, er erkennt nur, wann es ihm nützt und wann nicht. *Conscious Coaches* merken, wenn sie sich gerade auf einem emotionalen Pfad befinden, der sie von ihren langfristigen Zielen abbringt. Sie wissen, dass es hilft, einen Moment innezuhalten und auf Fehler und Erfolge der Vergangenheit zu reflektieren, um mit Momenten, die uns fordern, besser umgehen zu können und strategisch richtig zu entscheiden.

Wenn wir in der Lage sind, unser Ego besser zu managen, können wir jede schwierige Situation besser managen und klügere Lösungen für Probleme finden. Damit leisten wir einen wertvollen Beitrag für unsere Sportler und für die Branche allgemein (das werde ich nachfolgend noch eingehender erläutern).

Das Kennzeichen einer starken Branche – und unsere Branche möchte eine starke sein – ist es, anderen nachhaltig zu dienen, und zwar in allen Berufe, die mit dieser Branche zu tun haben. Handwerk mag zu verschiedenen Zeiten unterschiedliche Ausprägungen gehabt haben, da es sich den kulturellen Normen und der Infrastruktur der jeweiligen Epoche angepasst hat, und dennoch blieb es seinem ursprünglichen Zweck treu. Wenn wir uns die alten Handwerksberufe anschauen, zum Beispiel die Klempnerei, die Schreinerei, den Handel, das Unterrichten – fällt auf, dass sich die Grundlagen dieser Berufe immer weiterentwickelt haben und von Generation zu Generation weitergegeben wurden. So etwas kann nicht auf effektive Weise geschehen, wenn wir es zulassen, dass unser Ego unser Urteilsvermögen trübt. Der Autor Ryan Holiday hat recht, wenn er sagt, »Unser Ego ist unser Feind«.

Mentoring

Ein erfahrener Handwerker erfreut sich daran, wenn ein Lehrling Meister wird. Dann weiß er so viel wie er selbst. Der ältere Handwerker ist stolz, weil er weiß, dass jemand seinen Platz einnehmen und sich um die nächste Generation kümmern wird. Früher bestand Mentoring daraus, dass die Lehrlinge tagein, tagaus zur Gießerei gingen, um dem Schmied auf jede erdenkliche Weise zu helfen. Sie beobachteten genau, wie der Meister Stahl oder Eisen zu Waffen oder Werkzeugen schmolz, bog, drehte und schmiedete, die dem Schutz und dem Aufbau der Gemeinde dienten. Sie waren stolz auf ihre Arbeit. Und, was noch wichtiger war, sie waren stolz darauf, dieses Handwerk erlernen zu dürfen.

Ein Zitat, das ich nicht vergessen werde, unterstreicht, wie wichtig es ist, den Prozess zu honorieren. Es ist aus dem Buch *Power. Die 48 Gesetze der Macht*, von Robert Greene.

»Die Narren im Leben wollen Dinge schnell und einfach – Geld, Erfolg, Aufmerksamkeit. Langeweile ist ihr großer Feind und ihre Angst. Was immer sie erschaffen, entgleitet ihnen so schnell, wie sie es erschaffen haben. Sie hingegen wollen Ihre Rivalen überdauern. Sie bauen die Grundlage für

etwas, das sich noch ausdehnen kann. Um das zu ermöglichen, müssen Sie eine Ausbildung absolvieren. Sie müssen früh lernen, unzählige Übungsstunden und Schufterei zu ertragen, wissend, dass am Ende der Plackerei ein höherer Genuss auf Sie wartet – die Beherrschung eines Handwerks und Ihrer selbst. Ihr Ziel ist es, das höchste Fähigkeitsniveau zu erreichen: ein intuitives Gefühl für das, was als Nächstes kommen muss.«

Was ist die Hauptaussage dieser Botschaft? Verpflichtungen einzugehen ist nicht gerade einfach. Das gilt sowohl für den Mentor als auch für den Lehrling. Echtes Mentoring erfordert sehr viel Zeit, Energie und Anstrengung und zwar von beiden Seiten. Es wird Phasen in Ihrer Karriere geben, in denen es leichter ist, weil Sie weniger andere Verpflichtungen haben. Aber irgendwann müssen Sie das Mentoring neben Ihrer täglichen Arbeit, Ihren Reisen und Ihren persönlichen und familiären Verpflichtungen unterbringen. Mentoring hat außerdem einen emotionalen Preis, das macht es nicht einfacher.

Ich kann nicht sagen, in wie viele Praktikanten und Auszubildende ich unzählige Stunden investiert habe, die später kündigten oder wollten, dass andere ihre Arbeit erledigten. Das meiste habe ich mir selbst zuzuschreiben, da ich ihnen oft sofort so viele Hilfsmittel zur Verfügung gestellt habe, wie ich nur konnte. Auch habe ich ihnen bei Arbeiten zu viel oder zu früh geholfen, mit denen sie sich eigentlich selbst auseinandersetzen, auf die sie kritischer reflektieren und eigene Lösungen finden sollten. Ich wollte ihnen einfach das zukommen lassen, was mir selbst vorenthalten worden war. In meinen ersten Berufsjahren hatte ich nie einen »echten Mentor« – jemanden, der mich angeleitet oder mir gesagt hätte, was ich lesen sollte oder mir gezeigt hätte, wie ich gute Trainingsprogramme schreibe oder auf andere Einfluss nehmen könnte. Eigentlich gab es mehr Menschen, die mich aus meinem Beruf drängen wollten, als solche, die mich im Team haben wollten und mir Erfolg wünschten. Manche sprachen mir gegenüber sogar Drohungen aus, um mich davon abzuhalten, in meinem Beruf aufzusteigen. Anderen ist es ebenso ergangen. Erst später wurde mir klar, dass das auf ihre eigene Unsicherheit zurückzuführen war und es nicht an meinen Fähigkeiten lag.

Meinen Mangel an formaler Anleitung habe ich zunächst als Nachteil für meine persönliche Entwicklung empfunden, aber später merkte ich, dass dies ein großer Vorteil war. So musste ich lernen, Dinge selbst herauszufinden. Ich lernte, mich jedes Hilfsmittels zu bedienen, das ich finden konnte, und während meines freiwilligen Dienstes habe ich mir ständig Notizen gemacht. Wenn ein Trainer sich keine Zeit dafür genommen hat, mir eine Frage zu beantworten, ging ich nach Hause und recherchierte zum Beispiel eine Methode, probierte sie selbst aus und fand heraus, ob sie hilfreich war oder nicht.

Ich habe auch erkannt, dass obwohl ich glaubte, keine Mentoren gehabt zu haben, sie doch um mich herum waren. Jeder, der auf eine abträgliche oder kontraproduktive Weise mit mir kommuniziert hat, war mein Mentor, weil er mich gelehrt hat, wie man sich nicht verhalten sollte. Jeder, der bei einer Konferenz eine gute Rede gehalten und sich versiert ausgedrückt hat, war mein Mentor. Buchautoren, Journalisten oder Forscher waren meine Mentoren. Ich begriff, dass diese »situativen Mentoren« einem ebenso alles beibringen können, was man wissen muss, wenn man gut hinhört und einfach sein Ding macht.

Wenn man sich entschieden hat, Mentor sein zu wollen und einen Schützling hat, der sehr engagiert bei der Sache ist und einen respektiert, muss man immer noch gewisse Maßnahmen ergreifen. Um ein guter Mentor zu sein, muss man sich darüber im Klaren sein, warum dies für einen wichtig ist. Welches Vermächtnis möchten Sie als Mentor hinterlassen? Wie viele andere Themen, die in diesem Buch diskutiert werden, werden Ihnen die Antwort auf diese Frage und Ihre persönliche »Botschaft« dabei helfen, herauszufinden, was genau Sie Ihren Schützlingen beibringen wollen. Ihre persönliche Botschaft ist deshalb so entscheidend, weil sie nicht nur die betrifft, die Sie gerade betreuen, sondern auch die, denen Ihre Schützlinge sie später weitergeben werden.

Mentoring ist viel wichtiger als irgendwelche Trophäen, Verdienste, Auszeichnungen und Anerkennungen anzuhäufen. Diese bedeuten niemandem etwas (sondern dienen nur Ihrem eigenen Ego), wenn Sie Ihren Schützlingen nicht beibringen, was Sie erfolgreich gemacht hat. Aber wenn Sie dies tun, entwickeln Sie die Branche weiter und hinterlassen ein Vermächtnis, auf das Sie stolz sein können. Das Auswendiglernen von Fakten kann Lebensweisheiten, persönliche Erlebnisse und echte Trainingssituationen niemals ersetzen. Ob es nun eine Geschichte darüber ist, wie Sie es geschafft haben, eine gute Trainingsatmosphäre zu erzeugen, obwohl Ihnen in Ihrem neuen Job wenige Hilfsmittel zur Verfügung gestanden haben, oder eine darüber, wie Sie es geschafft haben, innerhalb von zwei Wochen das Vertrauen von 23 skeptischen und müden Soldaten einer Spezialeinheit zu erlangen – genau diese Geschichten hinterlassen bei jungen Trainern oft einen bleibenden Eindruck und vermitteln das größte Wissen.

Das Konzept des Mentorings ist einer der Gründe, warum ich dieses Buch überhaupt geschrieben habe. Junge Trainer sind oft sehr begierig, eine größtmögliche Menge an Informationen zu sammeln, aber sie sind nicht in der Lage, sie richtig anzuwenden. Deshalb habe ich in diesem Buch versucht, nicht einfach nur viele Fakten zu präsentieren (was ich getan habe), sondern auch Wege aufzuzeigen, um diese Fakten richtig anzuwenden. Mit anderen Worten, ich habe ein Buch geschrieben, das nicht nur Konzepte vorstellt, sondern diskutiert, wie diese Konzepte richtig angewandt werden können. Falls ich das gut gemacht habe, wird es in Zukunft mehr *Conscious Coaches* geben.

Für einen *Conscious Coach* sollte Mentoring ein Privileg sein und keine Bürde.

Hier noch ein Hinweis für junge Trainer: Machen Sie es sich zur Maxime, selbst erlebt zu haben, was sie vermitteln wollen. Egal wie lange Sie schon als Trainer arbeiten und wie gut Sie sich selbst analysieren können, Sie werden andere nie effektiv anleiten können, wenn Sie sich nicht selbst einen Weg durch schwierige Situationen gebahnt und sie gemeistert haben.

Schließlich sollten Sie noch bedenken, dass Mentoring keine Einbahnstraße ist. Geben auch Sie Ihren Mentoren etwas zurück, denn das verbindet Sie miteinander und lässt Sie voneinander lernen. Heben Sie sich von anderen dadurch ab, dass Sie ihnen handgeschriebene Mitteilungen schicken und alles dafür tun, dass sie vorankommen.

Vor allem aber zollen Sie Ihren Mentoren Respekt und bringen Sie Ihre Anerkennung dafür zum Ausdruck, dass sie weder Zeit noch Mühe noch Emotionen gescheut haben, Sie anzuleiten. Selbst kleine Dinge, die Sie füreinander tun, können viel im Leben bewirken.

Sich um sich selbst und seine Familie kümmern: Lebens- und Karriere-Coaching

Da wir nun fast am Ende unserer Reise angekommen sind, muss ich ein Geständnis ablegen: Es ist schon lange mein Wunsch, mich irgendwann in dem Bewusstsein zur Ruhe zu setzen, dass man mich für einen der besten Trainer in der Branche hält, und zwar gemessen an meinen eigenen Maßstäben wie auch an denen anderer. Gleichzeitig möchte ich finanziell so unabhängig sein, dass ich meiner Familie Sicherheit und Freiheit bieten kann.

So, jetzt habe ich es ausgesprochen!

Warum bin ich jetzt erleichtert? Weil man als Trainer nicht den Wunsch haben sollte, Geld zu verdienen und seinen Horizont zu erweitern, oder? Leider denken viele so über das Leistungstraining. Das Wort »Erfolg« ist fast zu einem Synonym für »Verrat« geworden und zahlreiche Trainer in dieser Branche verbringen mehr Zeit damit zu wetteifern anstatt zusammenzuarbeiten. Ja, hier zeigt sich das Ego wieder von seiner hässlichen Seite. Es scheint, als stürzten sich Kritiker auf Trainer, die sich einen Namen gemacht haben oder die besonders gut sind bei dem, was sie tun, nur um ihnen Fehler nachzuweisen oder sie als Betrüger hinzustellen.

Diese Form der modernen Hexenjagd hat sich mit dem Aufkommen der sozialen Medien in den letzten Jahren noch verschlimmert, denn dort ist es für Kritiker ganz einfach, auf einen Beitrag zu reagieren, ihn bewusst falsch zu verstehen oder falsch zu interpretieren (obwohl er ja nur eine Momentaufnahme darstellt), als sei er eine feststehende, fundierte Meinung zu einem Thema. Verbuchen Sie es einfach unter der weit verbreiteten aber falschen Annahme, dass nur das, was sichtbar ist, auch existiert. In anderen Branchen darf man ganz unbehelligt viel erreichen, nur wir Trainer dürfen das nicht. Also müssen wir uns entscheiden: Entweder wir halten uns von der Welt fern und verschanzen uns in den Katakomben (wo wenige wissen, wer wir sind, außer vielleicht Fachleute, die sich für die Warlords des Untergrunds halten) oder wir machen uns selbstständig und genießen eine gewisse Freiheit und Autonomie, die es uns erlaubt, bessere Strukturen zu implementieren und mehr Zeit mit unserer Familie zu verbringen und finanziell unabhängig zu sein.

Warum nur malen alle nur Schwarz und Weiß? Was ist falsch daran, wenn Trainer heutzutage nicht mehr als Erster morgens da sind und als Letzter nach Hause gehen, sondern effektiv arbeiten und früh nach Hause fahren, um wenigstens einen Bruchteil ihrer Zeit mit ihren Kindern verbringen zu können?

Dasselbe gilt für Privat-Trainer, die Sportler aus verschiedenen Sportarten und auch ganz normale Klienten trainieren, zusätzlich noch Fortbildungen leiten und sich einen Namen als Trainer machen wollen, um ihre Familien finanziell abzusichern. Verfolgen wir denn nicht alle das gleiche Ziel? Wir alle sollten unser Leben so gut wie möglich leben. Es macht keinen Sinn, einfach nur blind die Erwartungen anderer zu erfüllen, besonders wenn diese Erwartungen auf der Maxime beruhen, dass man sich und seine Gesundheit und seine Familie ruinieren muss, wenn man Erfolg haben will. Lassen Sie uns ruhig aussprechen, was das ist: Bullshit!

Conscious Coaches geben acht auf ihre Gesundheit und kümmern sich um ihre Familien. Wir sollten begreifen, dass wir nach Höherem streben dürfen und kein schlechtes Leben führen müssen, nur weil wir körperlich arbeiten. Hart zu arbeiten ist zwar ehrenwert, aber unsere eigentliche Aufgabe besteht darin, unserer Familie ein schönes Leben zu bereiten.

Vorankommen

Conscious Coaching ist eine Geisteshaltung und eine Landkarte für unser Führungsverhalten. Genauso wie Simplifizierungen in verworrenen und chaotischen Zeiten sehr viel Klarheit bringen können, sollen die Leitlinien des *Conscious Coachings* ein Gerüst darstellen und neue Perspektiven eröffnen, die Ihnen dabei helfen werden, herauszufinden, welche Methoden der aufmerksamen Beobachtung und Kommunikation für Sie am besten geeignet sind, um das Standardrepertoire an unstrittig sinnvollen Trainingsansätzen zu ergänzen. Sie helfen uns auch dabei, den »richtigen Gang für den richtigen Berg« zu wählen, das heißt, zu wissen, welche Strategien in bestimmten Situationen langfristig die richtigen sind, weil wir es alle mit Menschen zu tun haben.

Als Profi wird es Ihnen helfen, eine *Conscious-Coaching*-Perspektive einzunehmen, um Situationen realistisch einzuschätzen und nicht voreingenommen zu sein. Das ist wichtig, um langfristige Verhaltensänderungen und neue Denkstrukturen einzuführen und um gute Beziehungen aufzubauen und zu führen. Im Laufe der Zeit wird es immer einfacher werden und ganz selbstverständlich für Sie sein, andere aufmerksam zu beobachten. Sie werden in der Lage sein, Modeerscheinungen und Trends zu ignorieren und Geschäftemachern keinen Raum dafür geben, ihre zweifelhaften Methoden an die Massen und die Medien zu verkaufen. *Conscious Coaching* wird den Einflussgrad auf Ihre Sportler erhöhen und zwar von innen heraus und Ihnen dabei helfen, sie effektiver zu trainieren. Denn nur durch den Aufbau von Vertrauen, der Beziehungen erst möglich macht, kann die Kommunikation optimiert, das Verhalten verändert und ein Vermächtnis hinterlassen werden. Erkennen Sie, wer Sie sind. Erkennen Sie, wer Ihre Sportler sind. Bauen Sie Vertrauen auf. Dadurch werden Sie Ihre Sportler nicht nur als Athleten verbessern, sondern auch als Menschen.

Anhang: Das 3+1-Beziehungsmodell

Beziehungen werden seit der Anerkennung der Sozialpsychologie als Wissenschaft erforscht. Aber erst seit Beginn des 21. Jahrhunderts kennt die Sportpsychologie sportspezifische Methoden, wie das 3+1-Modell, das von Dr. Sophia Jowett im Jahr 2007 erarbeitet wurde. Dr. Jowetts Forschung ist deshalb so wichtig, weil sie zeigt, dass die Art und Weise wie Trainer und Sportler miteinander interagieren, die Qualität und die Effektivität des Trainings beeinflussen kann (Jowett und Poczwardowski, 2007).

Das 3+1-Modell setzt sich zusammen aus vier Bestandteilen:

- Nähe,
- Komplementarität,
- Engagement,
- gemeinsame Orientierung.

Nachfolgend werde ich jede Komponente kurz beschreiben, empfehle Ihnen jedoch, Jowetts ganzen Text zu lesen, da er eine Fülle von Informationen zu diesem Thema liefert. Auch mir hat er geholfen, als ich über das Konzept dieses Buches nachgedacht habe.

Nähe

Das Konzept der Nähe konzentriert sich auf die affektiven Qualitäten einer Trainer-Sportler-Beziehung und beschreibt, wie beide, Sportler und Trainer, die emotionalen Aspekte ihrer Partnerschaft und täglichen

Zusammenarbeit bewerten (Jowett, 2006). Vielleicht hilft es, Emotionen als innere Gefühle zu beschreiben, die Trainer und Sportler während einer Einheit oder in einer Unterhaltung zum Ausdruck bringen. Ich erinnere mich daran, dass ich zu Beginn meiner Laufbahn mit einem Trainer zusammengearbeitet habe, der der Ansicht war, dass Sportler nie wissen sollten, was man denkt oder fühlt – und dass ein Trainer stoisch sein sollte. Er glaubte, dass eine Trennung seines emotionalen Selbst von seinem Verhalten ihn in den Augen der Sportler stärker wirken ließ, obwohl eigentlich das Gegenteil der Fall war. Die Sportler wussten nie, was er dachte und daher konnten nur wenige eine Beziehung zu ihm aufbauen oder glaubten, dass sie offen mit ihm reden könnten. Diese Barriere führte bei manchen Sportlern zu einem Gefühl von Unbehagen und machte, durch den Vertrauensmangel, alle Chancen auf langfristigen Erfolg zunichte. Viele Spieler fühlten sich einfach nie motiviert, mehr als das Geforderte zu leisten.

Komplementarität

Das Konzept der Komplementarität stellt die Verhaltensqualität einer Trainer-Sportler-Beziehung dar. Es beschreibt spezifisch, wie Trainer und Sportler die kooperative Komponente ihrer Interaktionen wahrnehmen, wie sehr sie sich wechselseitig bemühen, die Ansprechbarkeit des Trainers während des Trainings und auch, welche Form der Interaktion beide als kooperativ und sinnvoll betrachten (Jowett, 2005). Vielleicht ist es hilfreich, Verhalten als nach außen gerichtete Handlungen zu verstehen, die auf inneren Gefühlen basieren. Komplementarität spielt auch darauf an, wie sehr Trainer und Sportler dazu in der Lage sind, Kompromisse einzugehen. Mit Kampfsportlern zu arbeiten hat mir mehr als die Arbeit mit jedem anderen Sportler eine Menge über das Konzept der Komplementarität beigebracht. Bei ihnen muss ich die Balance finden zwischen dem, wie sie etwas meinem Trainingsplan entsprechend ausführen sollen und dem Ersatz von Übungen durch andere, weil diese in manchen Situationen nicht im Interesse der Kampfsportler sind (je nachdem, was die Athleten an diesem Tag mit ihrem Schlag-, brasilianischen Jiu-Jitsu- oder Wrestling-Trainer gemacht haben). Diese Sportler schenken mir dadurch Vertrauen, dass ich Teil ihres Kampfteams sein darf. Sie wissen, dass ich vor allem ihre Interessen im Auge habe, weil sie merken, dass ich ihren Trainingsplan kurzfristig abändere, um sicherzustellen, dass sie, zusätzlich zu ihren anderen Belastungen, keinem weiteren Stress ausgesetzt sind. Dieses Geben und Nehmen zeigt sich emotional auf ganz besondere Art und Weise, was an der sehr persönlichen Natur dieses Individualsports liegt und an dem Grad der Verwundbarkeit, dem sich Kampfsportler ohne Weiteres aussetzen. Oft sind sie stärker im Einklang mit ihren Gefühlen als Teamsportler, weil sie sich selbst gut kennen und daher auch gut in anderen lesen können. Daher ist es für einen Trainer bei diesen Sportlern noch wichtiger, die Balance zwischen Kontrolle und Kompromiss zu finden.

Engagement

Das Konzept des Engagements bezieht sich auf die kognitive Qualität der Trainer-Sportler-Beziehung. Es beschreibt, wie Trainer und Sportler ihre langfristige Beziehung wahrnehmen, wo sie sich in dieser Beziehung sehen und welchen Einsatz sie zu geben bereit sind (Jowett und Ntoumanis, 2004). Ein wunderbares Beispiel hierfür ist die Beziehung, die ich zu einem NFL-Spieler hatte, der einmal ein ganzes Jahr lang aufgrund seines Verhaltens gesperrt worden war. In dieser Zeit kam es ihm so vor, als hätte sich die Welt gegen ihn gewendet. Die Presse traktierte ihn beständig und versuchte täglich, ihn durch die Veröffentlichung von »Fakten«, die noch nicht einmal etwas mit seiner Sache zu tun hatten, bloßzustellen. In den sozialen Medien taten die Leute ihr Bestes, ihn zu beleidigen und zu diffamieren. Sogar Menschen, die er für Freunde gehalten hatte, riefen ihn weder an noch unterstützten sie ihn, was er damals sehr gebraucht hätte. Also tat ich es. In solchen

Momenten erkennen Trainer, die etwas taugen, dass sie ihren Einsatz verdoppeln, sich langfristig engagieren und ihre Sportler unermüdlich unterstützen müssen.

In dieser Zeit, in der er zuschauen musste, wie seine Freunde und ehemaligen Teamkollegen den Sport ausübten, den er liebte, haben wir weiter zusammengearbeitet. Ein Jahr später hatte er ein anderes Team und erhielt nicht nur eine Einladung zum *All-Star*-Spiel der NFL, sondern war so fokussiert und entschlossen bei der Sache, dass er von den Medien, die noch ein Jahr zuvor nichts von ihm wissen wollten, bejubelt wurde.

Gemeinsame Orientierung

Das Konzept der gemeinsamen Orientierung wird durch die Interaktion und die Kooperation der vorher genannten Konzepte Nähe, Komplementarität und Engagement der Trainer-Sportler-Beziehung, definiert. Es beschreibt, wie Trainer und Sportler sich selbst und den jeweils anderen schließlich vor dem Hintergrund, eine gemeinsame Basis zu erschaffen, wahrnehmen (Jowett, 2005). Eine gemeinsame Orientierung ist dann erreicht, wenn die drei vorherigen Konzepte zueinander finden. Sie ist die Essenz einer authentischen und kooperativen Beziehung. Trainer und Sportler wissen, dass sie sie erlangt haben, wenn beide sich persönlich und beruflich respektiert und ihre jeweiligen Ziele vom anderen erkannt und verstanden fühlen.

Was Sie von dem 3+1-Modell mit nach Hause nehmen können ist, dass die allgemeine Qualität und die Effektivität der Beziehung zwischen Trainer und Sportler davon abhängt, wie gut sie sich verstehen und wie sehr sie sich deshalb im Verlauf der Beziehung einander anpassen und angemessen aufeinander reagieren können. Obwohl es auch wichtig ist, wie viel Zeit ein Trainer über die gesamte Trainingsbeziehung hinweg mit einem Sportler verbringt, ist es, wenn beide die Punkte des 3+1-Modells beherzigen, von geringerer Bedeutung, wie viel Zeit sie bei jeder einzelnen Begegnung miteinander verbringen, weil sie in der Lage sind, aus jedem Zusammentreffen einen großen Nutzen zu ziehen (Knowles, Shanmugam, Lorimer, 2015).

Als Trainer, der sowohl als Privattrainer als auch für Teams gearbeitet hat, kann ich mich damit gut identifizieren. Im Team-Bereich sind Sportler Teil einer professionellen Sportorganisation oder eines Colleges, was Trainern und Sportlern die Gelegenheit gibt, sich besser kennenzulernen und sich über einen längeren Zeitraum gegenseitig zu beeinflussen. Diese gemeinsame Zeit wird möglicherweise durch Phasen der Vertragslosigkeit, fehlende Startberechtigungen, einem Mangel an qualitativ gutem Spiel während des Trainings, Training-Camps, Spiele, Wettkämpfe und andere Dinge verkürzt, aber meistens haben Sie und der Sportler durch die Organisation, für die Sie arbeiten und spielen, ein gemeinsames Ziel. Zuletzt entwickelt sich Ihre Beziehung auch in der Wettkampfsaison weiter.

Im Vergleich dazu verbringt ein Sportler im privaten Coaching-Bereich mit einem Trainer vielleicht nur eine Stunde bei einem Probetraining, einen Tag bei einem Aufenthalt in der Stadt, eine Woche, um eine kleine Auffrischung zu bekommen, oder einen Monat für einen kurzen Ausbildungsblock oder, in seltenen Fällen, ein Jahr oder länger, was aber nur dann vorkommt, wenn der Sportler sich gerade von einer ernsthaften Verletzung erholt, momentan nicht unter Vertrag steht oder gesperrt wurde. Als Teammitglieder müssen die Sportler mit Ihnen zusammenarbeiten, als Privatpersonen müssen sie dies nicht. Daher lernt man schnell, dass es nicht nur wichtig ist, in kurzer Zeit Vertrauen aufzubauen, sondern auch, seinen Athleten ganz konkret zu zeigen, wie man ihnen weiterhelfen kann, und dass man nur das Beste für sie will, und zwar ohne effekthaschende Tricks.

Anhang: Das 3+1-Beziehungsmodell

Als ich im Privatsektor unterrichtete, habe ich immer versucht, meine Hausaufgaben zu machen, bevor ich einen Sportler traf. Dadurch war ich bei der ersten Begegnung vorbereitet und konnte ihn (respektvoll aber direkt) fragen, warum er überhaupt zu mir gekommen war. Im Anschluss klärte ich ihn über meinen Trainingsansatz auf, warum ich an ihn glaubte und wie er es mir ermöglicht, mich an den Zielen und Bedürfnissen des Athleten besser zu orientieren und ihn weiterzuentwickeln. Achten Sie darauf, keine Fachsprache zu benutzen. Es ist wichtiger, dass der Sportler Ihr Engagement sieht, besonders bevor Sie ihn bitten, in Ihren Trainingsprozess einzusteigen. In der ersten Sitzung oder in den ersten Wochen der Zusammenarbeit lasse ich meinen Worten Taten folgen, indem ich jedes kleine Detail meines Trainingsansatzes erkläre und unser beider Bedenken erörtere. Ich versuche auch, ihre Kommunikationspräferenzen herauszufinden und zu erklären, warum ich wie kommuniziere. Das ist schon einmal ein Anfang, zeigt aber nur einen Bruchteil der Aspekte, wie ich das 3+1-Modell im Laufe meines Berufslebens eingesetzt habe.

Bedenken Sie, dass wir von Sportlern nicht immer die besten oder ehrlichsten Antworten bekommen und dass nicht jede Interaktion erfolgreich sein kann. Manche sind sogar sehr schmerzhaft. Aber wichtig ist, dass wir unseren »Beziehungsmuskel« spielen lassen, um unseren Sportlern zu zeigen, dass wir nur das Beste für sie wollen und wir gemeinsam mit ihnen auf ein Ziel hinarbeiten.

Literaturverzeichnis

Arthur, M. und Baileys, B. (1998). *Complete Conditioning for Football.* Champaign, IL, Human Kinetics.

Banas, J. A. et al. (2011). A Review of humor in education settings: Four decades of research. *Communication Education*, 60 (1), 115–144.

Bellet, Paul, S., und Maloney, M. J., (1991). The importance of empathy as an interviewing skill in medicine. *Journal of the American Medical Association*, 226 (13), 1831–1832.

Berk, R.A., (1998). *Professors are from Mars, Students are From Snickers.* Madison, WI: Mendota Press.

Bortoli, L., et al. (2009). Dispositional goal orientations, motivational climate, and psychobiosocial states in youth sport. *Personality and Individual Differences*, 47, 18–24.

Burke, K. L. (2005). But coach doesn't understand: Dealing with team communication quagmires. In: M. Anderson (Hg.). *Sport Psychology in Practice.* Champaign, IL, Human Kinetics.

Carron, A. V. et al. (2002). Cohesion and performance in sport: A meta-analysis. *Journal of Sport and Exercise Psychology*, 24 (2), 168–188.

Cialdini, R. B. et al. (1976). Basking in rejected glory: Free (football) studies. *Journal of Personality and Social Psychology*, 34, 366–375.

Clance, P. R. und Imes, S. A. (1978). The imposter phenomenon in high achieving women: Dynamics and therapeutic intervention. *Psychotherapy: Theory, Research & Practice*, 15 (3), 241–247.

Clark, N. (1990). *Sports Nutrition Guidebook.* Champaign, IL, Human Kinetics.

Dasborough, M. T. und Ashkanasy, N. M. (2002): Emotion and attribution of intentionality in leader-member relationships. *The Leadership Quarterly*, 13, 615–634.

Davidai, S. und Gilovich, T. (2015) What Goes Up Apparently Needn't Come Down: Asymmetric Predictions of Ascent and Descent in Rankings. *Journal of Behavior and Decision Making*, 28: 491–503.

Deluga, R. J. (1997). Relationship among American presidential charismatic leadership, narcissism, and rated performance. *The Leadership Quarterly*, 8, 49–65.

DeVito, J. A. (1986). *The Interpersonal Communication Book*. New York, NY: Harper and Row.

DeVito, J. A. (1994). *Human Communication: The Basic Course*. New York, NY: HarperCollins.

Douge, B. (1999). Coaching adolescents: To develop mutual respect. *Sports Coach, Summer*, 6–7.

End, C. M. et al. (2002). Identifying with winners: A reexamination of sport fans' tendency to BIRG. *Journal of Applied Social Psychology*, 32, 1017–1030.

Farmer, S. H. und Aguinis, H. (2005). Accounting for subordinate perceptions of power: An identity-dependence model. *Journal of Applied Psychology*, 90, 1069–1083.

Galinsky, A. D. und M. Schweitzer (2015). Friend & Foe: When to Cooperate, When to Compete, and How to Succeed at Both. O.O.: Crown Business.

Gleason, T. A. (2015). Psychology of Training Football Players: Improved Performance and Success. *Strength & Conditioning Journal*, 27, 102–108.

Goethals, G. R. und S. T. Allison (2012). Making Heroes: The Construction of Courage, Competence, and Virtue. *Advances in Experimental Social Psychology*, 46, 183–235. San Diego: Elsevier.

Goleman, D (1995). *Emotional Intelligence*. New York: Bantam.

Grant, A. (2013). Goodbye to MBTI, the Fad that Won't Die. *Psychology Today*, 8. Sept. 2013.

Greene, R. (2013). *Power: Die 48 Gesetze der Macht*. München: Carl Hanser.

Heath, C. und D. (2008). Was bleibt: Wie die richtige Story Ihre Werbung unwiderstehlich macht. München: Carl Hanser.

Hogan Assessments (o.J.). Why Hogan? *www.hoganassessments.com* (aufgerufen am 15. Februar 2018).

Holt, N. L. et al. (2008). Levels of social complexity and dimensions of peer experience in youth sport. *Journal of Sport and Exercise Psychology* 30, 411–443.

Honeywill, R. (2015). *The Man Problem: Destructive Masculinity in Western Culture*. New York, NY: Palvgrave Macmillan.

Jehn, K. und Mannix, E. (2001). The dynamic nature of conflict: A longitudinal study of intergroup conflict and group performance. *Academy of Management Journal*, 44, 238–251.

Jowett, S. (2007). Interdependence analysis and the 3 + 1Cs in the coach-athlete relationship. In: S. Jowett und D. Lavallee (Hrsg.). *Social Psychology in Sport*. Champaign, IL: Human Kinetics.

Jowett, S. und Poczwardowski, A. (2007). Understanding the coach-athlete relationship. In: S. Jowett und D. Lavallee (Hrsg.), *Social Psychology in Sport*. Champaign, IL: Human Kinetics.

Judge, T. A. und LePine, J. A. (2007). The bright and dark sides of personality: Implications for personnel selection in individual and team contexts. In: J. Langan-Fox et al. (Hrsg.). *Research companion to the dysfunctional workplace: Management challenges and symptoms,* 332–355. Cheltenham, UK: Edward Elgar Publishing.

Judge, T. A. et al. (2009). The bright and dark sides of leader traits: A review and theoretical extension of the leader trait paradigm. *The Leadership Quarterly*, 20, 855–875.

Kahnemann, D. (2012). *Schnelles Denken, langsames Denken*. München: Siedler.

Kaplan, R. M. und Saccuzzo, D. P. (2009). *Psychological Testing Principles, Applications, and Issues*. Boston, MA: Wadsworth Publishing.

Kashdan, T. und Biswas-Diener, R. (2014). *The Upside of Your Dark Side: Why Being Your Whole Self – Not Just Your »Good« Self – Drives Success and Fulfillment*. New York, NY: Hudson Street Press.

Kavussanu, M., und Roberts, G. C., (2001). Moral functioning in sport: An achievement goal perspective. *Journal of Sport and Exercise Psychology*, 23, 37–54.

Kim, J. et al. (2008). Rooting for (and then abandoning) the underdog. *Journal of Applied Social Psychology*, 38, 2550–2573.

Knowles, A. et al. (2015). *Social Psychology in Sport & Exercise: Linking Theory to Practice*. New York, NY: Palgrave Macmillan.

Kouzes, J. M. und Posner, B. Z. (2003). *Credibility: How Leaders Gain and Lose it, Why People Demand it*. San Francisco, CA: John Wiley & Sons, Inc.

LaVoi, N. M. (2007). Interpersonal communication and conflict in the coach-athlete relationship. In: S. Jowett und D. Lavallee (Hrsg.), *Social Psychology in Sport*, 29–40. Champaign, IL: Human Kinetics.

Lawrence, P. R., and Nitin N. (2003). *Driven: Was Menschen und Organisationen antreibt*. Stuttgart: Klett-Cotta.

Leary, M. R. und Kowalski, R. M. (1990). Impression management: A literature review and two-component model. *Psychological Bulletin*, 107, 34–47.

Lerner, M. J. (2003). The justice motive: Where social psychologists found it, how they lost it, and why they may not find it again. *Personality and Social Psychology Review*, 7, 388–399.

Marks, S. (2005). *Finding Betty Crocker: The Secret Life of America's First Lady of Food*. New York: Simon & Schuster.

Maxwell, J. (2016). *Leadership: Die 21 wichtigsten Führungsprinzipien*. Gießen: Brunnen.

McCarthy, J. (1952). The Master Impostor: An Incredible Tale. *LIFE Magazine*, 28. Januar 1952.

Mellers, B. et al. (1997). Elation and disappointment: Emotional responses to risky options. *Psychological Science*, 8, 423–429.

Montgomery, B. (1988). Overview. In: S. Duck (Hg.). *Handbook of Personal Relationships: Theory, Research and Interventions*. Chichester, UK: Wiley.

Nettle, D. (2006). The evolution of personality variation in humans and other animals. *American Psychologist*, 61, 622–63.

Nicholls, J. (1989). *The Competitive Ethos and Democratic Education*. Cambridge, MA: Harvard University Press.

Northouse, P. G. (1997). *Leadership: Theory and Practice*. Thousand Oaks, CA: Sage Publishing.

Parr, B. (2015). *Captivology: The Science of Capturing People's Attention*. San Francisco, CA: Harper One.

Paunonen, S. et al. (2006). Narcissism and emergent leadership in military cadets. *The Leadership Quarterly*, 17, 475–486.

Pells, Eddie (2015). Science shows March Madness fans cannot resist a underdog. *Collegebasketball.com*, http://collegebasketball.ap.org/article/science-shows-march-madness-fans-cannot-resist-underdog (aufgerufen am 15. Februar 2018).

Petty, R. E. und Cacioppo, J. T. (1981). *Attitudes and Persuasion: Classic and Contemporary Approaches*. Dubuque, IA: Brown Company Publishers.

Pink, D. H. (2012). *To Sell is Human: The Surprising Truth About Motivating Others*. New York, NY: Riverhead Books.

Poczwardowski, A. et al. (2002). The athlete and coach: Their relationship and its meaning. *International Journal of Sport Psychology*, 33, 116–140.

Pope, J. P. und Wilson, P. M. (2012). Understanding motivational processes in university rugby players: A preliminary test of the hierarchical model intrinsic and extrinsic motivation and the contextual level. *International Journal of Sports Sci Coaching*, 7, 89–107.

Rahim, M. (2002). Toward a theory of managing organization conflict. *International Journal of Conflict Management*, 12 (3), 206–235.

Roberts, G. C., und Ommundsen, Y. (1996). Effects of achievement goal orientations on achievement beliefs, cognitions, and strategies in team sport. *Scandinavian Journal of Medicine and Science in Sport*, 6, 46–56.

Rosenthal, S. A. und Pittinsky, T. L. (2006). Narcissistic leadership. *The Leadership Quarterly*, 17, 617–633.

Russell, B. (2010). *Why Men Fight*. London, UK: Routledge.

Shepperd, J. A. und McNulty, J. K. (2002). The affective consequences of expected and unexpected outcomes. *Psychological Science*, 13, 85–88.

»Skeptiker« (2017). *Duden*. Berlin: Bibliographisches Institut.

Smith, R. E. et al. (2007). Effects of a motivational climate intervention for coaches on young athletes' sport performance anxiety. *Journal of Sport and Exercise Psychology*, 29, 39–59.

Snyder, C. R. et al. (1986). Distancing after group success and failure: Basking in reflected glory and cutting off reflected Failure. *Journal of Personality and Social Psychology*, 51, 382–388.

Takahashi, H. et al. (2009). When your gain is my pain and your pain is my gain: neural correlates of envy and Schadenfreude. *Science*. 323, 937–939.

Tamir, D. I. und Mitchell, J. P. (2012). Disclosing information about the self is intrinsically rewarding. *Proceedings or the National Academy of Sciences of the United States of America*, 21, 8038–8043.

Tajfel, H. und Turner, J. C. (1986). The social identity theory of intergroup behavior. In: S. Worchel und W. G. Austin (Hrsg.). *The social psychology of intergroup relations*, 7–24. Chicago, IL: Nelson Hall.

Uhl-Bien, M. et al. (2007). Complexity Leadership Theory: Shifting leadership from the industrial age to the knowledge era. *The Leadership Quarterly*, 18, 298–318.

Van de Pol et al. (2012). Goal orientations, perceived motivational climate, and motivational outcomes in football: A comparison between training and competition contexts. *Psychology of Sport and Exercise* 13, 491–499.

Vandello, J. A. et al. (2007). The appeal of the underdog. *Personality and Social Psychology Bulletin*, 33, 1603–1616.

Vazou, S. et al. (2005). Peer motivational climate in youth sport: A qualitative inquiry. *Psychology of Sport and Exercise*, 6, 497–516.

Verstegen, M. (2011*). Core Performance: Das revolutionäre Workout-Programm für Körper und Geist*. München. Riva.

Über den Autor

Brett Bartholomew ist Kraft- und Ausdauertrainer und Berater und Gründer der Leistungscoaching- und Beratungsfirma The Bridge Human Performance®. Seine Erfahrungen beruhen auf der Zusammenarbeit mit College- und Profi-Teams und individuellen Klienten. Alles in allem hat Brett Sportler aus 23 verschiedenen Sportarten trainiert, angefangen von Jugendsportlern bis hin zu Olympioniken. Er hat Super Bowl- und World Series-Champions sowie verschiedene professionelle Kampfsportler betreut, unter anderem einige, die an UFC-Wettkämpfen teilnehmen. Ebenso hat er mit Mitgliedern der Spezialeinheiten der Vereinigten Staaten zusammengearbeitet. Von China bis Brasilien arbeitet er vielerorts, hält Reden und coacht.

Als Unternehmer hat Brett die strategische Entwicklung zweier Performance-Firmen betreut. Er ist ein viel gefragter Berater und Mentor und zwar sowohl in den Vereinigten Staaten als auch im Ausland. In lokalen und nationalen Medien wurde über seine Arbeit und sein Know-how berichtet. Darüber hinaus ist Brett Vizepräsident der Non-Profit-Organisation Movement2Be, die Jugendliche in unterprivilegierten Gemeinden dabei unterstützt, sich mehr zu bewegen.

Die Originalausgabe, *Conscious Coaching: The Art and Science of Building Buy-In*, erhielt auf Amazon Bestseller-Status in den Kategorien *Sport Coaching* (#1), *Business/Money* (#8) und wurde in der Liste der *Amazon Top 100 Books Overall* gelistet.

Über den Autor

Brett ist Mitglied der National Strength and Conditioning Association (NSCA) und besitzt zwei Zertifikate: CSCS*D (Distinguished Certified Strength and Conditioning Specialist) & RSCC*D (Distinguished Registered Strength and Conditioning Coach). Er ist stolzer Absolvent der Kansas State University (Bachelor of Science in Kinesiologie) und der Southern Illinois University Carbondale (Master of Science in Pädagogik im Fachbereich Sportwissenschaft). Seine Spezialisierung liegt im Bereich Motorik, *Cueing* und der menschlichen Leistungsfähigkeit.

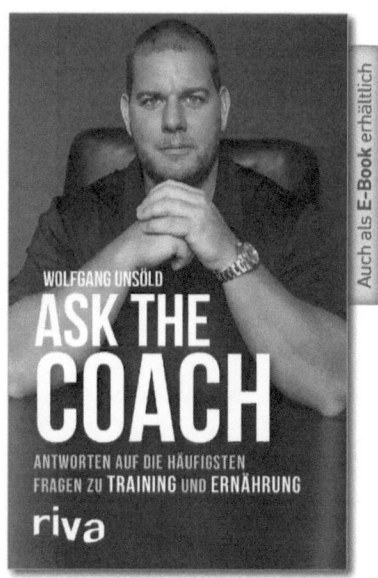

160 Seiten
14,99 € (D) | 15,50 € (A)
ISBN 978-3-7423-0168-0

Wolfgang Unsöld
Ask the Coach
Antworten auf die häufigsten Fragen zu Training und Ernährung

50 essenzielle Fragen aus dem Trainingsalltag, beantwortet vom Experten

Wie führt man Kniebeugen richtig aus? Stimmt es, dass Langhantel-Nackendrücken schlecht für die Schultern ist? Lohnt sich Kalorienzählen wirklich? Es gibt viele Fragen, die man sich stellt, wenn man erfolgreich trainieren oder abnehmen will. Und nicht immer hat man einen so erfahrenen Coach wie Wolfgang Unsöld an seiner Seite, der einem hilft. Diese Lücke schließt nun dieses Buch, in dem der derzeit erfolgreichste Trainer Deutschlands die Fragen aufgreift und beantwortet, die seine Kunden ihm in den letzten Jahren gestellt haben. *Ask the Coach* räumt mit den gängigsten Mythen und Irrtümern auf und zeigt Ihnen, wie Sie in kürzester Zeit sichtbare Fortschritte erzielen können. Profitieren Sie von Unsölds umfangreichem Know-how, auf das Spitzensportler und Athleten aus dem In- und Ausland schwören.

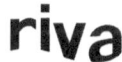

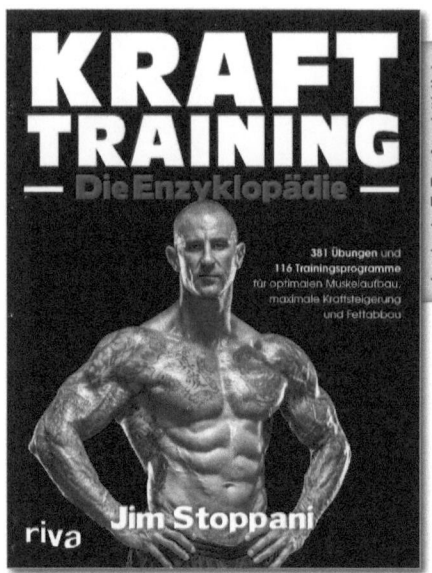

592 Seiten
29,99 € (D) | 30,90 € (A)
ISBN 978-3-86883-692-9

Jim Stoppani
Krafttraining – Die Enzyklopädie
381 Übungen und 116 Trainingsprogramme für optimalen Muskelaufbau, maximale Kraftsteigerung und Fettabbau

Dieses auf wissenschaftlichen Grundlagen basierende Handbuch ist der umfassende Trainingsratgeber zur Maximierung von Muskelmasse und Kraft. Es behandelt alle Aspekte der optimalen Kraftentwicklung und des Muskelaufbaus, erklärt wichtige Begrifflichkeiten und Konzepte, bespricht alle einsetzbaren Trainingsgeräte, erläutert die Bedeutung jeder Muskelgruppe und zeigt Ernährungsstrategien auf. Die 381 in Bild und Text erklärten Übungen decken 13 Muskelgruppen und den ganzen Körper ab. Bei jeder Übung wird die richtige Technik gezeigt, angepasst an die jeweilige Art des Widerstands, seien es freie Gewichte, Trainingsgeräte oder das eigene Körpergewicht. Darüber hinaus bietet das Buch 116 detaillierte Workout-Programme für Anfänger, Fortgeschrittene und Profis. Jim Stoppani, Sportphysiologe und viele Jahre Senior Science Editor der Zeitschrift *Muscle & Fitness*, bespricht alle Themen im Detail. Seine Ratschläge helfen, jegliches Problem zu überwinden und das gewünschte Trainingsziel in kürzestmöglicher Zeit zu erreichen.

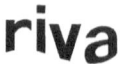